アセスメントに強くなる看護診断

Nursing Assessment and Nursing Diagnosis

黒田 裕子 編著

事例でわかる 中範囲理論でわかる 監査の視点でわかる

医歯薬出版株式会社

● 編　集

黒田　裕子（くろだ　ゆうこ）　湘南鎌倉医療大学大学院看護学研究科

● 執　筆（五十音順）

小山夢津海（おやまむつみ）	東邦大学医療センター大森病院看護部	
菊池麻由美（きくちまゆみ）	東邦大学医学部看護学科	
黒田　裕子（くろだ　ゆうこ）	編集と同じ	
小泉　純子（こいずみじゅんこ）	戸田中央総合病院看護部	
榊　　由里（さかき　ゆり）	日本医科大学付属病院看護部	
杉田　里絵（すぎた　りえ）	戸田中央医科グループ本部看護局	
中西　雅代（なかにしまさよ）	元NTT東日本関東病院看護部	
中野由美子（なかのゆみこ）	聖隷淡路病院看護部	
成井　美穂（なるい　みほ）	北里大学病院看護部	
福田　和明（ふくだかずあき）	四天王寺大学看護学部	
古川　秀敏（ふるかわひでとし）	関西看護医療大学看護学部	
古澤　圭壱（ふるさわけいいち）	東邦大学医療センター大森病院看護部	
益田亜佐子（ますだあさこ）	NTT東日本関東病院看護部	
益田美津美（ますだみつみ）	名古屋市立大学看護学部	
松下　美緒（まつしたみお）	総合病院聖隷浜松病院看護部	
宮城智賀子（みやぎちかこ）	東邦大学医療センター大森病院看護部	
柳瀬　圭司（やなせけいじ）	愛知医科大学病院看護部	
山田　紋子（やまだあやこ）	静岡県立大学看護学部	
山田　由美（やまだ　ゆみ）	NTT東日本関東病院看護部

This book is originally published in Japanese under the title of :

ASESUMENTO-NI-TUYOKUNARU KANGOSHINDAN
(Nursing Assessment and Nursing Diagnosis)

Editor:

KURODA, Yuko, RN, PhD
　Shonan Kamakura University of Medical Sciences

© 2018　1st ed

ISHIYAKU PUBLISHERS, INC.
　7-10, Honkomagome 1 chome, Bunkyo-ku,
　Tokyo 113-8612, Japan

序

　本書は，中範囲理論を看護アセスメントに活かしたうえで，多様な背景をもつ患者の看護計画にNANDA-I看護診断，看護成果分類（Nursing Interventions Classification；NIC），看護介入分類（Nursing Outcomes Classification；NOC）の適用をめざした解説書である．

　第1章では，NANDA-I看護診断，NIC，NOCについて，初めて知ろうとする読者にも基本的な理解ができるような解説を心がけた．また，すでにNANDA-I看護診断，NIC，NOCに馴染みのある読者には，最新の内容を知っていただくために，詳しく解説した．

　そのうえで第2章では，急性期の事例，超急性期の事例，慢性期の事例，終末期の事例，周産期の事例，地域の事例を取り上げ，焦点化したアセスメント，全体像，そして看護計画を詳しく解説した．事例の解説で取り上げている中範囲理論には，心理的ストレス・コーピング理論，問題解決型危機理論，愛着（アタッチメント）理論，マズローの自己実現理論，ローカス・オブ・コントロール，対象喪失および悲嘆のプロセス，役割理論がある．これらは臨床現場で大いに活用できる実践的な理論である．

　第2章で取り上げている事例はすべて架空のものであるが，できるかぎり事実データを豊富に組み込み，読者が多様な目的で活用できることを意図して作成している．是非いろいろな部署の研修に活用していただきたい．

　さらに第3章では，看護記録の監査を取り上げ，基本的な監査の解説をしたうえで，NANDA-I看護診断，NIC，NOCを使用している看護計画の監査方法を具体的に解説した．監査に容易に使える独自の尺度も解説しているため，現場の各部署の監査に活用していただきたい．

　本書の執筆者全員は，黒田裕子が代表を務める看護診断研究会（Nursing Diagnosis Conference；NDC）のメンバーである．NDCは1993年から活動を始め，2018年現在25年以上が経過している．主として現場の臨床家であるメンバー約30人（定員制）から組織されており，実践的な視点から看護診断，看護過程を2か月に1回の定期的な研究会で探究している．その一方で，全国の看護師を対象とした看護診断に関する公開セミナーを年1回，継続的に開催し，看護診断の啓発活動にも力を注いでいる．本書は，その第22回NDC公開セミナーの開催日に合わせた刊行となった．

　本書はこのNDCのメンバーが日ごろの努力を駆使して執筆している．その成果が読者の看護アセスメントや看護計画の手助けになることを執筆者代表として心より願っている．理解しづらい部分や解釈が難しい部分があるとすれば，すべて編集者の責任である．どうか読者の厳しい助言や指導をお願いしたい．

　最後に，本書を出版していただいた医歯薬出版株式会社，さらに本書の編集の業を，丁寧に着実に，しかも迅速にこなしていただいたニイ編集室の新居功三氏に，この場を借りてお礼を申し上げる．

2018年10月

執筆者を代表して　黒田裕子

目次

第1章 看護診断 基礎の基礎

1. そもそも看護診断とは何？ …… 黒田裕子 …… 2
- 看護診断のはじまり …… 2
- 看護診断の分類構造 …… 3
- なぜ，看護診断を使う必要があるのか …… 8
- 看護診断から理解する看護実践 …… 9
- 看護診断は積み重ねである …… 12
- NANDA-I看護診断の変更と改訂 …… 16
- 看護診断を使った看護過程の展開 …… 20

2. 看護介入分類と看護成果分類 …… 黒田裕子 …… 28
- 看護介入と看護成果の分類法 …… 28
- 看護介入分類（NIC） …… 29
- 看護成果分類（NOC） …… 33

第2章 事例で学ぶアセスメント

1. 急性期の事例　早期退院を希望する急性心不全で入院した女性
…… 松下美緒，益田美津美 …… 40
- 事例の視点：心理的ストレス・コーピング理論 …… 40
- 事例の紹介 …… 41
- 事例のアセスメント …… 41
- 事例の全体像と看護診断 …… 49

2. 超急性期の事例　交通外傷時の代理意思決定　榊 由里，柳瀬圭司，古澤圭壱 …… 57
- 事例の視点：問題解決型危機理論 …… 57
- 事例の紹介 …… 58
- 事例のアセスメント …… 64
- 事例の全体像と看護診断 …… 66

3. 周産期の事例　緊急帝王切開により超低出生体重児を出産した母親
…… 福田和明 …… 74
- 事例の視点：愛着（アタッチメント）理論 …… 74

| 事例の紹介 75
| 事例のアセスメント 80
| 事例の全体像と看護診断 83

4. 慢性期の事例① 筋萎縮性側索硬化症（ALS）の診断を受けた男性
　　　　　　　　　　　　　　　　　　　　山田由美，中西雅代，益田亜佐子 92

| 事例の視点：マズローの自己実現理論 92
| 事例の紹介 93
| 事例のアセスメント 93
| 事例の全体像と看護診断 102

5. 慢性期の事例② 慢性腎不全の女性　　　宮城智賀子，菊池麻由美，小山夢津海 109

| 事例の視点：心理的ストレス・コーピング理論 109
| 事例の紹介 110
| 事例のアセスメント 116
| 事例の全体像と看護診断 118

6. 終末期の事例① 原発不明がんで緩和治療を選択した男性
　　　　　　　　　　　　　　　　　　　　　　　小泉純子，杉田里絵，成井美穂 126

| 事例の視点：ローカス・オブ・コントロール 126
| 事例の紹介 127
| 事例のアセスメント 134
| 事例の全体像と看護診断 136

7. 終末期の事例② 医療者に不信感を抱く終末期の女性 .... 山田紋子 144

| 事例の視点：対象喪失および悲嘆のプロセス 144
| 事例の紹介 145
| 事例のアセスメント 150
| 事例の全体像と看護診断 153

8. 地域の事例 在宅での看取りを希望する療養者と家族 .... 古川秀敏 162

| 事例の視点：役割理論 162
| 事例の紹介 162
| 事例のアセスメント 163
| 事例の全体像と看護診断 168

第3章 看護記録の監査

1. 看護記録監査の重要性　　　　　　　　　　　　　　　　　　中野由美子 178
- 監査とは 178
- 看護記録監査とは 179

2. NNN（NANDA-I 看護診断-NIC-NOC）の監査方法
　　　　　　　　　　　　　　　　　　　　　　　　　　　　　　中野由美子 182
- NNN監査の目的 182
- NNN監査実施までの準備 183
- NNN監査用紙の使いかた 183
- 監査手順と方法 186

3. NNNを監査する視点　　　　　　　　　　　　　　　　　　　中野由美子 192
- 看護診断が複数選択されている場合 192
- 看護診断と看護成果・看護介入の整合性 192

索引 194

第1章

看護診断 基礎の基礎

本章では看護診断の基本的な内容について解説する．電子カルテシステムに導入されるなどNANDA-I看護診断，看護介入分類（NIC），看護成果分類（NOC）は私たちの身近なものになったといえる．しかし，それらを本当に理解して使えているのだろうか．ここでは，それらの開発にいたった経緯を含めて，その概要をみてみよう．わかっている人も，わかったつもりでいる人も，もちろんわからない人も，ここで看護診断を有効に使うための基礎の基礎を固めておこう．

1 そもそも看護診断とは何?

黒田裕子

看護診断のはじまり

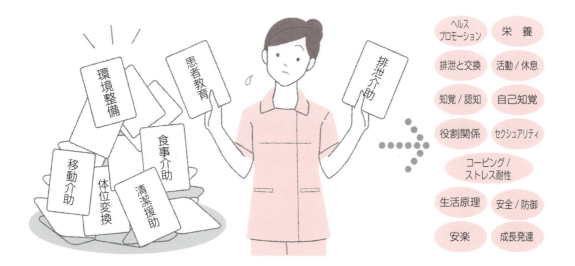

看護師は患者に何をしているのか:看護実践の分類をする

アメリカの看護理論家マジョリー・ゴードン (Marjory Gordon) は,1973年,ミズーリ州セントルイス市に,全米の看護実践家約1000人を集め,全米看護診断分類会議を開催した.これが看護診断開発のはじまりとされている.

この会議でゴードンは「私たち看護師は日々患者に何を行っているのだろうか,行っていることを整理しよう!」と呼びかけた.この呼びかけに対して看護師たちは「私は清拭を行っている」「私は健康教育の指導を行っている」「私は排泄介助を行っている」などと,まちまちに答え,結果として多様な看護の実践内容が山積みになったのである.

その山積みになった実践内容を整理し,分類していくと,それらはすべて患者の問題ある現象に対する看護援助であり,看護師が看護的な視点で捉えた問題である「看護上の問題」に対する援助だった.つまり,看護師の援助を必要とする患者現象に対して,看護師は肯定的な変化をめざした援助を行っていたのである.

つまり,看護師が行っていることを整理

しよう，分類しよう，そうでないと誰にも私たち看護師が行っていることをわかってもらえないし，認めてももらえない，という動機から看護診断の分類会議がつづけられている．

北米（NANDA）から世界（NANDA-I）へ拡大と発展

ゴードンが呼びかけた全米看護診断分類会議の後，全米看護診断研究会（National Conference Group）が元となり，1982年にカナダを含めた北米看護診断協会（North American Nursing Diagnosis Association；NANDA）が創立された．その後，2002年からは北米看護診断協会インターナショナル（North American Nursing Diagnosis Association International；NANDA-I）となり，国際的な組織として拡大発展を続けてきている（Herdman, 2008／日本看護診断学会・中木, 2009, p.497）．なお，本来はNANDAが北米看護診断協会を意味しているため，NANDA Internationalは近くInternational Nursing Knowledge Associationに改名される予定である．

この間，2年に1回の大会が開催され続け，各大会で新しい看護診断が採択されたり，すでに採択されていた看護診断が削除されたり，看護診断名・診断指標・関連因子・危険因子に修正がされたりしてきた．これらの活動は，現在も進行中であり，NANDA-Iという組織が存続する限り，拡大・発展を続けていくことだろう．

2018年現在，最新のNANDA-Iの定義集は「NANDA-I看護診断―定義と分類 2018-2020」である（Herdman & Kamitsuru, 2017／上鶴, 2018）．

看護診断の分類構造

看護診断の領域と類

「NANDA-I看護診断―定義と分類 2018-2020」の看護診断は全部で244個が採択されている（Herdman, Kamitsuru, 2017／上鶴, 2018, p.xix）．その分類構造は「領域」（ドメイン）と，各領域の下位におかれている「類」（クラス）からなっている（表1）．244個の看護診断名すべてが13領域のどこかに配置され，また各領域の下位に位置する類に配置されている（表2）．

この13領域はNANDA-Iの理事会で「多い」との議論がされていると聞いているが，将来的には，よりコンパクトになる可能性もある．現時点では明らかになっていない．

看護診断は使ったほうがいいのか？

ところで，私たち看護師は看護診断を使わなくても，いっこうに構わない．看護診断を使わなくても看護実践は提供できるだろう．看護診断を使わないと看護が提供できないとか，だめであるという法的規制などはない．

それでは，なぜ看護診断を使わなければならないのだろう．いや，使ったほうがいいのだろうか．このあたりのことを，次に考えてみよう．

表1　13領域と類

領域と定義	類と定義
領域1：ヘルスプロモーション 安寧や機能の正常性についての意識，およびその安寧や機能の正常性のコントロールの維持と強化に用いられる方略	類1：健康自覚 正常機能と安寧状態の認識
	類2：健康管理 健康と安寧状態を維持する活動を明らかにし，コントロールし，実行し，統合すること
領域2：栄養 組織の維持と修復，およびエネルギーの産生の目的で，栄養素を摂取し，吸収し，利用する活動	類1：摂取 食物や栄養素を体内に取り入れること
	類2：消化 食品を吸収や同化に適した物質に変換する物理的・化学的活動
	類3：吸収 身体組織を通して栄養素を取り入れるはたらき
	類4：代謝 生体・細胞内で起きている，原形質の生成・利用や老廃物・エネルギー産生のための化学的・物理的過程で，生命維持に必要なエネルギー放出を伴う
	類5：水化 水と電解質の摂取と吸収
領域3：排泄と交換 身体からの老廃物の分泌と排出	類1：泌尿器系機能 尿の分泌，再吸収，排出の過程
	類2：消化器系機能 消化の最終産物の吸収と排出の過程
	類3：外皮系機能 皮膚を介した分泌と排出の過程
	類4：呼吸機能 ガス交換および代謝の最終産物の除去の過程
領域4：活動／休息 エネルギー資源の産生，保存，消費，またはバランス	類1：睡眠／休息 眠り，休養，安静，くつろぎ，不活動状態
	類2：活動／運動 身体の一部を動かすこと（可動性），機能すること，または多くの場合（常にではなく）負荷に対して行為を遂行すること
	類3：エネルギー平衡 資源（リソース）の摂取と消費の調和のダイナミックな状態
	類4：心血管／肺反応 活動／休息を支える循環－呼吸のメカニズム
	類5：セルフケア 自分の身体および身体機能をケアするための活動を実施する能力
領域5：知覚／認知 注意，見当識，感覚，知覚，認知，コミュニケーションなど，人間の処理システム	類1：注意 気づくため，または観察するための精神的レディネス
	類2：見当識 時間，場所，人に対する認識
	類3：感覚／知覚 触覚，味覚，嗅覚，視覚，聴覚，運動覚を通じた情報の受け入れと，命名，関連づけ，パターン認識をもたらす感覚データの理解
	類4：認知 記憶，学習，思考，問題解決，抽象化，判断，洞察，知的能力，計算，言語の使用
	類5：コミュニケーション 言語的および非言語的な情報を送り，受けとること

表1 (つづき)

領域と定義	類と定義
領域6：自己知覚 自己についての認識	類1：自己概念 総体としての自己の捉え方
	類2：自尊感情 自分の価値，能力，重要性，および成功についての評価
	類3：ボディイメージ 自分の身体についての心的イメージ
領域7：役割関係 人と人との間，または集団と集団との間の肯定的および否定的なつながりやつきあい，またそうしたつながりが示す意味	類1：介護役割 ヘルスケア専門職以外でケアを提供している人が社会的に期待される行動パターン
	類2：家族関係 生物学的，あるいは自らの選択によって関係がある人々のつながり
	類3：役割遂行 社会的に期待される行動パターンにおける機能の質
領域8：セクシュアリティ 性同一性，性的機能，および生殖	類1：性同一性 セクシュアリティやジェンダーに関して特定の人物である状態
	類2：性的機能 性的活動に参加する力量または能力
	類3：生殖 人が生み出されるあらゆる過程
領域9：コーピング／ストレス耐性 ライフイベント／生命過程に取り組むこと	類1：トラウマ後反応 身体的または心理的トラウマの後に起こる反応
	類2：コーピング反応 環境ストレスを管理する過程
	類3：神経行動ストレス 神経および脳機能を反映した行動的反応
領域10：生活原理 真実である，または本質的な価値があるとみなされている行為や慣習や制度についての振る舞いや思考や行動の基本となる原理	類1：価値観 好ましい行動様式や最終状態の識別と格づけ
	類2：信念 真実である，または本質的な価値があるとみなされている行為や慣習や制度についての意見，期待，または判断
	類3：価値観／信念／行動の一致 価値観と信念と行動との間で実現できる調和またはバランス
領域11：安全／防御 危険や身体損傷や免疫システムの損傷がないこと，喪失からの保護，安全と安心の保障	類1：感染 病原体の侵入に続く宿主の反応
	類2：身体損傷 身体への危害または傷害
	類3：暴力 損傷や虐待をもたらすような過剰な腕力や能力の行使
	類4：環境危険 周辺にある危険の発生源
	類5：防御機能 非自己から自己を自分で守る過程
	類6：体温調節 有機体を守る目的で体内の熱とエネルギーを調節する生理的過程

表1 (つづき)

領域と定義	類と定義
領域12：安楽 精神的，身体的，社会的な安寧または安息の感覚	類1：身体的安楽 身体的な安寧や安息の感覚，あるいは苦痛のないこと
	類2：環境的安楽 自分の環境のなかでの，または自分の環境への，安寧や安息の感覚
	類3：社会的安楽 自分の社会的状況への安寧または安息の感覚
領域13：成長発達 年齢に応じた身体面の発育，臓器系の成熟，発達里程標にそった発育	類1：成長 身体面の発育または臓器系の成熟
	類2：発達 生涯における一連の里程標にそった発育あるいは退行

(Herdman, T.H., & Kamitsuru, S. 編（2017）／上鶴重美訳（2018）．NANDA-I 看護診断－定義と分類 2018-2020 原著第11版（pp.95-105）．医学書院．より許可を得て作成)

表2 新しい17の看護診断

領域	類	看護診断名	定義	型
1：ヘルスプロモーション	1：健康自覚	ヘルスリテラシー促進準備状態	健康の促進・維持・健康リスクの軽減，全般的なQOLの向上に向け，日々の健康関連の判断に必要な健康情報や概念を発見・理解・評価・使用する，一連のスキルや能力（識字・知識・モチベーション・文化・言語）を使い高めるパターンが，さらに強化が可能な状態	ヘルスプロモーション型
2：栄養	1：摂取	非効果的青年食生活動態	態度や行動の変化が過食や小食パターンをもたらし，栄養状態が損なわれている状態	問題焦点型
		非効果的小児食生活動態	態度や行動の変化，子どもの食事パターンへの影響により，栄養状態が損なわれている状態	問題焦点型
		非効果的乳児食生活動態	親のフィーディング（食事やミルクを与える）行動の変化が，過食や小食パターンをもたらしている状態	問題焦点型
	4：代謝	代謝平衡異常シンドロームリスク状態	肥満や2型糖尿病による心血管疾患の発症と関連している，有害な生化学的・生理学的因子の影響を受けやすく，健康を損なうおそれのある状態	シンドローム，リスク状態
4：活動／休息	3：エネルギー平衡	エネルギーフィールド平衡異常	通常は途切れのない全体で，独特で，力強く，創造的で，非線形の，生命に関わるヒューマン・エネルギー・フローが，破綻した状態	問題焦点型
	4：心血管／肺反応	血圧不安定リスク状態	動脈血管を流れる血液の力が変動しやすく，健康を損なうおそれのある状態	リスク型

表2 (つづき)

領域	類	看護診断名	定義	型
9:コーピング/ストレス耐性	1:トラウマ後反応	移住トランジション複雑化リスク状態	移民としてのトランジションにおける,不満足な結果や文化的障壁に対して,否定的な感情(孤独感,恐怖,不安)を経験しやすく,健康を損なうおそれのある状態	リスク型
	3:神経行動ストレス	急性離脱シンドローム	依存性のある化合物の急激な中断に続く,重篤で,多因子性の,続発症	シンドローム
		急性離脱シンドロームリスク状態	依存性のある化合物の急激な中断に続く,重篤で,多因子性の,続発症が起こりやすく,健康を損なうおそれのある状態	シンドローム,リスク型
		新生児離脱シンドローム	依存性のある物質への胎内暴露,あるいは,出生後の薬物疼痛管理の結果として,一連の離脱症状が新生児に見られる状態	シンドローム
11:安全/防御	1:感染	手術部位感染リスク状態	手術部位に病原体が侵入しやすく,健康を損なうおそれのある状態	リスク型
	2:身体損傷	口腔乾燥リスク状態	粘膜を湿らせる唾液の量や質の低下によって,口腔粘膜に不快を感じやすく,また損傷を受けやすく,健康を損なうおそれのある状態	リスク型
		静脈血栓塞栓リスク状態	一般的に,大腿部,ふくらはぎ,あるいは上肢の深部静脈に,遊離して別の血管を詰まらせる血栓が発生しやすく,健康を損なうおそれのある状態	リスク型
	3:暴力	女性器切除リスク状態	文化,宗教,その他のさまざまな非治療的理由による,女性の外性器および他の生殖器のすべてあるいは部分的な切除を受けやすく,健康を損なうおそれのある状態	リスク型
	4:環境危険	労働災害リスク状態	仕事関連の事故や疾病が起こりやすく,健康を損なうおそれのある状態	リスク型
	6:体温調節	非効果的体温調節機能リスク状態	体温が低体温と高体温との間で変動しやすく,健康を損なうおそれのある状態	リスク型

NANDA-I 2018-2020 より新しく加わった17看護診断名である.
(Herdman, T.H., & Kamitsuru, S. 編 (2017)／上鶴重美訳 (2018). NANDA-I 看護診断－定義と分類 2018-2020 原著第11版. 医学書院. より許可を得て転載)

なぜ，看護診断を使う必要があるのか

共通言語としての看護診断

　私たち看護師は，日々いろいろなことを行っている．点滴の準備だったり，患者の清拭や洗髪だったり，時には術前教育だったり……．同じ病気の患者でも多様なケアが求められ，そのたびに，それに応えようと無我夢中である．筆者が看護師として病院に勤務しているとき，このような臨床経験を，その日暮らしで続けていることに限界を感じていたこともある．何らかの証明をしないと，看護師は浮かばれないとも感じていた．

　証明や検証を気にしはじめたときに「形にすること」「人に客観的に伝えるようにすること」「医師や薬剤師などの他職種に看護師が行っていることをわかりやすく伝えること」の必要性を痛切に感じた．

　共通言語，しかも標準化され，洗練された言語であるNANDA-I看護診断を使っていれば，それによってケアをしている世界中の看護師と，患者のことについてコミュニケーションが可能となる．看護診断の使用頻度を統計的な数値で表現できるし，比較することもできる．エビデンスを追究し，研究の集積をしていくこともできるようになるだろう．

　一方で，筆者らの調査によれば2003年をピークとして，日本においては電子カルテシステムによる医療情報システムが急展開で増加してきた（Kuroda, Kashiwagi, Hayashi, Nakayama, Oda, et al., 2007）．この影響で看護師も看護支援システムとして使える看護実践用語が必要となってきた．そこで取り入れられたのがNANDA-I看護診断であり，詳しくは後述するが看護成果分類（Nursing Outcomes Classification；NOC）であり，看護介入分類（Nursing Interventions Classification；NIC）である．

　これら，すでに長い年月をかけて開発され，標準化された言語を看護支援システムに取り入れて使用できるという大きなメリットのため，急速に日本でこれらの言語が普及してきた経緯がある．

看護診断との出会い

　ここで筆者の個人的体験から，看護診断を使う理由について考えてみよう．

　1980年代，筆者が看護師として病院に勤務していたときには看護診断を使っていなかった．当時，日本に看護診断が紹介されていなかったこともある．看護診断に関する翻訳書も目にすることがなかった．また，看護診断を推奨する日本の看護系雑誌も見ることはなかった．要するに，当時の日本には看護診断がどのようなものであって，その有用性は何かなどの議論もなかったようだ．

　はじめて筆者が看護診断を目にしたのは，大学教員となって実習に赴いたときだった．ある学生が看護診断の本を持ってきて「先生，これ使えないのでしょうか」と質問してきた．そのとき，こんなに整理された看護実践にかかわる用語があることには少々驚いたが，どう使えばよいかが見えてこなかった．看護診断の全体的な構造がつかめず，学生には「参考図書として見る

にはいいが……」と看護診断を積極的に使うことをすすめなかった．というのも，学生を指導する立場である教員の自分自身が十分に理解していなかったからである．

看護診断に筆者が興味をもちはじめたのは，あの赤い本が出たときだった．それは，北米看護診断協会の定義集の初の日本語版である（North American Nursing Diagnosis Association（1992）／中木高夫訳（1995）．NANDA看護診断〈1992-1993〉―定義と分類．医学書院）．それ以来，いろいろな看護診断の本を集めては「これはすごい！」と思った．

筆者は，もともと看護実践の方法である看護過程に興味をもっていた．看護過程を学生にどのように教授すればよいかを日夜試行錯誤し，自分なりの方法を考えてもいた（黒田，1994）．そのとき大いに刺激を受けたのは，中西睦子氏の看護過程論だった（中西，1987）．中西氏の講義を何度も何度も聞いて，その考えかたに共感し，それが今でも教授法のルーツになっている．

さて当初，筆者は自由な言葉で看護上の問題を表現することを主張していた．しかし，いつの間にか自由な言葉で表現するよりも，共通言語で表現したほうが客観的に表現できるのではないか，共通理解が深まるのではないか，と考えるようになっていた．その1つのきっかけは日本看護診断学会にあった．当時はまだ研究会だったが（1991年に日本看護診断研究会として発足），松木光子氏（日本看護診断研究会世話人代表，1995年に開かれた第1回日本看護診断学会学術大会大会長）や中木高夫氏（「NANDA看護診断―定義と分類」を翻訳し日本に紹介）の活動に注目していた．そして現在に至るまで看護診断の全体構造を，筆者なりに理解し看護診断を実践に使う有用性に挑戦するようになった．

看護診断から理解する看護実践

採択されている看護診断と分類

2018年の現時点でNANDA-I看護診断は244個が採択されている（Herdman & Kamitsuru，2017／上鶴，2018）．244個の看護診断は13領域とその下位の47類に配置されている（表1参照）．

看護診断は「身体的な側面の看護診断」と「心理的・社会的・行動的・統合的な側面の看護診断」に大きく2つに分けることができる．それぞれについて見てみよう．

身体的な側面の看護診断

13領域の中で，身体的な側面の領域に該当するのは〈領域2：栄養〉〈領域3：排泄と交換〉〈領域4：活動／休息〉〈領域5：知覚／認知〉〈領域11：安全／防御〉の5つである．これら5領域と類に含まれる看護診断名の数は表3のようになる．表3では，問題焦点型看護診断，リスク型看護診断，ヘルスプロモーション型看護診断，シンドロームに分けているが，この看護診断の種類については後述する（p.16）．

表3 身体的な側面の領域である5つの領域および類に含まれている4つの種類の看護診断名の数

領域・類		問題焦点型	リスク型	ヘルスプロモーション型	シンドローム	類／領域の計
領域2：栄養	類1：摂取	11	1	2	0	14
	類2：消化	0	0	0	0	0
	類3：吸収	0	0	0	0	0
	類4：代謝	1	4 (1)	0	1 (1)	5
	類5：水化	2	3	0	0	5
	小計	14	8 (1)	2	1 (1)	24
領域3：排泄と交換	類1：泌尿器系機能	7	1	0	0	8
	類2：消化器系機能	6	3	0	0	9
	類3：外皮系機能	0	0	0	0	0
	類4：呼吸器系機能	1	0	0	0	1
	小計	14	4	0	0	18
領域4：活動／休息	類1：睡眠／休息	3	0	1	0	4
	類2：運動／活動	7	1 (1)	0	1 (1)	8
	類3：エネルギー平衡	3	0	0	0	3
	類4：心血管／肺反応	6	6	0	0	12
	類5：セルフケア	6	0	1	0	7
	小計	25	7 (1)	2	1 (1)	34
領域5：知覚／認知	類1：注意	1	0	0	0	1
	類2：見当識	0	0	0	0	0
	類3：感覚／知覚	0	0	0	0	0
	類4：認知	6	1	1	0	8
	類5：コミュニケーション	1	0	1	0	2
	小計	8	1	2	0	11
領域11：安全／防御	類1：感染	0	2	0	0	2
	類2：身体損傷	6	22	0	0	28
	類3：暴力	1	5	0	0	6
	類4：環境危険	1	3	0	0	4
	類5：防御機能	1	3	0	0	4
	領域6：体温調節	3	3	0	0	6
	小計	12	38	0	0	50
合計		73	58 (2)	6	2 (2)	137/244〔56.1%〕

（ ）：重複分類されている看護診断の数

　身体的な側面であるこれら5つの領域に分類されている看護診断の総数は137個であり，全体の約56％である．244個の全看護診断名のうち約半数強は身体的な側面の看護診断名であることになる．すなわち，私たち看護師の援助を必要とする患者現象の約半分は，患者の身体的な側面であることが推測される．とりわけ〈領域11：安全／防御〉の看護診断は50個と最も多く，〈領域4：活動／休息〉は34個で次いで多く，〈領域2：栄養〉は24個で，3番目に多いことがわかる．

　ここからも私たち看護師の身体的な側面の看護援助の多くが，患者の「安全／防御」および「活動／休息」「栄養」に関連するものであることがうかがえる．

表4 心理的・社会的・行動的・統合的側面の8つの領域および類に含まれている4つの種類の看護診断名の数

領域・類			問題焦点型	リスク型	ヘルスプロモーション型	シンドローム	類／領域の計
心理的側面	領域6：自己知覚	類1：自己概念	2	2	2	0	6
		類2：自尊感情	2	2	0	0	4
		類3：ボディイメージ	1	0	0	0	1
		小計	5	4	2	0	11/107〔10.3％〕
社会的側面	領域7：役割関係	類1：介護役割	2	2	1	0	5
		類2：家族関係	2	1	1	0	4
		類3：役割遂行	4	1	1	0	6
		小計	8	4	3	0	15/107〔14.0％〕
行動的側面	領域1：ヘルスプロモーション	類1：健康自覚	2	0	1	0	3
		類2：健康管理	6	1 (1)	1	2 (1)	9
		小計	8	1 (1)	2	2 (1)	12
	領域9：コーピング／ストレス耐性	類1：トラウマ後反応	0	3 (2)	0	5 (2)	6
		類2：コーピング反応	17	4	5	0	26
		類3：神経行動ストレス	3	3 (1)	1	3 (1)	9
		小計	20	10 (3)	6	8 (3)	41
	領域10：生活原理	類1：価値観	0	0	0	0	0
		類2：信念	0	0	1	0	1
		類3：価値観／信念／行動の一致	5	3	3	0	11
		小計	5	3	4	0	12
	行動的側面の合計		33	14 (4)	12	10 (4)	65/107〔60.7％〕
統合的側面	領域8：セクシュアリティ	類1：性同一性	0	0	0	0	0
		類2：性的機能	2	0	0	0	2
		類3：生殖	1	2	1	0	4
		小計	3	2	1	0	6
	領域12：安楽	類1：身体的安楽	5 (1)	0	1 (1)	1	7 (2)
		類2：環境的安楽	1 (1)	0	1 (1)	0	2 (2)
		類3：社会的安楽	2 (1)	1	1 (1)	0	4 (2)
		小計	8 (3)	1	3 (3)	1	9
	領域13：成長発達	類1：成長	0	0	0	0	0
		類2：発達	0	1	0	0	1
		小計	0	1	0	0	1
	統合的側面の合計		11 (3)	4	4 (3)	1	16/107〔15.0％〕
合計			57 (3)	26 (4)	21 (3)	11 (4)	107/244〔43.9％〕

（ ）：重複分類されている看護診断の数

また，問題焦点型看護診断で73個（53.3％）と最も多く，リスク型看護診断が58個（42.3％）と次に多いことがわかる．

心理的・社会的・行動的・統合的な側面の看護診断

13領域の中で心理的な側面の領域は〈領域6：自己知覚〉で，社会的な側面の領域は〈領域7：役割関係〉，行動的な側面の領

域は〈領域1：ヘルスプロモーション〉〈領域9：コーピング／ストレス耐性〉〈領域10：生活原理〉である．

心理的，社会的，行動的というように部分に分けづらい，それ自体が心身を統合していると考えられる側面の領域がある．ここでは，それを統合的な領域という．統合的な領域には〈領域8：セクシュアリティ〉〈領域12：安楽〉〈領域13：成長発達〉の3つがある．

これら計8領域と類について含まれている看護診断名の数を，身体的な側面と同様に示した（**表4**）．この8つの領域に含まれている看護診断名の合計は107個であり，全体数の約44％になる．看護診断の半分弱が心理的・社会的・行動的・統合的な側面の領域であることがわかる．とりわけ患者の行動的な側面に関する看護診断は65個（約61％）と過半数以上を占めていた．つまり，私たち看護師が患者の行動的な側面の問題現象に対して頻度が高く援助していることが示されている．これを受けて，行動的な側面を表している看護診断の理解を高めることが，私たち看護師に必要である

ことがわかる．

看護診断をどう理解するか

看護師にとって身体的な側面は，医学的な知識，経験などによって臨床的な学びができるだろう．しかし，心理的・社会的・行動的・統合的な側面は基礎教育で学習する機会が少なく，理解するのは，なかなか容易なことではないかもしれない．

看護系4年制大学が増えるなかで，看護学の教育課程に人間の心理的・社会的・行動的・統合的な側面を理解するための理論的な学習内容が含まれるようになってはきたが，まだ十分ではなく，また臨床実践のなかで生かされる知識までになっていないのが実状ではないだろうか．

そこで本書では，人間の心理的・社会的・行動的・統合的な側面を理解する方法を，中範囲理論を紹介しながら，わかりやすく解説することとした．

中範囲理論については，看護アセスメントのための理論の選定と活用を，第2章から具体的に解説していく．

看護診断は積み重ねである

積み上げられた結果が看護診断となる

看護診断は「看護診断名」だけではない．看護診断名だけを使っていても「看護診断を使っている」とはいえない．看護診断名だけを使っていることを家の構造で例えると，張りぼての外見だけの家になる．それでは人が住む家としての機能をもつことは

できない．

看護診断は，看護診断名，定義，診断指標，関連因子もしくは危険因子，そして文献と，積み木のように組み立てられている．「NANDA-I看護診断—定義と分類 2018-2020」では，これらに新たに「ハイリスク群」と「関連する状態」という区分が加わった．

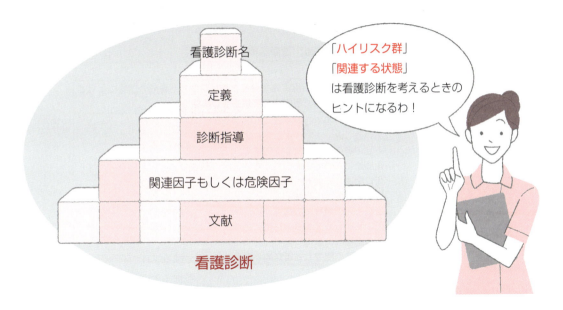

　ハイリスク群とは「特定の人間の反応が起こりやすい特性を共有する人々の集団」であり，**関連する状態**とは「医学診断，傷害，処置，医療機器，医薬品など」を意味しているとされている（Herdman & Kamitsuru, 2017／上鶴, 2018, p.43）．加えてこれらを新しく加えた理由として「看護師独自の介入ではどうすることもできないが，診断するうえでは役立つデータ・情報であることをわかりやすくするために」と説明されている（Herdman & Kamitsuru, 2017／上鶴, 2018, p.25）．これらは，いずれも前の版では関連因子であったもので，看護介入では解決できないことから関連因子としてはふさわしくないとされたものである．

　これらは積み木では表すことができない．仮に加えるとすれば積み木の外側に円を描き，この円に入るための手がかりやヒントを見いだす位置づけとなるのではないだろうか．

　このような看護診断の構造を理解し，適切に使わない限り，看護診断を使っていることにはならない．これら積み木の1つ1つは「NANDA-I 看護診断—定義と分類 2018-2020」に示されている．また病院の看護支援システムに内蔵されてもいることだろう．これを十分に理解して使う必要がある．

　看護診断名で言い表そうとしているのは，私たち看護師の援助を必要とする患者現象，家族現象である．たとえば看護診断名「死の不安」を取り上げてみよう（**表5**）．

　この看護診断名の定義を見ると，自分の存在に対する現実的な脅威または想像した脅威を知覚し，動揺していて，不快な感情や恐怖の感情が表出されている状態におかれている患者現象を示していることがわかる．しかし定義だけでは，十分に患者現象を理解することはできない．そこで診断指標を見ることになる．

診断指標で患者の行動を見る

　診断指標で患者の行動を具体的に理解することになる．たとえば，診断指標にあげられている「深い悲しみ」「早すぎる死への恐怖」「無力感」が，患者の行動に観察されるかどうかアセスメントするのである．つまり，看護診断名や定義が，実際の患者現

表5　看護診断名「死の不安」の定義，診断指標，関連因子

看護診断名	死の不安
定義	自分の存在に対する現実的な脅威または想像した脅威の認識によって生じる，漠然とした不安定な不快感や恐怖感
診断指標	□介護者の負担を心配する □深い悲しみ □不治の病の発症に対する恐怖 □死ぬ時に知的能力を喪失することへの恐怖 □死に関連した痛みへの恐怖 □早すぎる死への恐怖 □長引く死の過程への恐怖 □死に関連した苦痛への恐怖 □死の過程への恐怖 □死と臨終に関連した否定的な考え □無力感 □自分の死が重要他者に及ぼす影響を心配する
関連因子	□麻酔の悪影響の予感 □他者に死の影響が及ぶ予感 □痛みの予感 □苦痛の予感 □死についての話し合い □死すべき自分の運命を受け入れない □死に関連する観察 □自覚している差し迫った死 □大いなる力との出会いについての不確かさ □死後の世界の不確かさ □大いなる力の存在の不確かさ □予後の不確かさ
ハイリスク群	□死の過程の体験 □臨死体験 □死に至る過程に関する観察
関連する状態	□末期疾患

(Herdman, T.H., & Kamitsuru, S. 編（2017）／上鶴重美訳（2018）．NANDA-I 看護診断ー定義と分類 2018-2020　原著第11版（pp.417-418）．医学書院．より許可を得て転載)

象に該当するかどうかを考えるのではなく，まず診断指標にリストされている1つ1つの行動が，患者に該当するかどうかをアセスメントすることが重要である．

そして診断指標の項目のどれもが患者に該当しなければ，「死の不安」以外の看護診断を検討する必要がある．別の看護診断を検討する場合も，同じように，看護診断名や定義ではなく，まずは診断指標をチェックする．

もっとも「死の不安」の診断指標を見ても，1つ1つの項目で言い表そうとしている行動は，かなり抽象的である．そのため患者の行動が，この項目に該当するのではないかとアセスメントすること，つまり考えることが極めて重要である．考えに考え，そして推論しなければならない．

関連因子を捉える

関連因子は英語で"related factors"と表現されるが，看護診断名と関係している要因，つまり看護診断名「死の不安」という患者現象を引き起こしていると推測できる

表6 看護診断の種類

種類	原語	意味	例
問題焦点型看護診断	Problem-focuced Nursing Diagnosis	個人・家族・集団・地域社会（コミュニティ）の，健康状態／生命過程に対する好ましくない人間の反応についての臨床判断である． **必須条件**：関連する手がかりや推論がパターンとしてまとまった診断指標（所見，徴候，症状）．診断の焦点「……に関連した」「……の一因となる」「……に先立つ」関連因子（原因）も必要．	身体可動性障害 坐位中心ライフスタイル 摂食セルフケア不足 非効果的コーピング
リスク型看護診断	Risk Nursing Diagnosis	個人・家族・集団・地域社会（コミュニティ）の，健康状態／生命過程に対する好ましくない人間の反応の発症につながる，脆弱性についての臨床判断である． **必須条件**：脆弱性を高める危険因子．	感染リスク状態 自殺リスク状態 自尊感情慢性的低下リスク状態
ヘルスプロモーション型看護診断	Health-promotion Nursing Diagnosis	安寧の増大や人間の健康の可能性の実現に関する意欲と願望についての臨床判断である．反応は特定の健康行動強化へのレディネスとなってあらわれ，どのような健康状態でも使うことができる．健康行動強化へのレディネスを表現できないクライアントの場合，看護師はヘルスプロモーションに向けた状態を見きわめ，クライアントのために行動できる．ヘルスプロモーション反応は，個人・家族・集団・地域社会（コミュニティ）に存在する． **必須条件**：診断指標．	睡眠促進準備状態 知識獲得促進準備状態 希望促進準備状態
シンドローム	Syndrome	同時に起こる特定の看護診断のまとまりに関する臨床判断であり，同じような介入によって，まとめて対処することが最善策になる． **必須条件**：診断指標として2つ以上の看護診断．関連因子．	移転ストレスシンドローム 急性離脱シンドローム

(Herdman, T.H., & Kamitsuru, S. 編（2017）／上鶴重美訳（2018）．NANDA-I 看護診断－定義と分類 2018-2020 原著第11版（pp.148-149）．医学書院．より抜粋）

要因のことである．

関連因子にあげられている「自覚している差し迫った死」は理解しやすいだろう．しかし，それは具体的には，どういうことを意味しているのだろうか．これは，患者の看護診断が「死の不安」だと考えられるとき，これを引き起こしているだろう要因をチームで話し合い，患者の行動のアセスメントをする必要があるだろう．

「そういえば，今後の予後のことを看護師に話していた」というスタッフがいるかもしれない．あるいは「人間は死んだあとどうなるのかなあ……」と言っていたことを思い出すスタッフがいるかもしれない．

いずれにしても表5に示した看護診断名「死の不安」1つを見ても，その定義を理解し，診断指標，関連因子をアセスメントすることは極めて難しい．また，あげられている診断指標，関連因子の1つ1つの項目を理解することも困難であり，しかも，それが患者現象を指しているのかどうかも見極めていかなければならない．当該患者の看護診断として，これが本当に正確かどうかを考えることは「容易ではない」ということを知っておく必要がある．

看護師は，患者に看護診断名を当てはめ，安易なラベル貼りをしているわけではないことを理解しておきたい．

1．そもそも看護診断とは何？

看護診断の種類

看護診断とは，個人・家族・集団・地域社会（コミュニティ）の健康状態／生命過程に対する反応およびそのような反応への脆弱性についての臨床判断である．看護診断は看護師が責任をもって結果を出すための看護介入の選択根拠になる（Herdman & Kamitsuru, 2017／上鶴, 2018, p.148）．この看護診断には，現在4つの種類がある（表6）．

先に例としてあげた看護診断名「死の不安」は，現に今存在している患者の問題であり「問題焦点型看護診断」といわれる．一方で，今は存在していないが，その危険性が高いものを「リスク型看護診断」という．リスク型看護診断の場合は診断指標や関連因子はなく，危険因子があげられる．しかし考えかたは，まったく同じであり，診断名や定義を見る前に，危険因子の1つ1つの項目をチェックすることが必要である．そのほかに，「ヘルスプロモーション型看護診断」と「シンドローム」もある．

NANDA-I 看護診断の変更と改訂

看護診断の提案と採択のプロセス

看護診断は，どういう基準で新規に採択されたり，改訂されたりするのだろうか．NANDA-I（NANDAインターナショナル）は，新規に採択される看護診断や，改訂が提案される看護診断に対しては，看護診断の基準に合っているかどうかを判断するために，系統的レビューを行っている．その後に，開発段階や妥当性を裏づけるエビデンスによって，すべての提案のエビデンスレベルを決めている（Herdman & Kamitsuru, 2017／上鶴, 2018, p.5）．

このためNANDA-Iは，そのエビデンスレベルを提示している（Herdman & Kamitsuru, 2017／上鶴, 2018, pp.6-8）．

看護診断のエビデンスレベル

現在，「NANDA-I看護診断－定義と分類2018-2020」（以下，NANDA-I 2018-2020）に含まれている看護診断のうち，70の看護診断にはエビデンスレベルが提示されていない（表7）．これらエビデンスレベルが提示されていない看護診断に対しては「追加作業によりエビデンスレベルが2.1以上にならなければ，2021-2023年版NANDA-I分類では削除される」と明示されている（Herdman & Kamitsuru, 2017／上鶴, 2018, p.172）．

エビデンスレベルを見ることで，その看護診断の根拠の度合いが理解できる．このエビデンスレベルの情報は重要であり，看護支援システムに看護診断を内蔵する際にも必須である．NANDA-I 2018-2020で明示されている看護診断のエビデンスレベルは，表8にあげた20の看護診断以外は，すべてエビデンスレベルが2.1である．

表9はNANDA-I 2018-2020で提示されているエビデンスレベルの判定基準の概要

表7 「NANDA-I 2018-2020」でエビデンスレベルが提示されていない看護診断

	領域	類	看護診断名
1	1：ヘルスプロモーション	2：健康管理	非効果的健康維持
2			非効果的家族健康管理
3			非効果的抵抗力
4	2：栄養	1：摂取	栄養摂取消費バランス異常：必要量以下
5			嚥下障害
6		5：水化	体液量不足
7			体液量不足リスク状態
8	3：排泄と交換	1：泌尿器系機能	機能性尿失禁
9			反射性尿失禁
10			尿閉
11		2：消化器系機能	便秘
12			便秘リスク状態
13			知覚的便秘
14			下痢
15			便失禁
16		4：呼吸機能	ガス交換障害
17	4：活動／休息	1：睡眠／休息	睡眠剥奪
18		2：活動／運動	不使用性シンドロームリスク状態
19		3：エネルギー平衡	倦怠感
20			徘徊
21		4：心血管／肺反応	活動耐性低下
22			活動耐性低下リスク状態
23			心拍出量減少
24			自発換気障害
25			人工換気離脱困難反応
26		5：セルフケア	家事家政障害
27	5：知覚／認知	4：認知	知識不足
28		5：コミュニケーション	言語的コミュニケーション障害
29	6：自己知覚	1：自己概念	絶望感
30		2：自尊感情	自尊感情状況的低下
31			自尊感情状況的低下リスク状態
32		3：ボディイメージ	ボディイメージ混乱
33	7：役割関係	1：介護役割	ペアレンティング障害
34			ペアレンティング障害リスク状態
35		2：家族関係	家族機能破綻
36		3：役割遂行	親役割葛藤
37			非効果的役割遂行
38			社会的相互作用障害
39	9：コーピング／ストレス耐性	1：トラウマ後反応	レイプ-心的外傷シンドローム
40			移転ストレスシンドローム
41			移転ストレスシンドロームリスク状態
42		2：コーピング反応	不安
43			非効果的コーピング
44			非効果的地域社会コーピング
45			地域社会コーピング促進準備状態
46			家族コーピング機能低下
47			家族コーピング促進準備状態

表7 (つづき)

	領域	類	看護診断名
48			恐怖
49			慢性悲哀
50		3:神経行動ストレス	自律神経反射異常亢進
51			自律神経反射異常亢進リスク状態
52			頭蓋内許容量現象
53			乳児行動統合障害
54			乳児行動統合障害リスク状態
55			乳児行動統合促進準備状態
56	11:安全／防御	2:身体損傷	非効果的気道浄化
57			誤嚥リスク状態
58			歯生障害
59			転倒転落リスク状態
60			身体損傷リスク状態
61			末梢性神経血管性機能障害リスク状態
62			身体外傷リスク状態
63			窒息リスク状態
64		3:暴力	対他者暴力リスク状態
65			対自己暴力リスク状態
66			自己傷害
67			自己傷害リスク状態
68			自殺リスク状態
69	12:安楽	3:社会的安楽	社会的孤立
70	13:成長発達	2:発達	発達遅延リスク状態

(Herdman, T.H., & Kamitsuru, S. 編(2017)／上鶴重美訳(2018). NANDA-I 看護診断－定義と分類 2018-2020 原著第11版 (pp.160-585). 医学書院. より許可を得て作成)

表8 NANDA-I 2018-2020 での看護診断のエビデンスレベル

エビデンスレベル	看護診断名
エビデンスレベル2.2	1. 母乳栄養中断 2. 母乳栄養促進準備状態 3. 慢性機能性便秘 4. 慢性機能性便秘リスク状態 5. 急性混乱リスク状態 6. 褥瘡リスク状態 7. 高体温 8. 低体温 9. 低体温リスク状態 10. 慢性疼痛シンドローム 11. 分娩陣痛(この診断は関連因子が開発されておらず,関連因子が開発されなければ,2021-2023年版 NANDA-I 分類では削除される)
エビデンスレベル3.1	1. 母乳分泌不足 2. 非効果的母乳栄養 3. 慢性混乱 4. 記憶障害
エビデンスレベル3.2	1. 肥満 2. 過体重 3. 過体重リスク状態 4. ストレス過剰負荷 5. 乳児突然死リスク状態

エビデンスレベルが示されている看護診断のうち,上記以外はエビデンスレベルが2.1.

表9 NANDA-Iが提示しているエビデンスレベルの判断基準の概要

エビデンスレベル	判定基準
エビデンスレベル1 開発に向けた受理	1.1 診断名のみ 1.2 診断名と定義 1.3 理論的レベル
エビデンスレベル2 出版とNANDA-I分類法への組み込みに向けた採択	2.1 診断名，定義，診断指標と関連因子，または危険因子，文献 2.2 概念分析 2.3 エキスパートによる診断のコンセンサス研究
エビデンスレベル3 臨床的裏づけ（検証とテスト）	3.1 文献統合 3.2 診断に関する臨床研究であるが，対象集団に一般化できない 3.3 標本サイズの小さい，よいデザインの研究 3.4 対象集団に一般化可能な，無作為抽出標本による，よいデザインの臨床研究

(Herdman, T.H., & Kamitsuru, S. 編（2017）／上鶴重美訳（2018）．NANDA-I 看護診断－定義と分類2018-2020 原著第11版（pp.6-8）．医学書院．より抜粋）

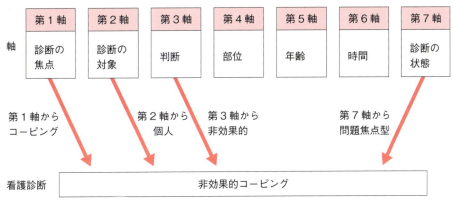

図1 多軸構造による看護診断「非効果的コーピング」の例

である．

開発の方向性を示す看護診断の多軸構造

NANDA-I 看護診断は，標準化された看護診断用語と，診断を分類するしくみである分類法（taxonomy；タキソノミー）を提供している．NANDA-I 看護診断の分類法は「看護専門領域の知識を明示する現象／臨床判断の系統的な配列」と説明される（Herdman & Kamitsuru, 2017／上鶴, 2018, p.81）．

この分類法は，多軸システムを使って構築される概念である．現在のNANDA-I 分類法Ⅱの軸は「診断プロセスで考慮する人間の反応の側面」と操作的に定義されている（Herdman & Kamitsuru, 2017／上鶴, 2018, p.107）．軸は，第1軸から第7軸までである．たとえば看護診断名「非効果的コーピング」の場合，第1軸の診断の焦点は「コーピング」で，第2軸の診断の対象は「個人」で，第3軸の判断は「非効果的」である．第4軸の部位は該当せず，第5軸の年齢，第6軸の時間も特定されないので該当しない．第7軸の診断の状態は「問題焦点型」である．このように，第1軸から第7軸の組み合わせによって「非効果的コーピング」という看護診断が成立する（図1）．

各軸については，可能な限り表10に示した．

表10　第1軸から第7軸の名称・定義・要素

軸	定義	要素
第1軸 診断の焦点	診断概念の主要な要素、または基礎的・本質的な部分であり、根幹をなす。焦点は、診断の中核である「人間の反応」を表している	行動計画、活動耐性、急性離脱シンドローム、許容量、健康管理、ガス交換、坐位、コーピング、便秘など（診断の焦点の全容は、「NANDA-I看護診断－定義と分類2018-2020」pp.110-111に示されている）
第2軸 診断の対象	看護診断を確定される人（人々）	個人、介護者、家族、集団、地域社会（コミュニティ）
第3軸 判断	診断の焦点の意味を限定、または指定する記述語や修飾語である	複雑化、毀損／機能低下、減少、防衛的、不足、遅延、統合障害、不均衡、混乱、機能障害、効果的、促進、過剰、平衡異常、障害、非効果的、知覚的、準備状態、状況的など（判断の全容は「NANDA-I看護診断－定義と分類2018-2020」pp.113-114に示されている）
第4軸 部位	身体の一部／部分やそれらに関連する機能、つまり、あらゆる組織、器官、解剖学的部位または構造を表す	聴覚の、膀胱、腸管（便）、心臓の（心）、心臓と肺の（心肺）、脳、目、胃腸の（消化管）、肝臓（肝）、口腔、粘膜など（部位の全容は、「NANDA-I看護診断－定義と分類2018-2020」pp.115-116に示されている）
第5軸 年齢	診断の対象となる人の年齢を意味する	胎児、新生児、乳児、小児、青年、成人、高齢者
第6軸 時間	診断の焦点の期間を表している	急性、慢性、間欠的、持続的
第7軸 診断の状態	問題／シンドロームが実在するのか、または潜在するのか、あるいはヘルスプロモーション型看護診断としての診断のカテゴリー化を意味する	問題焦点型、ヘルスプロモーション型、リスク型

(Herdman, T.H., & Kamitsuru, S. 編（2017）／上鶴重美訳（2018）．NANDA-I看護診断－定義と分類2018-2020原著第11版（pp.107-117）．医学書院．より抜粋)

看護診断を使った看護過程の展開

看護診断でのアセスメントの枠組み

　一般に看護過程は、①情報収集、②アセスメント、③全体像の描写、④看護計画立案、⑤実施、⑥評価、の6つの段階を踏むことになっている。そしてアセスメントには何らかの看護理論の枠組みが使われていることが多い。

　看護的な視点で人間を全体論的に捉えるために、アセスメントの枠組みには、ロイ看護理論やオレム看護理論などが使われる。では、NANDA-I看護診断の場合には、何を使うのだろうか。

情報収集とアセスメント

　NANDA-I看護診断を"患者の健康問題に対する反応"に使用するならば、NANDA-I看護診断の分類構造である13領域と各類の視点でアセスメントをしたほうがよいと筆者は考えている。しかし、この13領域はあくまで分類構造であって、アセスメントの枠組みではないという主張や意見があるのも事実である。筆者も、その考えかたに反対しているわけではない。

　しかし、NANDA-I看護診断の分類構造である13領域と各類が紹介されたとき、

「これはアセスメントの枠組みとして使える」と筆者は考えた．また，この13領域と各類の開発の土台は，マジョリー・ゴードンのアセスメントの枠組みである「11の機能的健康パターン」とされている．そして，この2つは類似しているのである．

ここでは情報収集の枠組みとともに，アセスメントの枠組みとしてもNANDA-I看護診断の13領域と各類を使うことにしたい．13領域と各類によって，人間の身体的・心理的・社会的・行動的・統合的な側面を捉えることができる．看護的な視点は人間全体を捉える必要があり，この意味でも十分にアセスメントに使用可能である．13領域と各類のアセスメントの視点を表11に示した．このような視点でアセスメントすることが必要である．

また，身体的側面の領域，つまり〈領域2：栄養〉〈領域3：排泄と交換〉〈領域4：活動／休息〉〈領域5：知覚認知〉〈領域11：安全防御〉では医学的知識が必要である．

一方，心理的側面の〈領域6：自己知覚〉，社会的側面の〈領域7：役割関係〉，行動的側面の〈領域1：ヘルスプロモーション〉〈領域9：ストレス／コーピング耐性〉，そして統合的側面の〈領域8：セクシュアリティ〉〈領域10：生活原理〉〈領域12：安楽〉〈領域13：成長発達〉では，中範囲理論の知識が必要となる．

このような知識の必要性も表11に示しているので参照されたい．なお，具体的なアセスメントの内容については第2章の事例の解説の中で展開される．

全体像の描写

NANDA-I看護診断の分類構造である13領域と各類の視点で情報収集とアセスメントをした後の展開は，全体像の描写となる．

この全体像を描写しなければ，患者は13領域に分けられて表現されたままの"分断した人間"になってしまう．1人の人間として統合されないと，どのような看護援助を，それを必要とする患者現象に優先してかかわっていくべきなのか，さらに患者のどのような状態をめざして看護援助する必要があるのかが見えにくくなってしまう．全体像を描写することで，優先するべき問題を特定し，望ましい患者の状態を明らかにした看護計画の立案が可能となる．

全体像の描写は13領域のアセスメントの結論を統合するが，いきなり文章化することは難しい．したがって，まずは13領域のアセスメントの結論の関連図を書くことを勧めたい．この関連図を見ながら全体像を文章化する．具体的な関連図および全体像の文章化は第2章の事例展開で示されている．ここまでの看護過程の展開を図2に示した．

看護計画の立案，そして実施，評価へ

全体像の描写ができたら，次は看護計画の立案の段階へと入る．看護計画の構成要素の1つがNANDA-I看護診断である．これは，私たち看護師の看護援助を必要とする患者現象，あるいは家族の現象であり，複数のものが考えられる．そのため優先順位を考え，優先度の高いものから選定していく．

本書ではNANDA-I看護診断を選定するアセスメントに中範囲理論を使う点を強調する．そのため，身体的な側面の領域に

表11 13領域と各類のアセスメントをするときの視点

領域1：ヘルスプロモーション
人の行動的な側面．アセスメントをするにあたっては，保健行動，病気行動，病者役割行動などの概念を扱っている主として医療社会学分野の中範囲理論の知識が必要となる．

類	アセスメントの視点と材料
1：健康自覚	患者が自身の健康状態をどのように受けとめているのかということをアセスメントする． (このことに関連する言動や行動がアセスメントの材料になる)
2：健康管理	患者が自身の健康状態をよりよい状態，より安寧な状態とするために，どのような健康管理をしているのかということをアセスメントする． (このことに関連する言動や行動がアセスメントの材料になる)

領域2：栄養
人の身体的な側面．アセスメントをするにあたっては医学的な知識が必要となる．

類	アセスメントの視点と材料
1：摂取	患者の栄養状態について，基準値を満たしているのかどうかという視点からアセスメントする． (身長，体重，BMI，食事摂取状況，血液検査の結果などがアセスメントの材料となる)
2：消化	患者の消化機能について，正常に機能しているのかどうかという視点からアセスメントする． (排便状況，消化機能が明らかになる各種検査の結果などがアセスメントの材料となる)
3：吸収	患者の吸収機能について，正常に機能しているのかどうかという視点からアセスメントする． (排便状況，吸収機能が明らかになる各種検査の結果などがアセスメントの材料となる)
4：代謝	患者の代謝機能について，正常に機能しているのかどうかという視点からアセスメントする． (代謝機能が明らかになる各種検査の結果などがアセスメントの材料となる)
5：水化	患者の水・電解質のバランスについて，基準値を満たしているのかどうかという視点からアセスメントする． (水・電解質のバランスを明らかにする血液検査の結果などがアセスメントの材料となる)

領域3：排泄と交換
人の身体的な側面．アセスメントをするにあたっては医学的な知識が必要となる．

類	アセスメントの視点と材料
1：泌尿器系機能	患者の腎機能が正常に働いているのかどうかという視点からアセスメントする． (排尿回数，尿の性状や排泄量，腎機能状態を明らかにする血液検査の結果などがアセスメントの材料となる)
2：消化器系機能	患者の消化器系機能が正常に働いているのかどうかという視点からアセスメントする． (排便回数，便の性状や排泄量，消化器系機能を明らかにする検査結果などがアセスメントの材料となる)
3：外皮系機能	患者の外皮系機能が正常に働いているのかどうかという視点からアセスメントする． (発汗量や皮膚の状態など，外皮系機能が正常に働いているのかどうかを示す臨床所見などがアセスメントの材料となる)
4：呼吸機能	患者の呼吸器系機能が正常に働いているのかどうかという視点からアセスメントする． (呼吸回数，呼吸状態，動脈血液ガス分析の結果，肺機能検査の結果などがアセスメントの材料となる)

領域4：活動／休息
人の身体的な側面．アセスメントをするにあたっては医学的な知識が必要となる．

類	アセスメントの視点と材料
1：睡眠／休息	患者の睡眠状態や休息状態に関する情報から，睡眠や休息が十分とれているのかどうかをアセスメントする． (睡眠時間，熟眠の有無，休息時間，これらを妨げているような機能障害や要因などがアセスメントの材料となる)

表11 （つづき）

2：活動／運動	患者の活動の状態，運動の状態に関する情報から，活動や運動が十分なされているのかどうかをアセスメントする． （身体活動や運動の状態，これらを妨げているような機能障害や要因などがアセスメントの材料となる）	
3：エネルギー平衡	〈類1：睡眠／休息〉と〈類2：活動／運動〉のバランスをアセスメントする．	
4：心血管／肺反応	患者の呼吸機能および循環機能を明らかにする情報からアセスメントする． （呼吸機能については〈領域3：排泄と交換〉の〈類4：呼吸機能〉でもアセスメントしたが，同様にここでも呼吸回数，呼吸状態，動脈血液ガス分析の結果，肺機能検査の結果などがアセスメントの材料となる．加えて循環機能状態を明らかにする臨床所見や血液検査の結果などがアセスメントの材料となる）	
5：セルフケア	患者の身のまわりの身近な活動について，自分自身でどれくらいできるのかどうかについてアセスメントする． （食事の摂取，洗面，身づくろい，衣服の着脱，排泄などの身のまわりの身近な活動についての情報がアセスメントの材料となる）	

領域5：知覚／認知
人の身体的な側面．アセスメントをするにあたっては医学的な知識が必要となる．

類	アセスメントの視点と材料
1：注意	患者が自身の身の危険を防ぐために，周囲からの刺激に対して注意することができるのかどうか，注意するために気づくことができる能力をもっているのかどうかをアセスメントする． （視野狭窄があるかどうかなど，気づくために必要な能力に関する情報がアセスメントの材料となる）
2：見当識	患者の意識状態をアセスメントする． （意識状態を客観的に把握するためにJCSやGCSを使用することも必要となる）
3：感覚／知覚	患者の感覚や知覚は正常であるかどうかをアセスメントする．そのために，視覚，聴覚，味覚，嗅覚，触覚などの異常があるのかないのかをアセスメントする． （これら感覚器系の各種検査結果などがアセスメントの材料となる）
4：認知	患者の認知機能をアセスメントする． （認知機能を客観的に把握するための各種尺度を使用することも必要となる）
5：コミュニケーション	患者が自らの意思を他者に伝達することが自由にできているのかどうかをアセスメントする． （コミュニケーションの状態に関する情報に加えて，言語機能障害の有無や程度なども，アセスメントの材料となる）

領域6：自己知覚
人の心理的な側面．アセスメントをするにあたっては，自己概念，自己尊重，ボディイメージに関する中範囲理論の知識が必要となる．

類	アセスメントの視点と材料
1：自己概念	患者が自分自身を「自分はどのような人間であるのか」「どのような人であると周囲から思われているのか」について，どのように受けとめているのかについてアセスメントする． （このようなことに関連する言動や行動がアセスメントの材料となる）
2：自尊感情	患者が自分自身の能力や評価について，どのように捉えているのか，たとえば「私は人から，うらやましがられるほどに油絵を描く美術技能がすばらしい人間だ」「スポーツなら私をしのぐ人はあまりいないといわれるほど秀でている」など，自分自分の尊敬するべきことに関しての受けとめをアセスメントする． （このようなことに関連する言動や行動がアセスメントの材料となる）
3：ボディイメージ	患者が自分自身の身体について，どのように受けとめているのかについてアセスメントする． （このようなことに関連する言動や行動がアセスメントの材料となる）

表11 （つづき）

領域7：役割関係
人の社会的な側面．アセスメントをするにあたっては役割理論や家族関係に関する中範囲理論の知識が必要となる．

類	アセスメントの視点と材料
1：介護役割	患者が自宅療法しているような場合，患者を介護している人のことをアセスメントする．その介護者は，どのような介護の役割を担っているのか，また，介護の負担はあるのだろうかなどをアセスメントする．現時点で介護していない状況でも，介護が必要であると近々予測される場合もアセスメントする． （介護者は誰か，介護役割の内容はどのようなものか，介護者の負担の程度はどうかなどが，アセスメントの材料となる）
2：家族関係	患者の家族関係をアセスメントする． （互いにサポートし合っている関係であろうか，情緒的な関係はどうかなどがアセスメントの材料となる）
3：役割遂行	患者が担っている役割について，患者は役割期待をどのように受けとめていて，それに対してどのような役割遂行をしているのかをアセスメントする． （職場・家庭・地域社会などにおける役割遂行はどうかなどがアセスメントの材料となる）

領域8：セクシュアリティ
人の統合的な側面．セクシュアリティという概念は，生物学的な性，社会文化的な性などのあらゆる側面を統合している．アセスメントをするにあたっては生物学的な性，社会文化的な性などに関する医学的な知識および中範囲理論の知識が必要となる．

類	アセスメントの視点と材料
1：性同一性	患者の女性性や男性性をアセスメントする．また，社会が認めている性（男性もしくは女性）に対してそれを認めたくないとしている場合は，その内容についてアセスメントする．
2：性的機能	患者の性的機能は正常であるかどうかをアセスメントする． （性的機能障害がある場合はその障害の程度などがアセスメントの材料となる）
3：生殖	患者の生殖機能は正常であるかどうかをアセスメントする．

領域9：コーピング／ストレス耐性
人の行動的な側面．アセスメントをするにあたっては心理的ストレス・コーピング理論，不安，悲嘆，悲哀などに関する中範囲理論の知識が必要となる．

類	アセスメントの視点
1：トラウマ後反応	患者が身体的外傷や心的外傷を受けているような場合は，その内容がアセスメントされる．
2：コーピング反応	患者が心理的なストレスがある場合は，そのストレスに対してどのような受けとめをしているのか（認知的評価），ストレスフルだとしているような場合は，どのようなコーピングをしているのか，結果として，適応しているのか，一方，不安なことはないかなどをアセスメントする．
3：神経行動ストレス	脳神経系に異常がある場合に，どのような異常がみられているのかどうかをアセスメントする．

領域10：生活原理
人の統合的な側面．アセスメントをするにあたっては，価値，信念などに関する中範囲理論の知識が必要となる．

類	アセスメントの視点
1：価値観	価値や信念は分けてアセスメントすることが難しいため，まとめてアセスメントする．患者はどのような価値や信念をもって生きているのだろうか，ということをアセスメントする．
2：信念	
3：価値観／信念／行動の一致	患者の価値や信念に照らし合わせて実際の行動を見たときに，価値や信念を貫いた行動がとれているのかどうかをアセスメントする．

表11 （つづき）

領域11：安全／防御		
人の身体的な側面．アセスメントをするにあたっては医学的な知識が必要となる．		
類		アセスメントの視点と材料
1：感染		患者の感染状態や感染リスクについてアセスメントする． （感染徴候の有無と程度，感染リスクなどの情報がアセスメントの材料となる）
2：身体損傷		患者の身体損傷の状態や身体損傷リスクについてアセスメントする． （身体損傷の有無と程度，身体損傷のリスクなどの情報がアセスメントの材料となる）
3：暴力		患者の暴力の状態や暴力のリスクについてアセスメントする． （暴力の有無とその状態，暴力のリスクなどの情報がアセスメントの材料となる）
4：環境危険		患者がおかれている現在の環境は危険な環境であるかどうかをアセスメントする． （放射線量などの危険な環境の指標となる情報がアセスメントの材料となる）
5：防御機能		患者の免疫機能などの防御機能をアセスメントする． （免疫機能などの防御機能を明らかにする情報がアセスメントの材料となる）
6：体温調節		患者の体温調節機能をアセスメントする． （体温調節機能が正常に働いているのかどうかを明らかにする情報がアセスメントの材料となる）

領域12：安楽		
人の統合的な側面．アセスメントをするにあたっては身体的な安楽については医学的な知識が，環境的安楽や社会的安楽については関連する中範囲理論の知識が必要となる．		
類		アセスメントの視点と材料
1：身体的安楽		患者が不快ではないか，疼痛はないのか，身体的に安寧な状態であるのかどうかをアセスメントする． （不快な症状，疼痛の状態などがアセスメントの材料となる）
2：環境的安楽		患者が現在おかれている環境は，安寧な環境であるのかどうかをアセスメントする． （環境に関する情報がアセスメントの材料となる）
3：社会的安楽		患者の社会的な相互作用（家族以外の職場の人々や友人などとの関係）が，患者にとって社会的な安寧をもたらしているのかどうかをアセスメントする． （社会的な相互作用，つまり家族以外の職場の人々や友人などとの関係に関する情報がアセスメントの材料となる）

領域13：成長発達		
人の統合的な側面．アセスメントをするにあたって，成長については医学的な知識が，発達については発達理論などに関する中範囲理論の知識が必要となる．		
類		アセスメントの視点と材料
1：成長		患者の身体的・臓器的な成長は正常であるのかどうかをアセスメントする． （遺伝的な疾患の有無やその程度がアセスメントの材料となる）
2：発達		患者の心理的・社会的な成熟度をアセスメントする． （発達理論に照らし合わせてみると，成熟度はどうなのかをアセスメントする）

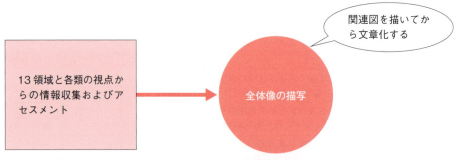

図2　情報収集および13領域アセスメントから全体像の描写へ

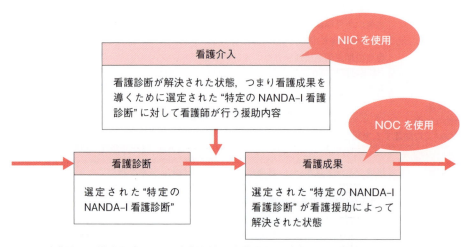

図3　看護計画の構成要素である看護診断，看護成果，看護介入の関係

分類されているものではなく，心理的・社会的・行動的・統合的な側面の領域に分類されているNANDA-I看護診断を選定することを優先した．したがって第2章で取り上げている事例に，身体的な側面の領域に分類されている看護診断が該当していないことを断っておきたい．ここでは，心理的・社会的・行動的・統合的な側面の領域に分類されているNANDA-I看護診断を選定し，選定までのアセスメントにふさわしい中範囲理論を適用する．また心理的・社会的・行動的・統合的な側面の領域は，読者の多くが看護診断を使ううえで困難感を覚える点でもあるだろう．

ところで，看護計画の構成要素の1つであるNANDA-I看護診断について解説してきたが，看護計画の構成要素には，あと2つある．その1つは選定された"特定のNANDA-I看護診断（例：「死の不安」など）"が看護師の援助によって解決された状態を表す看護成果である．そして，もう1つは，この解決された状態，つまり看護成果に導くために選定された"特定のNANDA-I看護診断"に対して看護師が行う援助内容，つまり看護介入である．この関係を図3に図式化した．

看護成果とは一般には「患者目標」あるいは「期待される結果」とされている部分である．多くは自由な言葉を使って表現している．本書では看護成果には看護成果分類を使用する．また，看護介入は一般には自由な言葉を使っていたり，標準看護計画

を使っていたりする．あるいはEプラン（教育計画），Oプラン（観察計画）として考えている部分である．本書では看護介入には看護介入分類を使用する．この看護成果分類，看護介入分類については次項で解説する．

文献
黒田裕子（1994）．わかりやすい看護過程．照林社．
Kuroda, Y., Kashiwagi, K., Hayashi, M., Nakayama, E., Oda, M., Yamase, H., & Nakaki, T. (2007). A nation wide investigation of the rate diffusion of computerized medical records as reported by nursing stuff. *Japan Journal of Nursing Science*, 4 (2), 79-84.
中西睦子（1987）．方法としての看護過程－成立条件と限界．ゆみる出版．
Herdman, T.H. 編（2008）／日本看護診断学会監訳・中木高夫訳（2009）．NANDA-I 看護診断－定義と分類 2009-2011. 医学書院．
Herdman, T.H., & Kamitsuru, S. 編（2017）／上鶴重美訳（2018）．NANDA-I 看護診断－定義と分類 2018-2020　原著第11版．医学書院．

2 看護介入分類と看護成果分類

黒田裕子

看護介入と看護成果の分類法

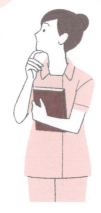

看護介入 実施 NIC から選定

看護成果 評価 NOC の指標に対し

　NANDA-I看護診断が分類構造をもった標準化された用語であることはすでに解説してきた．同じように看護介入と看護成果にも，看護介入分類（Nursing Interventions Classification；NIC）と，看護成果分類（Nursing Outcomes Classification；NOC）がある．これらNICとNOCも分類構造をもった標準化された用語である．

　NICの原著は，初版が1992年，第2版が1996年，第3版が2000年，第4版が2004年，第5版が2008年，第6版が2013年に刊行されている．アイオワ大学の看護分類・臨床的有用性センターにおけるNICチームの長年にわたる開発の賜である．最新の第7版は，ハワード・ブッチャー（Howard K. Butcher），グロリア・ブレチェク（Gloria M. Bulechek），ジョアン・ドクターマン（Joanne M. Dochterman）およびシェリル・ワーグナー（Cheryl M. Wagner）を監修者とし2018年に刊行され，邦訳も2018年に刊行された（Butcher, Bulechek, Dochterman, & Wagner, 2018／黒田・聖隷浜松病院看護部，2018）．

　一方，NOCの原著は，初版が1997年，第2版が2000年，第3版が2004年，第4版が2008年，第5版が2013年に刊行され

ている．こちらもアイオア大学の看護分類・臨床的有用性センターにおけるNOCチームによる．最新の第6版は，スー・ムアヘッド（Sue Moorhead），エリザベス・スワンソン（Elizabeth Swanson），マリオン・ジョンソン（Marion Johnson）およびメリディーン・マース（Meridean L. Maas）を監修者として2018年に刊行され，邦訳も2018年に刊行された（Moorhead, Swanson, Johnson, & Maas, 2018／黒田・聖隷浜松病院看護部，2018）．

それでは，開発が最初に開始されたNICからみていこう．

看護介入分類（NIC）

NICの看護介入とは何か

看護介入とは

看護介入分類（NIC）に分類されている看護介入は「看護師が患者／クライエントの成果を高めるために行う臨床判断と知識に基づいたあらゆる治療」と定義されている（Butcher, Bulechek, Dochterman, & Wagner, 2018／黒田・聖隷浜松病院看護部，2018, p.xviii）．

この定義から，①看護師が実施する介入が"治療"とされていること，②その"治療"は常に患者や看護の対象者の成果を高めることをめざしていること，③看護師が行う"治療"は臨床判断と知識に基づいていること，が強調されていることが理解できる．

看護における"治療"とは

看護介入の定義では"治療"という言葉が使用されている．看護師は国家資格をもつ自律した専門職であり，一定の理論的知識や経験的知識をもち，高度な臨床判断ができるということから，看護師が行う介入を"治療"と位置づけていることが理解できる．

"治療"といえば医学的な治療と捉えがちだが，看護師も"治療"を行う，つまり「看護治療」という用語が一般的になってきていることも理解しておかなければならない．

NICの強み

NICを使う理由として，その主要な強みをあげてみよう（Butcher, Bulechek, Dochterman, & Wagner, 2018／黒田・聖隷浜松病院看護部，2018, p.xi）

NICは包括的である

NICは，一般的な看護介入から専門分野の看護介入までを網羅している．生理学的な介入はもちろん心理社会的な介入も含んでおり，病気の治療や予防，そして健康増進に向けられた個人，家族，地域社会の介入も含んでいる．間接的なヘルスシステムに対する介入も含まれており，どのような実践の場でも使うことができる．

NICは研究に基づいている

NICは，内容分析，熟練者への質問紙，研究チームのフォーカスグループ（一定の条件を満たした人たち）による検討などを

表1 「排尿管理」の定義と行動（一部）

介入名	排尿管理
定義	最適な排尿パターンを維持すること
行動	□頻度，濃度，におい，量，色調を含む排尿を観察する［適切な場合］ □尿閉の徴候や症状を観察する □失禁エピソードの原因となる因子を特定する □尿路感染症患者の徴候や症状について，患者を指導する □最後の尿排泄の時間を記録する［適切な場合］ □尿量を記録するように患者／家族を指導する［適切な場合］ 　以下は省略（全部で17の行動がある）

（Butcher, H.K., Bulechek, G.M., Dochterman, J.M., & Wagner, C.M. 著（2018）／黒田裕子・総合病院聖隷浜松病院看護部監訳（2018）．看護介入分類（NIC）　原著第7版（p.552）．エルゼビア・ジャパン．より許可を得て転載）

活用した研究に基づいている．

NICは演繹的・帰納的に開発されている

NICは，最新の看護学の教科書やケアプラン指針などの情報源から，臨床実践の専門職チーム員によって演繹的に開発されている．同時に，実践の専門領域の熟練者によって帰納的にも開発されている．

現在の臨床実践と研究を反映している

NICの介入には，開発された根拠となる参考文献のリストが提示されている．すべての介入は熟練者や臨床実践の専門機関によって評価されている．

NICは使いやすい構造をもっている

NICは，7領域，30類，565の介入から構成され，すべての領域，類，介入は明確に定義されている．

NICの看護行動とは

最新版のNIC（原著第7版）は565の介入を収めているが，各介入には複数の看護行動（NICにおける「行動」）が含まれている．たとえば「排尿管理」という介入には17の看護行動がある（表1）．

看護行動は「介入を実施するために看護師が行う特定の行為や行動であり，患者が望ましい成果に向かうように導くためのものである．看護行動は，具体的なレベルでの行動である．一連の行動は，介入を実践するために必要である」と定義されている（Butcher, Bulechek, Dochterman, & Wagner, 2018／黒田・聖隷浜松病院看護部，2018，p.xviii）．

この定義により，看護行動が介入を実施するために看護師がどのような行為を行うのかという具体的なレベルの行動を指していることがわかる．ただし看護師が，すべての看護行動を一人の患者に行うのは現実には無理である．その患者に，どの看護行動を実践するのかは，その患者に必要な看護行動を選定しなければならない．

ここでは身体的な介入である「排尿管理」を示したが，もちろん565の介入の中には心理的・社会的・行動的な介入もある．このような介入に含まれる看護行動は，身体的な介入の行動に比べて，抽象的で難しい行動も含まれている．たとえば「コーピング強化」という介入をみてみよう（表2）．この行動を見ると，身体的な行動に比べてかなり抽象的であり，解釈が難しいことがわかる．たとえば「適切な短期目標・長期目標を明らかにできるように，患者を援助

表2 「コーピング強化」の定義と行動（一部）

介入名	コーピング強化
定義	生活上の要求と役割の充足を阻害すると知覚されたストレス因子や変化，脅威を管理するために認知的努力および行動的努力を促進すること
行動	□適切な短期目標・長期目標を明らかにできるように，患者を援助する □目標を達成するために入手可能な資源を検討できるよう，患者を援助する □複雑な目標は，細かく，処理しやすい段階に分割できるよう，患者を援助する □共通の関心と共通の目標を持った人と交流をもつことを奨励する □建設的な方法で問題解決ができるよう，患者を援助する □ボディイメージの変化に対する患者の適応を評価する［適応がある場合］ □患者の生活状況が役割と関係性に与える影響を評価する □役割の変化について，現実に即した説明ができるよう患者を奨励する 　以下は省略

（Butcher, H.K., Bulechek, G.M., Dochterman, J.M., & Wagner, C.M. 著（2018）／黒田裕子・総合病院聖隷浜松病院看護部監訳（2018）．看護介入分類（NIC）　原著第7版（p.278）．エルゼビア・ジャパン．より許可を得て転載）

する」という行動は，患者の適切な短期目標・長期目標がどのような内容であるのかを，私たち看護師は把握しておかなければならないことになる．その内容は当然個々の患者によって変わるだろう．

「目標を達成するために入手可能な資源を検討できるよう，患者を援助する」という行動も，看護師が目標の内容と，入手可能な資源の内容を把握しておかなければ，どのような援助を行うのかは見えてこない．

このように，とりわけ心理的・社会的・行動的な介入に含まれている行動は，その解釈に困難が伴うことが予想される．それをチームで共有するためには，カンファレンスを行ったり，指導的な立場の看護師からアドバイスを受けるなど，実際に行うにあたっての何らかの方策が必要だろう．

加えて，看護行動はこのように行動の列記であり，カテゴリー化がなされていない．その行動がアセスメントなのか，指導なのか，援助なのか，教育なのかなどは，使う側のわれわれ看護師が解釈しなければならない．また具体的な行動から抽象的な行動までが含まれており，そういう意味では標準化されているとはいえない．したがって各行動が意味する内容を十分に考えて選定していかなければならない．また，NICに分類されている介入の中には，わが国の制度上，看護師が実施してはならないもの，わが国の文化的土壌に馴染まないものも含まれている．NICを現場で利用する際には，この点にも注意が必要である．

さらに，NICの介入は，患者に対して看護師が直接的な援助を行う直接ケアの介入がほとんどを占めているが，〈領域6：ヘルスシステム〉には情報管理など，間接ケアの介入も含まれている．

さて，それでは565の介入がどのようなNICの分類構造の中で，どう分類されているのだろうかをみてみよう．

NICの分類構造

NICの分類構造は，7領域，30類，565介入からなる．7領域と30類は図1に示したとおりである．これら1つ1つの介入を理解するためには，それらの介入が，どの

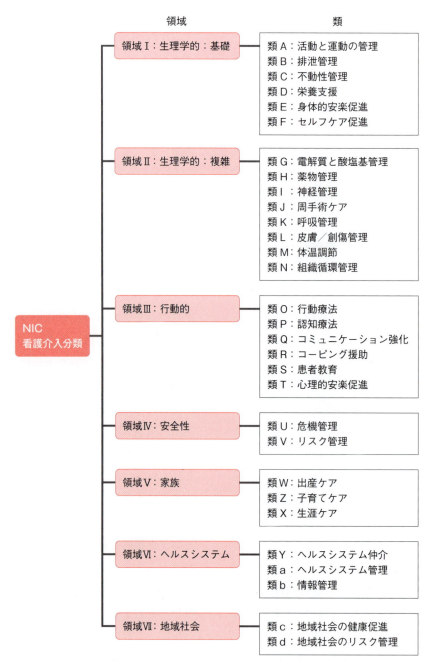

図1　NICの分類構造
(Butcher, H.K., Bulechek, G.M., Dochterman, J.M., & Wagner, C.M. 著(2018)／黒田裕子・総合病院聖隷浜松病院看護部監訳(2018). 看護介入分類(NIC) 原著第7版(pp.44-45). エルゼビア・ジャパン. より許可を得て作成)

領域のどの類に分類されているのかを十分に理解しておくことが重要にある．それには領域・類の定義と，どういう介入があるかをみておく必要がある(Butcher, Bulechek, Dochterman, & Wagner, 2018／黒田・聖隷浜松病院看護部, 2018, pp.44-61).

総計565介入の1つ1つを無秩序に理解するのではなく，分類構造の視点から捉え

ることで，全体的な理解を高めることが可能となる．ただし，NIC の介入の中には，重複して分類配置されているものもあるので注意が必要である．

看護成果分類（NOC）

NOC の看護成果とは何か

看護成果とは

看護成果は正確には，**看護感受的患者成果**（nursing sensitive patient outcome）である．感受的とは「看護介入に対して鋭敏に反応する，すなわち感受的に反応する」という意味合いがある．

看護感受的患者成果（以下，看護成果）の定義は「看護介入に対する反応において，連続線上で測定される個人，家族，地域社会の状態，行動，知覚を指す．成果はそれぞれ関連のある一群の指標を有しており，それらの指標は，成果に関連した患者の状態を測定するために用いられる．測定を行うためには，より明確な指標を同定することが必要となる」とされている（Moorhead, Swanson, Johnson, & Maas, 2018／黒田・聖隷浜松病院看護部，2018, p.xviii）．

看護感受的患者成果の定義から，①看護介入に対する反応という位置づけで NOC の看護成果がある，② NOC の看護成果は連続線上で測定される，③看護成果は，個人，家族，地域社会の**状態，行動，知覚**を指している，④看護成果は一群の指標，すなわち成果指標をもっている，⑤一群の成果指標から，よりふさわしい成果指標を選定する，ということが明らかにされている．

成果指標とは

成果指標は「より具体的な個人，家族，地域社会の状態，行動，あるいは知覚を指し，成果を測定するうえで手がかりとして役立つ．看護感受的患者成果指標は，患者，家族，あるいは地域社会の状態を具体的な水準で特徴づけるものである」とされている（Moorhead, Swanson, Johnson, & Maas, 2018／黒田・聖隷浜松病院看護部，2018, p.xviii）．

NOC の強み

NOC を使う理由として，その主要な強みをあげてみよう（Moorhead, Swanson, Johnson, & Maas, 2018／黒田・聖隷浜松病院看護部，2018, p.xv-xvii）．

NOC は包括的である

個人，ケア提供者，家族，地域社会に関する成果で構成され，あらゆる臨床専門分野のケアの場で活用できる．

NOC は研究に基づいている

1991 年からアイオワ大学看護学部教員，学生，多様な現場の臨床家によって構成された大規模チームによる研究が開始されている．分類の開発には質的方法と量的方法の両方が使用され，内容分析，概念分析，類似性分析などよって検証され開発されている．

NOC は演繹的・帰納的に開発されている

NOC は開発の初期段階で，看護学の教科書，ケアプランの手引き，看護臨床情報シ

ステム，看護業務基準などからデータを入手し，演繹的に開発されている．一方，研究チームのフォーカスグループは，医療評価研究や看護文献から抽出された8つのカテゴリーの幅広い成果を再検討し，帰納的にも開発されている．

NOCは使いやすい構造をもっている

NOCは，7領域，34類，540の成果から構成され，すべての領域，類，介入は明確に定義されている．各成果には複数の成果指標および測定尺度が含まれている．

NOCの成果指標と測定尺度とは

成果指標と測定尺度

患者成果「栄養状態」の例でみてみよう．**表3**に示したように，成果指標（**表3**の「指標」）は成果の「栄養状態」をより具体的な水準で表している．たとえば「栄養摂取」という成果指標では「正常範囲から激しく逸脱：1」～「正常範囲からの逸脱なし：5」のどの状態であるのかを，個々の患者の場合でアセスメントして選定することになる．あくまで成果の「栄養状態」の傘の中に成果指標があるということを忘れてはならない．

成果指標で，「1」が最も悪い状態を表しており，「5」が最もよい状態を表していることがわかる．これは測定尺度と呼ばれる．

測定尺度は「最も望ましくない状態から最も望ましい状態までの連続線であり，患者の成果または指標の現状を定量化する5段階のリカート尺度を指す．測定尺度は，1＝激しい，2＝かなり障害，3＝中程度に障害，4＝軽度に障害，5＝障害なしのような連続線上の位置を表している．1～5に該当しない場合はNAとなる」と定義されている（Moorhead, Swanson, Johnson, & Maas, 2018／黒田・聖隷浜松病院看護部，2018, p.xviii）．NAは「適用できない（not applicable）」という意味である．

測定尺度が1種類のものと2種類のものとの違い

最新の「看護成果分類（NOC）」（原著第6版）にある540の成果に使われている測定尺度では，1種類の測定尺度の成果が最も多いが，2種類の測定尺度をもつ成果も88ある．現在，測定尺度の種類は13種類があり，各成果の測定尺度は明確に定められているため，そのまま使用しなくてはならない．

13種類の測定尺度のうち，最も多く使用

表3 「栄養状態」の定義と指標

成果名	栄養状態					
定義	代謝ニーズを満たす栄養素が摂取され，吸収されている程度					
指標	正常範囲から激しく逸脱	正常範囲からかなり逸脱	正常範囲から中程度に逸脱	正常範囲から軽度に逸脱	正常範囲からの逸脱なし	
栄養摂取	1	2	3	4	5	NA
食物摂取	1	2	3	4	5	NA
水分摂取	1	2	3	4	5	NA
エネルギー	1	2	3	4	5	NA
体重／身長比	1	2	3	4	5	NA
水分補給	1	2	3	4	5	NA

(Moorhead, S., Swanson, E., Johnson, M., & Maas, M.L. 著（2018）／黒田裕子・総合病院聖隷浜松病院看護部監訳（2018）．看護成果分類（NOC）原著第6版（p.127）．エルゼビア・ジャパン．より許可を得て転載）

表4 「コーピング」の定義と指標（一部）

成果名	コーピング					
定義	個人の能力に負荷を与えるストレス要因に対処する個人の行動					
指標	まったく表明しない	まれに表明	ときどき表明	しばしば表明	一貫して表明	
効果的な対処パターンを明らかにする	1	2	3	4	5	NA
非効果的な対処パターンを明らかにする	1	2	3	4	5	NA
コントロール感について言葉で表現する	1	2	3	4	5	NA
ストレスが軽減したことを報告する	1	2	3	4	5	NA
状況の受容について言葉で表現する	1	2	3	4	5	NA
診断について信頼できる情報を求める	1	2	3	4	5	NA
治療について信頼できる情報を求める	1	2	3	4	5	NA

以下は省略
(Moorhead, S., Swanson, E., Johnson, M., & Maas, M.L. 著（2018）／黒田裕子・総合病院聖隷浜松病院看護部監訳（2018）．看護成果分類（NOC）原著第6版（p.261）．エルゼビア・ジャパン．より許可を得て転載)

表5 「排尿」の定義と指標

成果名	排尿					
定義	尿をためて排出する					
指標	激しい障害	かなり障害	中程度に障害	軽度に障害	障害なし	
排尿パターン	1	2	3	4	5	NA
尿臭	1	2	3	4	5	NA
尿量	1	2	3	4	5	NA
尿の色調	1	2	3	4	5	NA
尿の透明度	1	2	3	4	5	NA
水分摂取	1	2	3	4	5	NA
膀胱を完全に空にする	1	2	3	4	5	NA
尿意の認識	1	2	3	4	5	NA
指標	激しい	かなり	中程度	軽度	なし	
尿中に粒子がみられる	1	2	3	4	5	NA
尿中に血尿がみられる	1	2	3	4	5	NA
排尿時の疼痛	1	2	3	4	5	NA
排尿時の焼灼感	1	2	3	4	5	NA
尿が途切れる	1	2	3	4	5	NA
頻尿	1	2	3	4	5	NA
排尿の切迫感	1	2	3	4	5	NA
尿閉	1	2	3	4	5	NA
夜間頻尿	1	2	3	4	5	NA
尿失禁	1	2	3	4	5	NA
緊張性尿失禁	1	2	3	4	5	NA
切迫性尿失禁	1	2	3	4	5	NA
機能性尿失禁	1	2	3	4	5	NA

(Moorhead, S., Swanson, E., Johnson, M., & Maas, M.L. 著（2018）／黒田裕子・総合病院聖隷浜松病院看護部監訳（2018）．看護成果分類（NOC）原著第6版（p.617）．エルゼビア・ジャパン．より許可を得て転載)

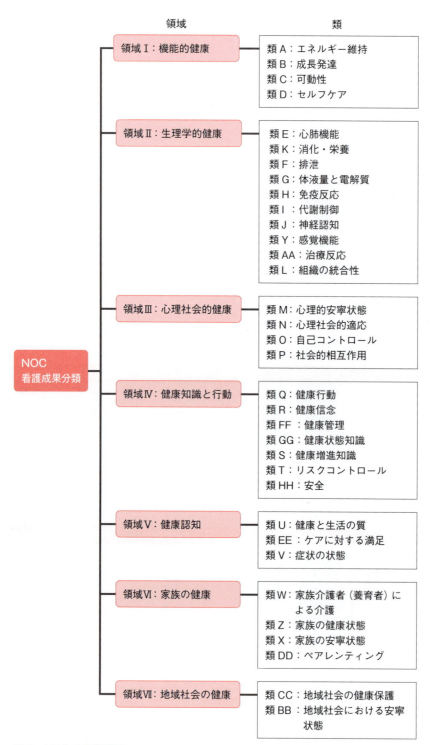

図2 NOCの分類構造
(Moorhead, S., Swanson, E., Johnson, M., & Maas, M.L. 著(2018)／黒田裕子・総合病院聖隷浜松病院看護部監訳(2018). 看護成果分類(NOC) 原著第6版(p.88-101). エルゼビア・ジャパン. より許可を得て作成)

されているのは「まったく表明しない：1」～「一貫して表明：5」であり171の成果に使用されている．その中の1つの成果である「コーピング」を表4にあげた．

一方の2種類の測定尺度をもつ88成果のうち「排尿」を表5にあげた．ここでは「激しい障害：1」～「障害なし：5」と「激しい：5」～「なし：1」の2種類が使用されている．2種類の測定尺度をもつ成果がなぜあるのかという点については「指標が測定尺度を満たそうとすると二重否定が含まれるという理由から，使用困難な指標がある」と説明されている（Moorhead, Swanson, Johnson, & Maas, 2018／黒田・聖隷浜松病院看護部, 2018, p.18）．

これを「排尿」の例でみると，「激しい障害：1」～「障害なし：5」の成果指標では「排尿パターン」や「尿量」など指標自体には障害の意味合いが含まれていない．しかし，「激しい：5」～「なし：1」の成果指標には「尿閉」や「尿失禁」な，指標自体に障害の意味合いが含まれている．これらの成果指標に「激しい障害：1」～「障害なし：5」が使用されると二重否定となってしまう．そのため，2つの測定尺度をもつ成果が必要となったのである．

NOCの分類構造

NOCの分類構造は，7領域，34類，540の成果からなる．7領域と34類は図2に示したとおりである．これら1つ1つの成果を理解するためには，それらの成果がどの領域のどの類に分類されているのかを十分に理解しておくことが重要である．それには領域・類の定義と，どういう成果があるかをみておく必要がある（Moorhead, Swanson, Johnson, & Maas, 2018／黒田・聖隷浜松病院看護部, 2018, pp.88-101）．

NICと同様にNOCも総計540成果の1つ1つを無秩序に理解するのではなく，分類構造の視点から捉えることで，全体的な理解を高めることが可能となる．

文献

Butcher, H.K., Bulechek, G.M., Dochterman, J.M., & Wagner, C.M. 著（2018）／黒田裕子・総合病院聖隷浜松病院看護部監訳（2018）．看護介入分類（NIC）原著第7版．エルゼビア・ジャパン．

Herdman, T.H., & Kamitsuru, S. 編（2017）／上鶴重美訳（2018）．NANDA-I 看護診断—定義と分類2018-2020 原書第11版．医学書院．

Moorhead, S., Swanson, E., Johnson, M., & Maas, M.L. 著（2018）／黒田裕子・総合病院聖隷浜松病院看護部監訳（2018）．看護成果分類（NOC）原著第6版．エルゼビア・ジャパン．

第2章

事例で学ぶアセスメント

本章ではNANDA-I看護診断,看護介入分類(NIC),看護成果分類(NOC)を使った具体的な看護計画をみてみよう.患者の看護診断を導くためには妥当なアセスメントが必要であり,そのためにも中範囲理論の理解が重要となる.また個々の領域のアセスメントをもとに全体像を描く必要がある.看護診断が選定されたら,看護成果,看護介入を選定することになる.本章は背景の異なる8つの事例について検討する.

(本章であげた事例は,実際の患者の事例をもとにしていますが,大幅に改変された架空のものです)

急性期の事例

1 早期退院を希望する急性心不全で入院した女性

松下美緒　益田美津美

事例の視点　心理的ストレス・コーピング理論

　急性心不全で入院した69歳の女性，A氏である．初期治療で症状が軽減したため早期退院を希望している．A氏は疾患を安易に捉えており，元来健康であったことから今後の自己管理についても関心が薄く，適切な健康管理が実施できない可能性がある．一方，自宅では脳梗塞を発症した夫の介護を中心に家族の世話と，いっさいの家事をこなす毎日である．A氏は夫の介護や家族の世話を完璧にこなすことが，自分の人生において重要なことであると考えている．

　急性期において，看護師は患者の身体的側面のみに注目してしまいがちであるが，患者は急激な発症による予期しない入院であることが多く，患者・家族の精神的・社会的サポートが重要となる．しかし，生命維持のために治療が最優先され，集中治療室や急性期病棟などのクリティカルケアの領域では，心理的・社会的な介入は後回しにされてしまうことも多い．そのため，ここでは心理的な介入に焦点を当てる．

　夫の介護や家族の世話をすることに価値をおくA氏にとって，先の見えない現在の不確かな状況はストレスの高い状況である．そのようななかで，A氏は本心を吐露する相手もいないため，元来健康であり，また健康な自分に戻ることができると思っている．このA氏の心理状態に着目し，心理的安寧を図ることは重要である．そこで〈領域9：コーピング／ストレス耐性〉のアセスメントに注目し，中範囲理論として心理的ストレス・コーピング理論を適用することが有効であると考えた．

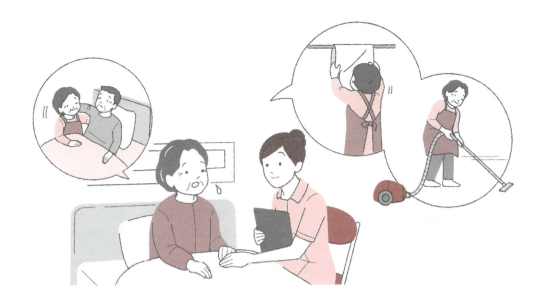

事例の紹介

　A氏は2月ごろから脈が速くなったり，少し止まったりを繰り返していることを自覚していた．3月上旬から労作時呼吸困難があり，軽い労作でも動悸が出現し，市販の酸素ボンベ（山登りなどで使用するもの）を使用しないと，家事や入浴ができなくなっていた．加えて夜間の起座呼吸も出現するようになっていた．

　3月24日，下肢の浮腫に初めて気づき，3月26日に近医を受診した．胸部X線検査で胸水の貯留を認めたため，病院に紹介され，救急搬送での入院となった．

　その他の情報は，患者のデータベース（表1）およびSOAPによる看護記録（表2）を参照．

事例のアセスメント

　ここでは〈領域9：コーピング／ストレス耐性〉について，心理的ストレス・コーピング理論について概説し，その後，A氏の状況にこの理論を適用してアセスメントする（p.116の「『心理的ストレス・コーピング理論』を知る」を参照）．

「心理的ストレス・コーピング理論」を知る

「ストレス」と「ストレッサー」

　「ストレス」は，もともとは工学の領域で「ひずみ」を意味する言葉として使われ，ホメオスタシス（恒常性）を提唱したアメリカの生理学者ウォルター・キャノン（Walter B. Cannon, 1871-1945）が生物学に取り入れた．その後，カナダの内分泌学者ハ

表1　患者のデータベース

| プロフィール | 患者：A氏，69歳，女性，診断名：急性心不全 |

1. ヘルスプロモーション

主訴：呼吸困難．
現病歴：2月ごろから脈が速くなったり，少し止まったりを繰り返していることを自覚していた．3月上旬から労作時呼吸困難があり，軽い労作でも動悸が出現し，市販の酸素ボンベ（山登りなどで使用するもの）を使用しないと，家事や入浴ができなくなっていた．加えて夜間の起座呼吸も出現するようになった．3月24日，下肢の浮腫に初めて気がつき3月26日近医を受診した．胸部X線検査で胸水の貯留を認め，病院に紹介，救急搬送され入院となった．
医師からの説明（入院時）：呼吸の苦しさや体のむくみは急性心不全によるものです．Aさんは心房細動という不整脈で脈が速くなっている状態です．この不整脈は加齢によるものが考えられます．今回は脈が速い状態に加えて，塩分の取り過ぎやご主人の介護などにより身体に負担がかかって急性心不全という状態になっています．心不全は，全身に血液を十分に送れない状態となるため，身体の中の酸素が足りなくなります．胸には水がたまり呼吸が苦しくなっており，人工呼吸器の装着が必要なほど悪い状態です．まずは安静にしてもらい，むくみを取るために利尿薬の点滴と，濃い酸素を吸ってもらう治療をしていきます．
医師の説明に対する本人の受けとめ：今まで病院にかかったのはお産のときと風邪をひいたときくらいだったの．外来に受診して，すぐに入院なんてびっくりしたわ．先生は悪いって言うけれど，私はそんなに悪いとは思わなくて．人工呼吸器なんて怖いわ．人工呼吸器をつけるなんて考えてもいなかった．できれば痛い，つらい，きついことはしたくない．お父さんの介護をしないといけないから入院はしたくない．
医師の説明に対する家族（長男）の受けとめ：1月上旬ころより動くと苦しそうだった．心配はしていたけれど（長男自身は）仕事がかなり忙しくて帰宅も遅く，自宅に帰っても自分はすぐに休んでしまうので，ちゃんとかかわっていなかった．母の体調がそこまで悪いことに気づいてあげられず後悔している．そこまで悪いと気づいていたらすぐに受診を勧めたと思う．
入院前の生活習慣および健康に関する考えかた：自分は健康だと思っていた．味の濃いものが好きだし，しょうゆを，いろいろと，いっぱいかけてしまう．あまり気にしていなかった．夫も長男も味つけに濃いとか薄いとかの文句は言うけど，健康のために減塩することはなかった．
既往歴・入院歴：なし（受診歴なし），健康診断などの受検歴なし．
内服薬：なし．
嗜好品：喫煙・飲酒なし．
アレルギー：なし．

2. 栄養

身長：156 cm．
体重：65 kg（入院時），BMI 26.7，体重の変化あり（2週間で5 kgの増加）．
食習慣：3回/日，規則的．
食事形態：普通食．
摂取方法：経口摂取．
義歯：なし．
食欲：ふつうにある．
食に対する影響：悪心・嘔吐・腹痛・嚥下障害・咀嚼障害・口腔粘膜異常・義歯なし．
水分摂取量：約2000 mL/日（入院前）．
皮膚の状態：乾燥・湿潤なし．
入院後の食事内容：減塩食1400 kcal/日．
入院後の飲水制限：700 mL/日．

3. 排泄と交換

排尿：5回/日，夜間排尿1回/日，排尿回数の増減なし．入院後，安静のため膀胱留置カテーテルを挿入．
排尿に伴う症状：尿意急迫・尿漏れ・頻尿・残尿感・膀胱の充満感なし．
発汗・寝汗：なし．
皮膚の状態：乾燥なし，異常なし．
おむつの使用：なし．
呼吸：呼吸異常あり（起座呼吸），呼吸回数の増加あり，リズムの異常・深さの異常なし．
そのほかの関連情報：ER（救急外来）にて酸素投与10 L/分でSpO$_2$ 90%であったため，入室後は高流量の高濃度酸素を投与するネーザルハイフロー™を開始．設定：45%，50 L/分．

表1 （つづき）

4. 活動／休息

循環：血圧 145/75 mmHg，脈拍 154 回/分．
不整脈：あり（心房細動）．
動悸・冷感・チアノーゼ：なし．
呼吸：29 回/分，リズム規則的，呼吸困難感あり（起座呼吸）．
呼吸音：両側下肺野，エア入り不良，右下肺野で肺雑音聴取される．
咳嗽：あり（湿性咳嗽）．
睡眠時間：23 時〜5 時．
睡眠状況：呼吸困難が出現したころから臥位では眠れなかった．
睡眠薬の使用：なし．
日常生活動作の自立レベル

活動内容	入院前	現在
食事	自立	自立
排泄	自立	膀胱留置カテーテル，排便（床上）
清潔	自立	部分介助（床上安静指示あり）
洗面	自立	部分介助（床上安静指示あり）
更衣・整容	自立	部分介助（床上安静指示あり）
移動	自立	部分介助（床上安静指示あり）
寝返り	自立	自立
座位姿勢保持	自立	自立

利き手：右手．

5. 知覚／認知

見当識障害・視覚障害・聴力障害・嗅覚障害・味覚障害・触覚障害・言語障害・理解力障害・認知障害はない．
意識レベル：GCS（E4V5M6），JCS（Ⅰ-0）．

6. 自己知覚

自分の長所：がんばり屋，家族の世話が好き．
自分の短所：がまんしてしまう．
自分の身体や身体の変化をどう感じているか：外来にきたときは苦しくてしかたがなかったけど，今はもう大丈夫．

7. 役割関係

現在の職業：主婦．
家族構成：夫（70 歳），長男（45 歳）と 3 人暮らし．次男（40 歳）は家庭をもって独立し海外在住．
結婚歴：既婚．
キーパーソン：長男（会社員．地元の大手企業の管理職．残業も多く帰宅が 0 時を過ぎることも日常的である）．
活用しているサービス：なし．
そのほかの関連情報：夫は定年まで勤め上げた後，脳梗塞を発症，現在は左上下肢の麻痺が残っており自宅で要介護状態である．夫の現在の日常生活動作（ADL）は介助で車椅子に乗車できる程度，食事はセッティングすれば自力摂取は可能．排泄はトイレまで車椅子で移動，時々トイレに間に合わないことがあるため，おむつを着用している．夜間の排泄は尿器を使用している．認知症はない．
家族（長男）の言葉：今まで家事や父の介護はすべて母に任せてしまっていたので，いろいろと困っています．仕事が忙しくて勤務調整がままならず，母の入院後は父親の介護もあるため，何とか 1 週間の介護休暇をとることができました．会社には母の入院のことも父の介護のことも伝えてあり，考慮してくれると言ってもらっています．でも，いつまでも会社を休むわけにはいかないし，かといって母のことは心配ですし．入院はどのくらいの期間になるのでしょうか．できれば母の退院後は，しばらく自分も家にいてできるだけ家事をしてやりたいと思っているんです．

8. セクシュアリティ

婚姻状況：既婚．
子ども：2 人（長男と次男）．
月経とそれに伴う不快症状：閉経．
泌尿器系疾患・婦人科系疾患・性同一性に関する情報はない．

表1 （つづき）

9. コーピング／ストレス耐性
ストレスだと感じていること：出産以来の入院で，初めての経験ばかりで怖い．
入院に起因する不安・悩み：夫の介護ができないこと．家のことが心配．
相談相手：長男．
そのほかの関連情報：A氏夫婦は年金生活で経済的な問題はない．夫の退職金などの蓄えは夫の受診や介護費用（ベッドや車椅子のリース，おむつなどの購入）にあてている．

10. 生活原理
信仰：なし．
人生において重要と考えている事柄：家族の役に立つこと．
人生の目標や生き甲斐：家族の世話をすること．
趣味・特技：特にないが，時間があったら読書をしたり，クロスワードパズルをしたりする．

11. 安全／防御
感染・感染リスクファクターの存在：なし．
体温調整異常・危険環境：なし．
転倒・転落のリスク：あり（下肢の浮腫）．
褥瘡のリスク：あり（下肢の浮腫），褥瘡・褥瘡の既往なし．
皮膚の状態：乾燥・湿潤なし，病的骨突出なし．
暴力：なし．

12. 安楽
疼痛・悪心・嘔吐・瘙痒感：なし．
苦痛に対する薬使用：なし．
入院環境：ICU内の個室に入室されている．
主に面会する人：長男（面会頻度1回/日）．
社会的問題：なし．

13. 成長発達
身体的な成長の問題：なし．
先天的・遺伝的な問題：なし．

表2　看護記録（SOAP）

日時		SOAP
3月26日 15：35	S	よろしくお願いします．入院するのは初めてなの．こんなに悪いとは思ってなかったから，びっくりして．今はまだ苦しいですね．外来で処置してもらって，だいぶ楽になりましたけど．
	O	ストレッチャーでERよりICUの個室へ入室．ネーザルハイフロー™設定酸素45％，50L/分で開始し，SpO₂ 93％．呼吸困難は改善しているというが，他覚的には努力様の呼吸．血圧145/75 mmHg，心拍数154回/分，心房細動，呼吸数29回/分．
3/27 8：45	S	先生がきてくれて「酸素の量を少しずつ減らしていく」と言ってくれたのよ．昨日よりは楽になった．「昨日から尿もよく出ている」と言われてね，でもレントゲンは，まだよくなってないって．自分では，ずいぶんよくなったと思うのよ．ぜんぜん苦しくないし．家では横になって寝ていられなくて，座ったまんま寝たりしていたから，横になってゆっくり眠れたのは，いつ以来かしらね．こんなに眠れたし，もうこの酸素もなくても大丈夫だと思うのよ．早く帰りたいしね．
	O	SpO₂ 95％を保っていたため，徐々に酸素量を減量している．変更後もSpO₂ 95％．呼吸困難なし．呼吸音は全肺野でエア入り弱い．話をしている間にも肩で息をしはじめる．呼吸数30回/分．
	A	会話をするだけでも呼吸の負担になっている．酸素量が減少してきているための呼吸状態の変化が考えられる．
	P	酸素減量後の呼吸状態を厳重に観察．
13：00	S	（昼食の下膳に訪室）減塩をしないといけないと先生が言っていたけど，減塩が何よりも苦痛だわ．おしょうゆが大好きだし，濃い味つけになってしまう．家族にも味が濃いって言われるから，家族の中でも私だけが濃い味が好きなんだと思う．今日の煮物も味が薄いと思った．でも病院の味つけを覚えて，家でもそれくらいの味つけにしないといけないわね．メニューを持ち帰って家でもつくれるように参考にしようと思うの．
	O	食事摂取量は主食7割，副食4割．

表2 (つづき)

日時	SOAP
18：00	A　入院翌日であるが，退院後の食生活に不安を感じている．
	P　食事に関しては退院が近くなってきたら栄養士から栄養指導をしてもらうこと，塩味だけが味つけではないため，酸味のある調味料などを，じょうずに使って減塩できることを説明する．
	S　(これまでの生活についてたずねると) 食事は外食だとたくさん食べるけど，家だと食事をつくるだけで疲れるから，そんなにたくさん食べないです．私は家族の世話をするのが好きだから，こうやって寝ているのが嫌なのよ．早く帰りたい．
	A　今回の入院をきっかけに，自身の体調変化への関心を高め，受診行動や服薬行動がとれるように意識してもらうことが必要である．
	P　家族の世話をするためには自身が健康でなくてはいけないこと，体調の変化に関心をもち早めの受診を心がけるなど，意識して欲しいことを話していく．
3月28日 7：00	S　もう苦しくないし帰りたい．ずっと身体だけは自信があったんだけど，まさかこんな風になるなんてね．ずっと寝てばかりだし，腰も痛くなった．本当に病気なのかな．病院にくる前は苦しくて横になれなかったけど，もう横になって寝られるしね．まだ肺で水の音はする？私は水におぼれているの？
	O　起床時の検温で帰りたいとの発言をされる．両肺野でエア入りは弱い．肺雑音聴取される．酸素2L／分投与しSpO₂96％．呼吸困難の自覚はないが，会話をしている間に肩で息をするようになる．
	O　医師から本人へ，心不全はまだ胸水の貯留もあり引き続き入院加療が必要なこと，併せて今回の心不全の原因でもある心房細動に対して精査し，治療を進めていくことを説明．
	A　現在の状況では退院できないことは医師からも看護師からも説明しているが，呼吸困難の自覚症状が改善しているため上記「S」の発言を繰り返していると考えられる．
	P　治療が開始されたばかりで十分に状態は改善していない，しっかり治療してから退院しないと短期間で再入院する可能性が高いことを，繰り返し説明していく．
15：00	S　(退院の希望を頻繁に訴えるため，その理由を問うと) 息子に悪いから早く退院して家事やお父さんの世話をしないと．夫は他人とかかわるのが苦手でね，入院中のリハビリも人が多いところではやりたがらなかったの．息子の世話も受けたくないって言っているし．子どもに迷惑かけたくないと思っているんじゃないかな．夫は私に家事や育児を任せて，仕事ばっかりしていた人なの．今さら息子とどうやって接していいか，わからないんじゃない？息子はやさしい子だから手伝うって言ってくれたけど，仕事が忙しいから私が断ってきたの．だから私が人の手を借りないで世話してきたけどね．私が入院するなんて考えてもいなかった．こうなると介護サービスとか受けておけばよかったって後悔してる．夫の介護保険も入院中から，看護師さんから説明を受けてたんだけど，結局何も手続きをしないままできちゃった．長男も仕事をいつまでも休むわけにはいかないでしょ．
	O　現在は夫の介護，家事を長男が担っている．
18：00	O　長男より「母がコーヒーを買ってきて欲しいと言っているのですが，本当に飲んでもよいのでしょうか？母は先生に昼間コーヒーを飲んでよいか聞いたら，よいと言ってくれたと，言っているのですが」との申し出あり．入院時，本人へ水分摂取の管理のため持ち込みは原則禁止していることは説明済み．主治医へ確認するが許可していないとのことで，本人および長男へ再度説明を実施．
20：00	O　帰宅前の長男に夫の状態を確認すると「父は母が突然入院したので戸惑っています．心配していて面会にきたいと言っていますが，車椅子生活なので，なかなか簡単には動けなくて．母がもう少し落ち着いたら，車椅子タクシー（介護タクシー）を頼んで面会にこさせようと思っています．父は息子の自分には言いにくいこともあるみたいで，自分も介護なんて慣れないから手際が悪くて，毎日けんかしていますよ．でも父も自分も母に心配をかけたくないっていう気持ちは一緒なので，何とかがんばっています．仕事のことは気がかりですが，今は両親のことを一番に考えたいと思っています．この2日で，いろいろやってきて母の負担が大きいこともわかりました．介護サービスのことも父が退院するときに相談していて結局使ってないのですが，こういう状況になると使っていればよかったとつくづく感じています．介護休暇は1週間しかもらっていないので，それまでに母の病状が落ち着いてくれるといいのですが，もう1週間くらい延長できるか会社と相談してみます．弟（次男）へは，入院したことを電話で知らせてあります．今は生死にかかわる状態ではないので，今すぐ日本に帰ってくる必要はないと言ってあります」とのこと．
	A　長男は慣れない介護や家事で疲労している様子．父親の介護サービスのことも気にしているため，介護福祉サービスの案内が必要である．
	P　介護サービスについて医療ソーシャルワーカーを紹介する．面会ごとに長男と話をする機会を設ける．

S：主観的データ，O：客観的データ，A：アセスメント，P：計画

ンス・セリエ（Hans Selye, 1907-1982）の登場により，ストレスは学術用語となった（中川・宗像，1989）．

セリエは**ストレス**を「何らかの要求に対する生体の非特異的反応」であり，**ストレッサー**を「ストレスを引き起こす外部環境からの刺激」と定義した（Selye, 1952）．

また，ストレッサーに対する生体の適応現象を「適応症候群」と提唱し，ストレス理論の基礎を構築した．セリエのストレス理論によると，ストレス状態にある生体の反応は，次の3段階に分けられる．

第1段階「警告反応期」：ストレッサーに対する防衛機制が発現した状態．

第2段階「抵抗期」：持続したストレッサーに対しての一応適応した状態．

第3段階「疲弊期」：ストレッサーに対する抵抗エネルギーが消耗し，最終的には死をもたらす状態．

このように，ストレスという言葉は生理学的見地から発展してきたが，次第に心理学的見地からも研究されるようになった．アメリカの精神科医トーマス・ホームズ（Thomas H. Holmes）とリチャード・レイ（Richard H. Rahe）は，生活適応への努力を必要とするある種のライフイベント（就職，結婚，出産などの人生で起きる出来事）の発生時期と疾病の発症が同時期であることを発見した（Holmes & Rahe, 1967）．そこから私たちが日常生活を送るうえで体験する様々な出来事の深度を，質と量の観点から捉え定量化するための「社会的再適応評価尺度」を開発した．

ホームズは，ストレスが心身の健康上の問題と，どのように関連するかに強い関心を寄せており，ストレスフルなライフイベントは疾病の原因となる役割を担うのではないかと論じた．

一方，アメリカの心理学者リチャード・ラザルス（Richard S. Lazarus, 1922-2002）とジュディス・コーエン（Judith B. Cohen）は，大きなライフイベントではなく，騒音，過剰な仕事量，近所づきあいなどの日常生活のささいなことが長期間，常に繰り返され，かつ意識されないうちに経験される日常のいらだちごとである「デイリーハッスルズ（daily hassles）」のようなストレスが重要であると指摘した（林，1990）．

「ストレッサー」と「コーピング」

ラザルスとスーザン・フォルクマン（Susan Folkman）は**コーピング**を「ストレッサーを処理しようとして意識的に行われる認知的努力（行動および思考）」と定義した（Lazarus & Folkman, 1984）．人は生活上，様々な出来事（ストレッサー）を体験するが，それをどのようなものとして受けとめ，どのような対処（コーピング）をするかによって，結果として生じる心理的および身体的ストレス反応は異なってくる．つまり，同じ出来事（ストレッサー）に遭遇しても，個人がそれをどのように評価するかという認知的評価の違いによってストレス反応が違うことを示している．

ラザルスが開発した心理的ストレス・コーピング理論は，このような個人の認知的評価に着目し，ストレスフルと受けとめた認知的評価に基づいてコーピングを行い，再評価を経て適応に至るという一連の円環的過程を説いている．

認知的評価

認知的評価は，一次評価，二次評価，再評価からなる．

一次評価：ストレッサーは自分にとって無関係なものか，受け入れやすいものかな

ど，自分にとって大切なものが危機に瀕しているかどうかという視点で評価され，「無関係」「無害−肯定的」「ストレスフル」に分けられる．

「無関係」とはストレッサーとのかかわりが，自分にとって何の意味も影響もない場合の評価である．「無害−肯定的」とはストレッサーとの出会いの結果，自分に肯定的なものをもたらすと解釈される場合の評価であり，喜び，愛，幸福など快の情動によって特徴づけられる．「ストレスフル」とは個人の安寧が脅かされたり，何らかの負担を強いられると判断された場合の評価であり，これはさらに「害−喪失」「脅威」「挑戦」「利益」に分けられる．

「害−喪失」は，すでに自己評価や社会的評価に対する何らかの損害を受けているものであり，悲哀などの情動を含む．「脅威」は，まだ起きていないが，起こると予測されるような「害−喪失」の可能性がある場合に行われる評価であり，怒り，恐怖などの否定的情動を含む．「挑戦」は，脅威と同じような状況，あるいは連続した関係で起こり，利得や成長の可能性があると判断される場合の評価であり，熱意などの快の情動を含む．「利益」は後に加えられた新たな評価のタイプであり，すでに何らかの利得が生じている状況を示す．ストレスからくるプラスの情動を含む．

二次評価：ストレッサーに対する自分の対処（コーピング）を選択することであり，ストレッサーを克服するために何ができるか，どの程度うまくできるかという評価である．

一次評価と二次評価はどちらが重要であるかということではなく，互いに影響し合っている．

再評価：コーピングの結果について，うまくいったのかどうかを評価することである．この再評価によって，適応または不適応にいたり，ストレスが持続する場合には適応にいたるまで再評価およびコーピングが繰り返される．

認知的評価に影響を与える要因には，個人的変数と環境的変数があり，これらが認知的評価の先行要因となる．個人的変数には「コミットメント」「価値観」「目標」「信念」が含まれる．環境的変数には「新奇性」「出来事の不確実性」「時間的要因」「曖昧さ」「ライフサイクルとストレスフルな出来事のタイミング」が含まれる．

コーピングの機能

ラザルスらは，コーピングには「情動中心型コーピング」と「問題中心型コーピング」の2つの機能があるとしている．

情動中心型コーピング：ストレスフルな状況に直接働きかけて，状況そのものを変化させようとするのではなく，不安や恐怖などの情動的な苦痛を軽減するために，それらへの感じかたや解釈のしかたを変えようとする試みである．具体的には，ほかに大事なことがあると思いなおす，思っていたほど悪くないなど解釈を変える，あるいは楽観的な見通しをもつ，平静さを装うなどといった逃避・回避などがあげられる．

問題中心型コーピング：ストレスフルな状況に直接働きかけて，状況そのものを変化させようと試みる．たとえば外部からもたらされる圧力や妨害を変化させる，積極的に情報収集するといった外部環境に向けられる行動や，あるいは欲求レベルを低くする，別の楽しいことを見つけるなどといった自分の内部に向けられる行動などが，これに該当する．

二次評価は，コーピング行動を決定する重要な要因であり，二次評価において，自分で乗り越えることができると判断された場合には問題中心型コーピングが，自分の力だけでは状況は変えられないと判断された場合には情動中心型コーピングが優勢となって用いられることが多い．また，これら2つのコーピングは互いに促進・抑制しあうこともある．

ストレッサーに遭遇し，認知的評価とコーピングの過程を考えるときに重要となるのは，これらが結果としての適応に影響することである．短期的な変化として，生理学的な身体の変化，情動の否定的あるいは肯定的変化といった結果が現れる．長期的な変化としては，社会的機能，モラル，身体的健康などがあげられる．このように，コーピングの結果，どのような状態にいたったのかを理解することが重要となる．

では，心理的ストレス・コーピング理論をA氏の事例のアセスメントに適用してみよう．

事例の検討

心理的ストレス・コーピング理論は，〈領域9：コーピング／ストレス耐性〉の〈類2：コーピング反応〉をアセスメントする際に必須となる中範囲理論である．

看護師は，①患者や家族がストレスの高い状態にあるのか，②ストレッサーは何か，③ストレッサーをどのように評価し，④どのようなコーピングを行っているのか，⑤コーピングは適切であるのかをアセスメントし，適応的な結果にいたるように支援する必要がある．

A氏の現在のアセスメント

A氏は，元来，自分が健康であるという認識から不整脈，呼吸困難などの自覚症状に対して，重大なことではないと捉えていた．しかし，1か月経過しても症状の改善がないばかりか，起座位でなければ眠れないこと，下肢の浮腫が出現したことから，何かの病気かもしれないと初めて自覚した．いったんは入院が必要な状態だと理解したが，心不全の自覚症状が改善したことで大丈夫だろうと認識し，入院前と同じ健康な状態に戻れると捉えている．仮に加療により心不全や心房細動が改善しても，今後も継続的かつ長期的な健康管理が必要であるにもかかわらず，現在，自分は健康であるという認識から病気に対する関心がない．そのため病気や治療に関する知識を得ようとせず，病状よりも家族の世話を理由に退院を希望する，許可されていない飲料を希望するなど適切な健康管理がとれていない．

現在，退院することができず，この状態がいつまで続くかわからないというストレスフルな状況におかれ，今後，夫の介護や家族の世話ができなくなってしまうのではないかという漠然とした情動があるが，真の気持ちを吐き出す相手もおらず，適応的な結果に結びつくような情動中心型コーピングがなされていない．

急性心不全と医師に言われたことを無意識的に否定し，自分は健康であり，近い将来退院して思い通りの行動がとれると考えることで情動を安定させようとしている．

理論の適用

A氏の状況に，ラザルスらの心理的ストレス・コーピング理論を適用してみると，ストレッサーは，①急性心不全という診断，

②いつ退院できるのかわからない現状，③夫の世話ができないことの3つと考えられる．

　A氏の一次評価：急性心不全の治療を開始し症状は改善しているが，今後も内服管理や食事療法を継続していかなくてはならないことを受け入れられておらず，早期退院を希望しても不可能であること，退院できなければ夫の世話もできないことから，一次評価は「ストレスフル」と考えることができ，その中でも疾患に対して否定・恐怖などの否定的な感情をもっていることから「脅威」が該当する．

　A氏の二次評価：A氏のコーピング行動として疾患を無意識に否定し，自分はそんなに悪い状態ではない，今まで通りの生活に戻ることができると考える，つまり情動中心型コーピングを行うことで精神の安定を図ろうとしている．しかし現状の循環動態からは退院できる状態ではなく，保健指導が必要な疾患であることからも，情動中心型コーピングでは適応的な結果にはいたるとは予測しがたく，実際に適応にはいたっていない．

事例の全体像と看護診断

　事例の関連図を**図1**に示す．アセスメントをとおして看護診断を導き，看護成果（NOC）と看護介入（NIC）を検討する．

患者プロフィール

　A氏，69歳，女性．急性心不全で入院となった．夫（70歳）と独身の長男（45歳）の3人暮らしで，次男（40歳）は家庭をもち海外在住である．

統合アセスメント

　アセスメントを行う設定時点は，入院から2日目の20時とした．A氏は「家族の役に立つ」という価値観／信念のもと，夫の介護や長男の世話を役割として全うする「家族のためにある自分」に自己価値をおいてきた．しかし，入院により自分の価値観／信念に基づく行動がとれず，自分がどうなってしまうのか，今まで自分が担ってきた役割を，今後担うことができなくなるのではないかと漠然と感じている．そのため病気のこと，治療のことを無意識的に否認し，「自分は健康で変わらない」「入院前と同じように介護と家事ができる」と捉え，健康を損ねる原因を招いている．

　A氏の健康を損ねる原因と考える言動には「自覚症状が改善したことで，発症前と同じ身体の状態と捉えている」「入院加療が必要なことを説明されても退院を希望する」「退院後も，入院前と同じように介護と家事をするつもりでいる」「許可されていない飲料の持ち込みを依頼する」などがある．

看護診断の選定

看護診断「非効果的健康管理」の選定

　健康管理にとって不適切な言動から，〈領域1：ヘルスプロモーション〉の〈類2：健

康管理〉に分類されている「**非効果的健康管理**」を選定する（Herdman, Kamitsuru, 2017／上鶴, 2018）．定義は「病気やその後遺症の治療計画を調整して日々の生活に取り入れるパターンが，特定の健康目標を達成するには不十分な状態」である．この定義はA氏の状態を表していると考えられる．

　選択した診断指標は，次のようである．
■指示された治療計画への困難感（心不全および心不全の原因である心房細動の治療について説明された後も「夫の介護が心配」「退院したい」などと訴え，いつまで続くかわからない入院治療を受け入れ難く感じている）
■危険因子を減らす行動がとれない（退院したい，酸素投与をやめたい，コーヒーが飲みたいと要求する）
■日常生活における選択が無効で，健康目標を達成できない（自覚症状が改善されたら入院前と同じように夫の介護や家事ができる生活が送れると捉えている）
選択した関連因子は次のようである．
■家族の健康管理パターン（A氏の体調不良に対して，受診を勧める家族がいなかった）
■行動を起こすきっかけが不十分（安静時の呼吸困難の改善だけで，退院できるほど改善していると捉えている）
■治療計画についての知識不足（自身の病態や今後の治療に関して説明がされても，それらの認識がない）
■自覚している障壁（入院が続くと，夫の介護や家族の世話ができないと考えている）

　このような看護診断の定義，診断指標，関連因子の確認から，「非効果的健康管理」は妥当性があると判断した．

看護診断の選定の変更

　看護診断は「非効果的健康管理」を選定したが，A氏は「自分がどうなってしまうのか」「入院前と同じように夫や家族の世話ができないかもしれない」と漠然とした不安を抱えている．加えて，このような気持ちを吐露する相手もいないことが，A氏の不適切な行動につながっていると考えられる．そのため，急性心不全という診断や今後の治療を無意識的に否認することで，情動を安定させようとしていると考えられる．

　A氏に対する看護援助の方向性を考えると，状況を無意識的に否認しているA氏には，心不全の病態，治療や管理など具体的なことを説明する前に，現状をどう受けとめているのか，どのように感じているかを表出してもらうことから始める必要がある．A氏が状況を無意識的に否認することなく，適切に状況を捉えることができて初めてA氏の適切な健康管理行動へとつなげることができると考える．つまり「A氏の情動への介入」が盛り込まれる看護診断が必要ではないかと考えた．

　そこでA氏の情動についてアセスメントをした．〈領域9：コーピング／ストレス耐性〉の看護診断を確認していくと「**非効果的否認**」の定義が「不安や恐怖を軽減するために，ある出来事についての知識やその意味を意識的または無意識的に否定しようとする試みが，健康を損ねる原因となっている状態」でありA氏の状況に該当すると考えられた（**表3**）．

　診断指標は，呼吸困難を放置し市販の酸素ボンベでしのいでいたことから「医療機関への受診の遅れ」が該当し，医師の説明

に対して「先生は悪いって言うけれど，私はそんなに悪いとは思わなくて」という発言があり「症状の原因を置換する」「病気の生活への影響を認めない」「危険との関連性に気づかない」「症状との関連性に気づかない」「症状を過小評価する」も該当する．

関連因子は，自分は健康であり介護や家事が可能であるといった無意識的な防衛というコーピングによって病気であることを認めようとしないことから「無効なコーピング方略」が該当し，「コントロール感の不足」「不安」もあり，この先，家族の介護や世話ができるのかという漠然とした情動反応から「過度のストレス」もあると考えられる．吐露する相手もいないことから「情緒的サポートの不足」，退院することができず，この状態がいつまで続くのかわからないため「嫌な現実への脅威」もあると考えられる．

関連図と患者の全体像と看護の方向性が一致していることを決め手として，この看護診断「非効果的否認」を選定した．この診断に基づき看護成果・看護介入を検討することで，看護方針にそった看護が提供できると考える．

看護成果と看護介入

看護成果（NOC）の選定

現在，A氏は病気，入院により今まで担ってきた役割を果たせなくなるのではないかと漠然と感じ，病気や治療のことを無意識的に否定する情動中心型コーピングを行っている．しかし，それが適応的な結果となっていない．

そこで看護成果（NOC）は〈領域Ⅲ：心理社会的行動〉の〈類N：心理社会的適応〉の「コーピング」を選定した（**表3**）．

次に家族のために自分の病気と向き合うことが重要であることを認識するため，〈領域Ⅳ：健康知識と行動〉の〈類R：健康信念〉の「**健康信念：脅威の認知**」を選定した．

また，急性心不全の症状を認識し対処できるように〈領域Ⅳ：健康知識と行動〉の〈類Q：健康行動〉の「**症状の自己コントロール**」も選定した．

看護介入（NIC）の選定

看護介入（NIC）は〈領域3：行動的〉の〈類T：心理的安楽促進〉の「**不安軽減**」，〈領域3：行動的〉の〈類R：コーピング援助〉の「**コーピング強化**」，〈領域3：行動的〉の〈類O：行動療法〉の「**行動変容**」の3つを選定した（**表3**）．

まとめ

元来健康であり，夫の介護や家族の世話といった家族の役に立つことに価値をおいて生きてきた60歳代後半の女性で，急性心不全により突然入院となった事例に，心理的ストレス・コーピング理論を適用し，アセスメントから看護介入までを検討した．

ここでは急性期にある患者を対象としたが，ラザルスらの心理的ストレス・コーピング理論は，急性期だけでなく，慢性期あるいは成人，小児など領域を問わず広く活用できる理論である．また，認知的評価やコーピングに影響する要因を含め，多角的にアセスメントすることにより，対象が行うコーピング行動を効果的に支援するだけでなく，今後ストレスフルとなり得る出来事を予測した予防的介入にも活用できる．

有効な対処が見いだせないままストレス

領域 12：安楽
　胸水は残るが自覚症状の改善により身体的な苦痛は軽減されている．臥床時間の増加に起因する腰痛も，体位変換が可能なことから自身で対応できていると推測される．入院当初は人工呼吸器などの存在は苦痛であったと推測されるが，現在 ICU の環境は苦痛となっていない．しかし，自覚症状が改善したにもかかわらず，退院できない状況に対しては苦痛を感じている．

領域 5：知覚／認知
感覚・知覚機能は正常であり，認知機能は保たれ見当識障害もなく，注意力低下もない．意思疎通・コミュニケーションを図ることもできている．

領域 1：ヘルスプロモーション
　元来，自分が健康だという認識から不整脈，呼吸困難などの自覚症状に対しても重大なことではないと捉えていた．しかし，症状の改善がないばかりか，起座位でなければ睡眠がとれないこと，下肢の浮腫が出現し，初めて何かの病気かもしれないと自覚した．いったんは入院が必要な状態だと理解したが，心不全の自覚症状が改善したことで大丈夫だろうと認識し，入院前と同じ健康な状態に戻れると捉えている．仮に加療により心不全や心房細動が改善しても，今後も継続的かつ長期的な健康管理が必要であるにもかかわらず，今現在，自分は健康であるという認識から病気に対する関心がない．そのため，病気や治療に関する知識を得ようとせず，病状よりも家族の世話を理由に退院を希望する，許可されていない飲料を希望するなど，適切な健康管理がとれていない．

領域 9：コーピング／ストレス耐性
　現在，退院することができず，この状態がいつまで続くかわからないストレス状況におかれ，今後，夫の介護や家族の世話ができなくなってしまうのではないかという漠然とした情動があるものの，真の気持ちを吐き出す相手もおらず，適応的な結果に結びつくような情動中心型コーピングがとれていない．急性心不全と医師に言われたことを無意識的に否定し，自分は健康であり，近い将来退院して思いどおりの行動がとれると考えることで情動を安定させようとしている．

領域 13：成長発達
　老年期の発達課題における「統合性 対 絶望」の段階にあり，夫との生活を構築し子育てを終え統合性を獲得している．

領域 8：セクシュアリティ
　仕事に一生懸命な長男を世話すること，夫への A 氏の思いなどに，A 氏の女性性が表れている．

領域 6：自己知覚
　これまで介護を要する夫を介護し，長男の面倒をみるといった家族を支え，必要とされる自分を理想自己とし，現実自己と一致していた．また，そうした自己に高い価値をおいていると推測される．
　入院後の現在も，自覚症状が改善すれば入院前と同じような身体状態に戻ることができ，家族を支え世話をする自己であり続けられると捉え，自尊感情は維持されていると考えられる．

領域 10：生活原理
　介護や家事など家族の役に立つことに価値観をもち信念とし，家族の世話をすることが生きがいである A 氏にとって，夫の介護や長男の世話をすることで「価値観／信念」に一致した行動がとれていたと考えられる．現在は入院中で夫の介護ができていない不安はあるものの，病態の理解がされていないため，退院できれば夫の介護や長男の世話ができると安易に捉えていることから，現段階では「価値観／信念」と行動は一致していると推測される．

図 1　事例の関連図

領域4：活動／休息

心房細動は持続しており頻脈であるが，硝酸薬および利尿薬で前後負荷軽減が図られ，安静時の心臓のポンプ機能・心拍出量は保てている．右心不全を含む心不全は改善傾向にあり，併せて低酸素には酸素投与によって対処されている．しかし，会話時に肩呼吸が出現することから，少しの活動でも，それを支えるだけの循環・呼吸機能は維持されていないと考える．また，心不全の原因である心房細動に対する治療は現在始められていないため，循環動態が変動するリスクはある．

活動は著しく制限され，自身の身体をケアするための活動も不可能である．一方で睡眠は確保されているが，活動と休息のバランスは不均衡に傾いている．

領域3：排泄と交換

利尿薬によって尿量は確保されており，腎機能も正常に機能している．入院時は心不全に伴う肺うっ血および胸水貯留により酸素化能が低下していたが，利尿薬などにより胸水貯留は改善傾向にある．しかし，酸素療法で呼吸機能を代償しなければガス交換は維持できない．

心不全治療に伴うベッド上安静による腸蠕動運動の低下，水分出納がマイナス傾向にあることなどが消化器系機能へ影響し便秘傾向にある．

領域2：栄養

入院後，減塩食1400 kcalを毎食6～9割程度摂取しており，嚥下を含む摂取機能は正常である．BMIは26.7で過体重であり，入院前2週間で5kgの体重増加をしているが，この体重増加は体内に水分が貯留したためであると考える．現在は利尿薬を使用し水分出納はマイナスバランスに保たれ，体内水分量は正常化してきており，電解質バランスも保たれている．

希釈性の低たんぱく血症・低アルブミン血症があるが，消化・吸収機能・代謝機能の障害はない．

領域7：役割関係

主婦として，夫の介護を担う妻として，長男の生活を支える母としての役割を担ってきた．心不全の悪化により一時的に入院することとなったものの，症状が改善し，退院できれば，これまでどおりの役割を遂行できると捉えている．しかし現状は，今後も継続的な健康管理が必要なことから，今までとまったく同じように役割をとることは困難である．

長年にわたってA氏が家族の世話など一手に引き受けてきており，夫，長男，次男もA氏に全面的に依存するような家族関係を構築してきたものと推測される．今回，A氏が発症し入院となったことから，長年の家族関係を維持することが困難な事態に直面している．そして初めて夫も長男もA氏に心配をかけたくないと思い，加えて長男は母親の体調変化を感じながらも受診を勧められなかったことを悔やみ，今後両親の介護を担うために勤務先と調整を始めている．次男は海外在住のため直接的にかかわることはできないが電話連絡を取りあっており，家族内で調整しようと努められている．

領域11：安全／防御

各種体内留置ルートは感染源となり，皮膚保護機能は障害されていると考えられるが，免疫機能の低下を示す情報はみられず，現在感染徴候は認めていない．浮腫は改善し，自力での体位変換もできていることから褥瘡発生リスクは軽減されてきている．

表3　NANDA-I 看護診断「非効果的否認」に対して看護成果分類（NOC）と看護介入分類（NIC）を適用した結果

NANDA-I 看護診断	看護成果（NOC）		

NANDA-I 看護診断

非効果的否認（領域9：コーピング／ストレス耐性，類2：コーピング反応）

定義：不安や恐怖を軽減するために，ある出来事についての知識やその意味を意識的または無意識的に否定しようとする試みが，健康を損ねる原因となっている状態

診断指標
- 医療機関への受診の遅れ（呼吸困難を放置し市販の酸素ボンベでしのいでいた．医師の説明に対して「先生は悪いって言うけれど，私はそんなに悪いとは思わなくて」という発言がされている）
- 症状の原因を置換する（入院後に呼吸困難が回復してきていることから大したことはないと捉える）
- 病気の生活への影響を認めない（今までのように夫の介護をしたり，家事をするような心臓に負荷をかける労作は無理であることを認めない）
- 危険との関連性に気づかない（心臓に負荷をかける労作，塩分を摂ること，コーヒーなどの刺激の強い飲食をすることが危険であることを理解していない）
- 症状との関連性に気づかない（呼吸困難やむくみが，なぜ起こるのかを理解していない）
- 症状を過少評価する（入院して症状が改善してきているため，自分は大したことはないと受けとめている）

関連因子
- 不安（この先，夫の介護ができるのか，家庭の世話ができるのか，漠然とした情動反応がある）
- 過度のストレス（退院することができず，入院環境にある）
- 無効なコーピング方略（自分は健康であり介護や家事が可能であるといった無意識的な防衛というコーピングによって病気であることを認めようとしない）
- 情緒的サポートの不足（本当の気持ちを訴える相手がおらず，情緒的サポートが得られていない）
- コントロール感の不足（自らの健康状態を維持・増進しようとするために，自らが健康状態の改善に何とか取り組んでみようという内的コントロールが不足している）
- 嫌な現実への脅威（この先，夫の介護ができるのか，家族の世話ができるのか，漠然とした情動反応があり，退院することができず入院環境にあり，この状態がいつまで続くのかわからない）

看護成果（NOC）

コーピング（領域Ⅲ：心理社会的健康，類N：心理社会的適応）
定義：個人の能力に負荷を与えるストレス要因に対処する個人の行動

成果指標 \ 測定尺度	まったく表明しない 1
心理的に楽になったことを報告する（VS 医療機関への受診の遅れ／無意識的な防衛をしている，VS 危険との関連性に気づかない／無意識的な防衛をしている）	★3/28 無意識的な防衛によって，真に自分の健康状態と向き合うことを避けているため，心理的にも苦悩を感じている

健康信念：脅威の認知（領域Ⅳ：健康知識と行動，類R：健康信念）
定義：健康を脅かす問題が深刻であり，生活に悪影響を及ぼす可能性があるという個人の信念

成果指標 \ 測定尺度	きわめて弱い 1
健康を脅かすものに対する認知（VS 危険との関連性に気づかない／無意識的な防衛をしている）	★3/28 無意識的な防衛をしているために，家族全員が健康であるためには，自分を含めて家族全員が健康行動をとることが重要であると捉えられない

症状の自己コントロール（領域Ⅳ：健康知識と行動，類Q：健康行動）
定義：自覚した身体的および情緒的機能の病的な変化を最小化するための個人の行動

成果指標 \ 測定尺度	まったく表明しない 1
症状の発現を観察する（VS 症状との関連性に気づかない，VS 症状を過少評価する）	★3/28 症状が出ていることをまったく認めようとしない
症状緩和のための手段を用いる（VS 医療機関への受診の遅れ，VS 危険との関連性に気づかない）	★3/28 強い労作や塩分摂取，刺激のある飲食が症状のコントロールにはよくないことを認めず，医療上の指示を厳守できない
症状がコントロールされていることを報告する（VS 症状の原因を置換する，VS 病気の生活への影響を認めない，VS 症状を過少評価する）	★3/28 心不全が原因となって起きている症状であることを認めず，症状コントロールをしようとしない

★：現時点　●：目標

事例に合わせて下記の文献より許可を得て作成

Herdman, T.H., & Kamitsuru, S. 編（2017）／上鶴重美訳（2018）．NANDA-I 看護診断—定義と分類2018-2020　原書第11版（pp.419-420）．医学書院．

Moorhead, S., Swanson, E., Johnson, M., & Maas, M.L. 著（2018）／黒田裕子・総合病院聖隷浜松病院看護部監訳（2018）．看護成果分類（NOC）　原著第6版（p.240, 261, 365）．エルゼビア・ジャパン．

Butcher, H.K., Bulechek, G.M., Dochterman, J.M., & Wagner, C.M. 著（2018）／黒田裕子・総合病院聖隷浜松病院看護部監訳（2018）．看護介入分類（NIC）　原著第7版（pp.273-274, 278-279, p.577）．エルゼビア・ジャパン．

	まれに表明	ときどき表明	しばしば表明	一貫して表明
	2	3	4	5
		●4/2		無意識的な防衛によって，真に自分の健康状態と向き合うことを避けていたが，避けることをやめて真に健康状態と向き合うことで，心理的に楽になったと感じている

	弱い	中程度に弱い	強い	非常に強い
	2	3	4	5
		●4/2		無意識的な防衛をやめ，家族全員が健康であるためには，自分を含めて家族全員が健康行動をとることが重要であると捉えられる

	まれに表明	ときどき表明	しばしば表明	一貫して表明
	2	3	4	5
		●4/2		症状が出ていることを認める
		●4/2		強い労作や塩分摂取，刺激のある飲食が症状のコントロールにはよくないことを認め，医療上の指示を厳守できる
		●4/2		心不全が原因となって起きている症状であることを認め，症状コントロールを積極的に行う

看護介入（NIC）

不安軽減（領域3：行動的，類T：心理的安楽促進）
定義：予期される危険について，その特定されない原因に対する憂慮・恐れ・不吉な予感・不安を最小限に抑えること
行動
- ストレスのかかる状況に対する患者の認識を理解するように努める（現在おかれているストレスフルな状況をA氏がどのように受けとめているのかを理解するために，時間をとって話をしてもらう）
- 感情，知覚，恐れを言葉にすることを奨励する（看護師の共感的傾聴によって，A氏が感じている嫌な気持ちや感情を看護師に吐き出して発散できるように指導する）

コーピング強化（領域3：行動的，類R：コーピング援助）
定義：生活上の要求と役割の充足を阻害すると知覚されたストレス要因や変化，脅威を管理するために認知的努力および行動的努力を促進すること
行動
- 患者の生活状況が役割と関係性に与える影響を評価する（A氏が介護や家事を一手に引き受けている生活状況は，A氏を頼らざるを得ず，そのことがA氏の負担となり健康上の問題となっていること，家族関係の維持がA氏がいなくては成り立たなくなっていることをA氏自身が気づけるようにし，伝えることで，A氏が客観的に評価できるようにする）
- 限界に対処し，必要なライフスタイルの変化や役割変化に対応する現実的な方略を明らかにできるよう患者を援助する（現在のライフスタイルを心不全の管理によい方向へと変化させて，それに準じて役割も変化していける肯定的な方法を，A氏とともに考えられるようにする）

行動変容（領域3：行動的，類O：行動療法）
定義：行動変容を促進すること
行動
- 望ましくない習慣を望ましい習慣に変換することを奨励する（心不全によくない，塩からいものが好き，嗜好品を飲むなどの日ごろからの健康習慣を，望ましい健康習慣とするように，指導する）
- 変容過程に家族の参加を促進する（心不全によくない健康行動の変容プロセスを夫および長男に理解してもらい支援してもらいながら，A氏の行動変容が促進するようにする）

フルな状態が長期化すると，患者は危機に陥る可能性もある．これを回避するためにも，対象の情動に目を向け，効果的なコーピングがなされているか，コーピングを促進あるいは阻害する因子はどのようなものかなどについて，対象とともに話し合い，適応に向けて早期に働きかけることが重要である．

文献
Herdman, T.H. & Kamitsuru, S. 編（2017）／上鶴重美訳（2018）．NANDA-I 看護診断―定義と分類2018-2020　原書第11版（p.173）．医学書院．
Holmes, T.H., & Rahe, R.H.（1967）．The social readjustment rating scale. *Journal of Psychosomatic Research*, 11（2）：213-218.
Lazarus, R.S.（1990）／林峻一郎編訳（1990）．ストレスとコーピング―ラザルス理論への招待．星和書店．
Lazarus, R.S., & Folkman, S.（1984）／本明寛・春木豊・織田正美監訳（1991）．ストレスの心理学―認知的評価と対処の研究．実務教育出版社．
中川米造・宗像恒次編（1989）．医療・健康心理学．福村出版．
Selye, H.（1952）．The story of the adaptation syndrome. Montreal：Acta.

2 交通外傷時の代理意思決定

超急性期の事例

榊　由里　　柳瀬圭司　　古澤圭壱

事例の視点　問題解決型危機理論

　超急性期では患者が重症であり，自らが意思決定能力をもっていないことが多く，患者に代わって家族が治療方針の意思決定を行わなければならない状況が起こり得る．ここでは交通外傷により家族が代理意思決定を行ったB氏の事例を取り上げる．

　B氏は，交通外傷によって右硬膜下血腫の診断を受けて緊急手術を行ったが，術後に再出血を起こしている．ここでは〈領域10：生活原理〉のアセスメントを取り上げ，B氏の長男の代理意思決定とB氏の事前意思表示との関係について検討する．この検討にあたってはドナ・アギュララ（Donna C. Aguilera）とジャニス・メズィック（Janice M. Messick）の問題解決型危機理論を用いる（Aguilera, Messick, & Farrell, 1970）．長男に対するアセスメントおよび看護診断，看護成果，看護介入をみていこう．

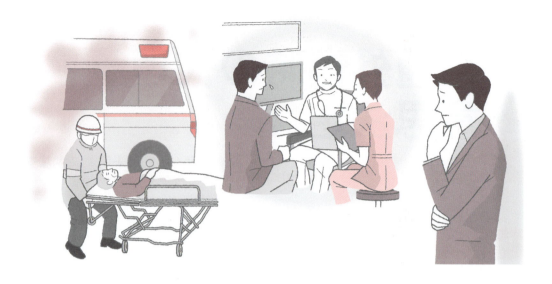

事例の紹介

　B氏は82歳，男性，既往歴はない．20年前に妻を亡くしており，キーパーソンは大阪で妻と2人暮らしをしている長男（42歳）である．

　4月2日，13時ごろ，信号機のない交差点を歩いて横断中に，右側からきたトレーラと接触した．救急車到着当初は会話ができていたが，徐々に意識レベルが低下したため救急対応のホットライン経由で病院へ搬送された．

　病院到着時，GCS（グラスゴー・コーマ・スケール）はE1V1M1の3点であり，気管挿管が施行された．頭部CT検査にて右硬膜下出血が診断されたが，病院到着時点では身元がわからず，医療チームがカンファレンスを実施し，手術が必要と判断したため救命目的で行った．その後，家族（長男）の存在が判明し，急遽連絡をとり医師よりインフォームドコンセントを行うことができた．

　突如，脳圧センサーが異常値を示したため頭部CT検査を実施したところ，再出血がみられ，再手術の必要性があるものの，障害が残ることと，救命できない場合もあることが長男に説明された．長男は患者が事前に「大きな病気にかかったときは，ぽっくりいきたい．管につながれて生きながらえるのはいやだ」と意思表示していたことを医療者へ情報提供した．しかし，長男は「どうしたらよいですか．迷っています．ほかの家族にも相談します」と，再手術を含めた今後の治療について戸惑いを表出している．

　そのほかの情報は，患者のデータベース（**表1**）およびSOAPによる看護記録（**表2**）を参照．

表1 患者のデータベース

| プロフィール | 患者：B氏，82歳，男性，診断名：外傷性硬膜下血腫 |

1. ヘルスプロモーション

入院までの経過：4月2日，13時ごろ，信号機のない交差点を歩いて横断中に右側からきたトレーラと接触した．救急車到着当初は会話できていたが，徐々に意識レベルが低下したため病院への搬送となる．
入院時の現病歴：GCS：E1V1M1の3点，瞳孔5 mm×2 mm（−/＋）であり，気管挿管を施行した．頭部CT検査にて右硬膜下出血の診断となる．搬送時は身元不明，カンファレンスの結果，手術施行の方針となる．同日，血腫除去および外減圧を施行し，ICUへ入室となる．
既往歴：不明．
医師からの家族（長男）への説明：警察により身元がわかり長男へ説明した．「頭部CTにより右硬膜下血腫の診断にて緊急手術を行いました．現在のところ，一命をとりとめましたが依然厳しい状況は変わりません」
入院・治療に関する患者の受けとめ：不明．
療養法の有無：なし．
生活パターン：規則的．
健康維持・増進行動：市区町村の健康診断を必ず受診していた．
嗜好品：喫煙・飲酒なし．
アレルギー：なし．
そのほかの関連情報：定期的に健康診断を受けていた．

2. 栄養

身長：170 cm．
体重：70 kg，体重の変化不明．
食習慣：1日3回，規則的．
食欲：入院前は食欲不振なく摂取していた．
水分摂取：不明．
義歯：なし．
そのほかの関連情報：口腔内に血液が流れ込んでいる．歯牙(しが)の損傷はなし．歯の治療はすんでいる．
検査結果

項目	単位	4月2日
総たんぱく（TP）	g/dL	5.7
アルブミン（Alb）	g/dL	1.8
血糖値	mg/dL	128
ヘモグロビン（Hb）	g/dL	8.9
白血球数（WBC）	$\times 10^3/\mu L$	15.0
CRP	mg/dL	17.5

項目	単位	4月3日（7：00）
In	mL	984.1
右脳室ドレーン	mL	10
左脳室ドレーン	mL	30
Out	mL	2024
バランス	mL	−1104.9

3. 排泄と交換

排便：1回/日，便状普通，腹部症状なし．術後より排便なし．
排尿：15〜17回/日．術後より膀胱留置カテーテル挿入中．
外皮系異常：なし．

表1 （つづき）

動脈血液ガス分析の結果

項目	単位	4月2日（17：40）	4月2日（23：00）	4月3日（6：00）	4月3日（11：40）
水素イオン指数（pH）		7.588	7.458	7.521	7.461
動脈血二酸化炭素分圧（$PaCO_2$）	Torr	23.5	35.3	28.3	31.6
動脈血酸素分圧（PaO_2）	Torr	112	99.4	135	119
重炭酸イオン（HCO_3^-）	mmol/L	22.5	24.6	23.0	22.2
ベースエクセス（BE）	mmol/L	2.0	1.5	1.2	−0.5
ラクテート（Lactate）	mmol/L	1.4	0.8	0.8	0.5
ナトリウム（Na）	mmol/L	140	150	147	146
カリウム（K）	mmol/L	3.0	3.0	2.9	2.9
イオン化カルシウム（Ca^{2+}）	mmol/L	1.16	1.21	1.16	1.16

4. 活動／休息

循環：血圧 120/60 mmHg，脈拍数 80 回/分，不整脈・動悸・冷感・チアノーゼなし，ペースメーカーなし．
呼吸：人工呼吸器設定 BiPAP，FiO_2 60％，呼吸回数 12 回/分，1回吸気圧 10 cmH_2O，吸気時間 1.2 秒，PEEP 5 cmH_2O，PS 8 cmH_2O，1回換気量 560 mL，分時換気量 7.9 L/分．
睡眠時間：22〜5 時，約 7 時間/日，不眠なし，睡眠薬なし．
日々の活動パターン：起床から就寝までのおよそのパターン

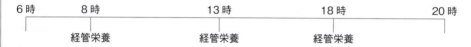

入院前の状況：運動機能障害・食事行動障害・排泄行動障害・移乗行動障害・清潔行動障害・衣服着脱行動障害・他の行動障害なし．
余暇あるいは気分転換活動：ほぼ毎日散歩をしていた．活動による循環呼吸障害なし．
日常生活動作の自立レベル

活動内容	入院前	現在	方法
食事	自立	全面介助	禁飲食
排泄	自立	全面介助	膀胱留置カテーテル，おむつ
清潔	自立	全面介助	清拭，陰部洗浄
洗面	自立	全面介助	口腔洗浄
更衣・整容	自立	全面介助	
移動	自立	全面介助	ベッド，ストレッチャー移動
寝返り	自立	全面介助	
座位姿勢保持	できる	できない	
座位姿勢除圧	できる	できない	

利き手：右．
そのほかの関連情報：頭部 CT 検査で硬膜下血腫を確認し，同日血腫除去および外減圧術を施行する．

5. 知覚／認知

意識レベル：入院前は清明であった（入院時 GCS：E1V1M1）．
瞳孔所見：瞳孔異常あり（不同）．
感覚器：味覚障害・嗅覚障害・視覚障害・聴力障害は不明．見当識障害・言語障害・理解力障害・認知障害・感覚障害は鎮静剤投与により査定は困難．
コミュニケーション：入院前，会話は成立していた．

6. 自己知覚

自分の性格などは鎮静薬投与により査定が困難．
家族（長男）からの情報：性格はがんこ．「大きな病気にかかったときは，ぽっくりいきたい」と言っていた．

表1（つづき）

7．役割関係
現在の職業：無職．過去には小学校教諭．
家族構成：20年前に妻をがんで亡くす．

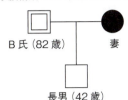

キーパーソン：長男（42歳，商社勤務，大阪在住）．
患者の世話をする人：長男．

8．セクシュアリティ
婚姻状況：既婚．妻とは60歳代に死別している．
子ども：あり．
泌尿器系疾患：なし．

9．コーピング／ストレス耐性
ストレスだと感じていること：入院前はなかった．
不安や悩み：入院前はなかった．
日ごろのストレス発散法：散歩．
家族やほかの人たちからのサポート：長男夫婦からの援助．
ストレスによる心身の反応：なし．

10．生活原理
信仰：なし．
人生において重要と考えていること：「大きな病気にかかったときは，ぽっくりいきたい．管につながれて生きながらえるのはいやだ」とて言っていた．

11．安全／防御
感染：なし．
感染リスクファクターの存在：各種デバイス留置中，手術後．
転倒・転落のリスク：高齢，骨折，骨折に伴う疼痛．
身体損傷リスクファクターの存在：高齢，認知症，骨折，骨折に伴う疼痛，両側の聴力障害，各種デバイスの留置．
体温調整の異常を引き起こすリスクファクターの存在：手術後．

12．安楽
身体の苦痛：疼痛，ベッド上安静．
疼痛：創部痛．鎮痛剤を入院時より投与中．
入院環境：ICUによるオープンフロア．

13．成長発達
身体的な成長の問題：なし．
先天的・遺伝的な問題：なし．

表2　看護記録（SOAP）

日時		SOAP
4月2日 13：30	O	13時ごろ，信号機のない交差点を歩いて横断中に，右側からきたトレーラと接触した．救急車到着当初は会話できていたが，徐々に意識レベルが低下したため救急対応のホットライン経由にて病院へ搬送される．救急隊による特定行為なし，酸素10Lマスク投与中．来院時GCS：E1V1M1，体温36.8℃，呼吸回数20回／分，脈拍120回／分，血圧150/70 mmHg，瞳孔5 mm×2 mm（－／＋），FAST：陰性，骨盤の動揺なし，医師により左鼠径動脈から採血実施，デバイスは右正中静脈18G（KN1号輸液500 mL），左正中静脈18G（KN1号輸液500 mL），気管チューブ内径8.0 mm・挿入の深さ22 cmで固定，動揺歯・義歯なし，嘔吐なし，出血は両上肢・後頭部に擦過傷あり．衣服は大きな損傷なし．脱衣時に医療者にて切断．所持品を警察へ渡し，身元と家族を探してもらうように依頼する．

表2（つづき）

日時		SOAP
13：45	O	頭部・胸部・腹部・下肢CT検査を実施．脳外科医師へ連絡し診察依頼．右硬膜下血腫の診断となる．
13：50	O	カンファレンス実施．実施時間13：50〜13：55．参加者は救命医，脳外科医，初療看護師．身元不明，家族不明であり，右硬膜下血腫の診断について救命チーム，脳外科医師内で検討したところ，緊急手術の必要性があり，身元不明であることも踏まえ，検討内容を医療安全管理部に連絡し，救命を最優先にするため緊急手術の方針となる．
	O	本日13時ごろの交通外傷（歩行者vsトレーラ）．頭部CT検査により右硬膜下血腫の診断．救命医とカンファレンスを実施し救命目的で緊急手術の実施あり．身元不明，家族不明とのこと（現在，警察により調べてもらっている）．身元不明で家族と連絡がとれないため，緊急手術の承諾が得られないことから，救命医から医療安全管理部へ連絡し緊急術実施の承諾を得る．
14：00	O	左正中静脈ルートより鎮静薬5 mL/時より開始．
14：20	O	初療室より手術室へ出棟．最終バイタルサインは体温36.7℃，呼吸回数18回/分，脈拍100回/分，血圧135/68 mmHg．
17：30	O	手術室より，鎮静薬影響下・挿管下にて帰室．鎮静薬投与下でRASS-5，降圧薬1 mL/時投与中，脈拍80回/分，血圧120/60 mmHg，頭蓋内圧（ICP）20 mmHg（正常範囲5〜10 mmHg），瞳孔5 mm×3 mmと左右差あり，対光反射−/−，皮下ドレーンは半加圧でコントロール，排液性状は血性，右頭頂部の外減圧部はガーゼ汚染なく，やや腫脹している．体温36.4℃，呼吸回数12回/分．人工呼吸器設定BiPAP，FiO_2 60％，1回吸気圧10 cmH₂O，吸気時間1.2秒，PEEP 5 cmH₂O，PS 8 cmH₂O，1回換気量560 mL，分時換気量7.9L/分．
22：00	O	警察より家族（長男）に連絡がついたとの電話連絡あり．長男は大阪に在住しているとのこと．連絡先を教えてもらい，救命医から電話連絡を行う．
4月3日 10：15	S	長男です．昨日，こちらの病院から連絡があり面会にきました．どうなっていますか．父とは話せますか．
	O	救命医よりCT画像を示しながらインフォームドコンセントあり．事故から手術に至るまでの経緯を説明．手術についての説明は脳外科医より説明を行うこととなった．
	O	（脳外科医より長男へ手術および手術後の経過を説明する）頭部CT検査により右硬膜下血腫の診断にて緊急手術を行いました．現在のところ，一命をとりとめ依然厳しい状況は変わりません．
	S	えっ，手術を行ったけれど，まだ命がどうなるか……．まだ危ないってことですか．どうすれば，いいのかわかりません．でも，今，自分はどうすることもできないし，親父にがんばってもらうしかないし．
11：00	O	収縮期血圧90 mmHg前後，平均血圧70 mmHg前後，ICP 25 mmHgで経過．瞳孔不同が依然あり．上記内容を脳外科医へ報告．ノルアドレナリン（3A＋生理食塩液47 mL）2 mL/時で開始の指示を受ける．
11：30	O	ノルアドレナリン開始後，ICP低下傾向にあったが，20 mmHgを下まわることはなく，徐々に上昇し30〜32 mmHgまで上昇．再度，脳外科医師に報告する．濃グリセリン・果糖注射液100 mL投与の指示を受け実施．投与後ICP 25 mmHg前後で経過する．
11：40	O	ICP 22 mmHgから35 mmHgに上昇，動脈血圧110/60 mmHgから130/60 mmHgに上昇．脈拍55回/分と徐脈となる．体勢は側臥位で外減圧部は圧迫しないようにしていたが，仰臥位へ体位変換する．同時に脳外科医へ報告する．ICP 33 mmHg，動脈血圧124/54 mmHg（実測120/50 mmHg），脈拍55回/分．
11：50	O	倫理カンファレンス実施．実施時間11：50〜11：55．参加者は脳外科医，ICU看護師． **医学的適応**：脳外科医による迅速画像診断を実施．右前頭葉と左後頭葉の出血は持続し拡大を認め，右後頭葉にも出血を認めた．浮腫も増大しているため，再度手術の必要性がある．脳幹ヘルニアに至る危険性も高い．再手術を行ったことで確実に救命できるとはいい難い．再手術が望ましいが，大きな障害が残るリスクが高い． **患者の意向**：患者の判断能力はなし，代理決定が長男となる．インフォームドコンセントを行い，信頼関係はとれている．事前意思の確認は行っていない． **QOL**：再手術を行ったことで確実に救命できるとはいい難い．再手術が望ましいが，大きな障害が残るリスクが高い．QOLに影響を及ぼす因子：手術，治療． **周囲の状況**：長男と長男の嫁は大阪に在住（仕事あり）．父親が入院になったため一時帰省している．状態が落ち着けば，大阪へ戻る予定．

表2（つづき）

日時		SOAP
11：55	O	**方針**：現在の状況と再手術の説明を長男へ行うこことなる．患者が過去に，事前の意思表示を息子と相談していたか確認する． 脳外科医より長男へ説明する． **脳外科医**「先に説明した経過に加え，新たに右後頭葉にも出血を認めました．しかし，ドレーンよりの排液が一時より減少し始めているため，今すぐにではなく，明日，日中に十分に設備の整った状態で手術を行いたいと思います」 **長男**「意識はあるんですか」 **脳外科医**「今は，血圧を安定させたいのと，脳の浮腫を抑えるためにも薬を使って寝てもらっています」 **長男**「後遺症は残るんですか．ずっと20年近く1人で生活してきたんです」 **脳外科医**「正直，再手術としても命が助かるか，わからないくらい重症です．助かってもその（後遺症が残る）可能性は十分にあり得ます．しかし，どの程度となるかは，人により異なり，経過によっても異なります」 **長男**「もとのように戻る方もいらっしゃるんですか．病気にもかかったことがなくって，すごく元気だというのは，時々電話して聞いていました」 **脳外科医**「このような状態から回復した方もいらっしゃいますが，現時点では回復以前に命が助かるかも厳しい状況です．手術をしなければ今晩は越せない可能性があります．手術をしても今週が山場かもしれません．命をとりとめた場合でも，意識が戻ることは難しいです．重篤な後遺症は残ると考えます」 **長男**「先日まで元気だったのに，事故でこんなことになるなんて．どうしよう．母は20年以上前に病気で亡くなってしまって．それに自分と奥さんは，今大阪にいるし，親戚も近くにいないんですよ．正直手術については迷っています．手術をしないと命にかかわるし，手術しても助からない可能性もあるということですよね．でも年齢も年齢だし，またつらい手術を受けないといけないのかっていうのもありますし，"大きな病気にかかったときは，ぽっくりいきたい．管につながれて生きながらえるのはいやだ"とは言っていました．でも病気なら，まだあきらめもつくのですが，こんな事故にあうなんて．あんなに元気だったのに……．手術については迷っています．どうしたらいいと思いますか．今から面会して顔を見ることってできますか．奥さんと親戚にも連絡して相談しなきゃならないし，少し時間をもらえませんか．どうすればいいのかわかりません．もう……」と，時おり言葉を詰まらせながら，うつむいていた．
13：00	O	倫理カンファレンス実施．実施時間13：00～13：05．参加者はICU看護師，日勤看護師，脳外科医． **医学的適応**：来院時から意識レベル不良であり，CTにて右急性硬膜下血腫，後頭骨骨折認め，ミッドラインシフトもあることから緊急手術となった．血腫除去および外減圧を行い，ICPセンサーを挿入して頭蓋内モニタリングを徹底している．外減圧をしているにもかかわらず，ICP高く，脳圧亢進している事が考えられ，頭蓋内灌流圧を保つために，厳密な血圧管理が必要とされる．また，術後に左硬膜下に血腫があることがわかった．また，鎮静剤の影響により咳嗽はあるが弱く，呼吸器関連性肺炎へ移行する危険性は高い． **患者の意向**：代理決定は長男，事前の意思表示：あり，「大きな病気にかかったときは，ぽっくりいきたい．管につながれて生きながらえるのはいやだ」とは言っていた． **QOL**：再手術を行なったことで確実に救命できるとは言い難い．再手術が望ましいが，大きな障害が残るリスクが高い． **周囲の状況**：長男と長男の嫁は大阪に在住，入院中の療養生活は援助が可能である．親戚も遠方であるようだ． **方針**：長男がキーパーソン，代理決定者である．今回の事故が急な出来事であること，術後に出血が見つかり再度時手術が必要であるものの，長男としては，事前の意思決定と年齢のこと，後遺症が残る可能性が高いことも考慮し，手術については決断に至っていない状況である．遠方に親戚がおり相談は可能であるようだ．いずれにせよ，患者だけでなく，家族の危機的状況であるため，家族のニーズを満たせるように援助を行っていく．

S：主観的データ，O：客観的データ，A：アセスメント，P：計画

事例のアセスメント

超急性期では，身体的に危機状態にある患者だけでなく，家族が看護援助の対象になることが多く，危機理論を活用して精神的なケアを行う必要がある．超急性期から急性期にいたる患者についてのアセスメントは身体的な領域が多いが，身体的な看護介入は治療と並行し迅速(じんそく)に医師と協働しながら実施されていると考える．ここでは再手術についての代理意思決定を行わなければならない長男に焦点を当てて，危機理論を適用しアセスメントを行っていく．

「問題解決型危機理論」を知る

アギュララによれば「危機に対応する治療的調整活動へのアプローチは，発達をみせるようになってから未だ20～30年しかたっていないが，フロイト，ハルトマン，ラド，エリクソン，リンデマン，キャプランの理論をふくむ，広範囲におよぶ人間行動の諸理論を基礎にしている」という（Aguilera, 1997／小松・荒川, 1997, pp.2-3)．その中で，臨床での利便性も高いアギュララとメズィックの問題解決型危機理論を適用し，本事例を検討する．

問題解決型危機理論は，1970年にアギュララとメズィックによって「危機介入の理論と実際（Crisis intervention：theory and methodology)」として刊行された（Aguilera, Messick, & Farrell, 1970)．山勢（2010）は「アギュララが提唱する危機のプロセスは，危機を招いた出来事への遭遇→均衡状態の揺らぎ→心理的な不均衡状態→均衡回復への切実なニード→バランス保持要因の存在→不均衡状態からの回復（危機の回避)，または不均衡状態の持続（危機的状況）というものである」と述べている．

事例の検討

本項はB氏の長男の状態について〈領域10：生活原理〉のアセスメントに焦点を当てる．アセスメントには，アギュララとメズィックの問題解決型危機理論を適用する．患者は「大きな病気にかかったときは，ぽっくりいきたい．管につながれて生きながらえるのはいやだ」と事前意思表示をしていたが，今回は疾患ではなく交通外傷であり突然遭遇してしまった状況である．アギュララとメズィックのストレスの多い出来事におけるバランス保持要因の影響（図1）に照らし合わせてみると，均衡状態に対して父親の突然の事故遭遇と再手術の判断を迫られるというストレスの多い出来事が存在しているのは明らかであり，不均衡状態におかれているといえる．

バランス保持要因は「出来事についての知覚，利用できる社会的支持及び，対処機制が存在し，ストレスによって生じた不均衡状態がバランス保持要因によって均衡を回復することで危機が回復される」とされている（山勢, 2010)．

出来事の知覚では，先日まで元気にしていた患者が交通外傷を被ったこと，緊急手術をしたが再手術をしなくてはならない状況にあることを長男が言語化しており，ストレスの多い出来事について認識しているものと考える．そして，長男は医師からの

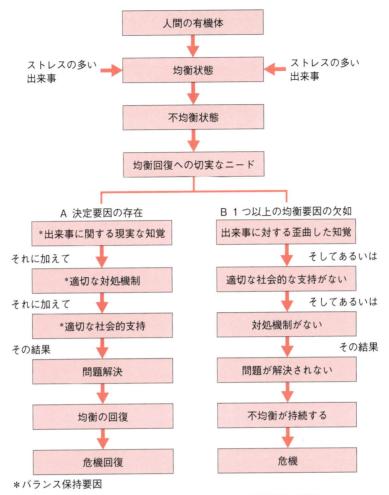

図1 ストレスの多い出来事における問題解決決定要因の影響
(Aguilera, D.C. 著（1997），小松源助・荒川義子（1997）．危機介入の理論と実際―医療・看護・福祉のために (p.25)．川島書店．より許可を得て転載)

現状と方針について説明を受け，理解しようと医療者に質問や情報提供を行い，適切な対処機制を機能させようと必死に努力している．しかし，今回の交通事故は突然であり，長男は現状を受け入れようと努力しているが，現段階では完全に受け入れられているとはいい難い．一方，相談できる存在として，長男には妻や親戚がいるが，現時点では連絡がつかず相談ができていない状況である．また，家族に連絡をし相談しようという行動や医療者に質問や情報提供を行うことで，ソーシャルサポートを受けようとしている言動から，医療者より適切な情報を提供すれば，長男の問題解決ができ危機回避に至るものと推測される．

事例の全体像と看護診断

事例の関連図を図2に示す．アセスメントをとおして看護診断を導き，看護成果（NOC）と看護介入（NIC）を検討する．

患者プロフィール

B氏，82歳，男性．既往歴なし．20年前に妻を亡くし一人暮らし．キーパーソンは長男（長男は大阪で妻と2人で暮らしている）．

統合アセスメント

来院時から意識レベルは不良であり，頭部CT検査により右急性硬膜下血腫，後頭骨骨折を認め，ミッドラインシフトを呈していることから緊急手術となった．血腫除去および外減圧を行い，頭蓋内圧（ICP）センサーを挿入して頭蓋内モニタリングを行っている．急性硬膜下血腫によるミッドラインシフトがみられ，また遅発性の硬膜下血腫を呈していることから頭蓋内における脳実質のストレスは増強しているものと考えられる．

人工呼吸管理と脳代謝軽減のため鎮静薬の持続投与が開始となり，現在は鎮静下にあり，自発的な活動は不可能な状態である．そのため，日常生活のあらゆる活動は，医療者にすべてを依存する状態にある．様々なストレッサー（受傷，再手術，多くの医療機器や治療に関連するルート類などの挿入）があり，集中治療室（ICU）で24時間のモニタリングがなされ制限を受けているが，薬剤による鎮静下にあるため，これらの刺激はストレスとして認知されていないものと考えられる．今回は突然の入院であったため，ストレスの対処行動に関する情報は確認できておらず，入院生活において，すべてを医療者へ委ねざるをえない現状はストレッサーとなることも考えられる．

一方，患者は「大きな病気にかかったときは，ぽっくりいきたい」と事前の意思表示をしており，20年前に妻をがんで亡くしてから一人暮らしをしており，また自らで何でも行おうとしている．その行為が周りに迷惑をかけたくないというような信念に基づいているものと推測することもできる．長男は，医師からのインフォームドコンセントにより手術の説明を必死に理解しようとしているが，再手術を行った場合でも大きな障害が残る可能性が高く，「管につながれて生きながらえるのはいやだ」という患者の事前の意思に沿わないのではないか，という混乱を表出している．一方，患者の事前の意思表示「ぽっくりいきたい」ということに沿うのであれば，手術しないという選択肢も考慮するが，それを選択した場合には間もなく死の転帰を迎えることとなり"元気だった父を突然不慮の事故で失うこと"が，息子としてとても耐えがたいと感じていることが推察できる．このような状況のなか，長男は父である患者および息子である自分の価値観・信念・行動について，葛藤し苦悩していると考えられる．

看護診断の選定

超短期間・短時間の状況を考慮した看護

計画の立案となる．再手術についての代理意思決定を行わなければならない長男に焦点を当て，看護診断を考えた．長男の苦悩についてのアセスメントの結果，生活原理に強く関連しており〈領域10：生活原理〉に着目した．この中で意思決定に関する看護診断は5種類存在し，それぞれの定義と診断指標，関連因子を確認し検討した．患者の長男には意思決定に関する困難感・苦悩は明らかに存在していると考えられ，そこから「意思決定葛藤」と「解放的意思決定障害」を選択し，さらに検討した．

「**解放的意思決定障害**」の定義を確認すると「医療上の意思決定プロセスが，個人的知識や社会規範への配慮にかけている．あるいは柔軟な環境下で行われないために，満足できない決定をもたらしている状態」とある．本事例にはこれが該当するのではないかと考えられた．そこで診断指標を確認した．

診断指標の「選択した医療オプションの実施の遅れ」は医師から病状説明が行われ早期の決定を求められているが，長男が判断するまでに時間がないため該当すると考えた．また，「現在のライフスタイルに最適な医療オプションを選べない」と「選択肢が現在のライフスタイルにどのように適合するかを説明できない」は，医療者からの状況と予後の説明が行われているが，患者の事前意思と長男自身の父への思いのなかで葛藤を生じ決定できずに悩んでおり，いずれかの選択肢の結果が，どのようなものになるか，長男自身が納得し理解するには至っていないと考えられるため該当した．長男は，今回のような選択肢を迫られる経験がこれまでになく「他人の前で医療オプションについて話した経験が少ない」も該当する．

関連因子の「医療オプションを話し合う時間が十分にない」「医療オプションに関する情報不足」は，医師からのインフォームドコンセントは行われているが，早期の代理意思決定を求められており，決定するまでに時間がないことから該当すると考えられる．

ハイリスク群では「意思決定に自信がない」が，家族に連絡して相談することで意思決定を行おうとしているため該当する．

以上のことから看護診断は「**解放的意思決定障害**」を選定した（**表3**）．

看護成果と看護介入

看護成果（NOC）の選定

現在，長男は患者の再手術を行うか否かについて悩んでいるが，手術を待たずに急変するリスクは高い状況にある．しかし，「統合アセスメント」でも述べたように，長男は家族だけでなく医療者に質問や情報提供を行っており，ソーシャルサポートを受け入れることは可能であることがうかがえる．つまり，看護成果で，長男に必要な情報を明らかにすることで，代理意思決定を行えるものと判断し，患者および長男にとって最良の意思決定を自ら行えることが，看護介入の結果としての望ましい状態（アウトカム）になると考えた．また，「情動支援」「情緒の安定」などは当然行っているものと考え，NOCは〈領域II：生理学的健康〉の〈類J：神経認知〉から「**意思決定**」を選定した（**表3**）．この定義は「2つまたはそれ以上の選択肢から判断して選択する能力」であった．長男が悩んでいる選択肢は明らかになっているが，限られた時間の

領域8：セクシュアリティ
息子がおり男性性を保持している．

領域12：安楽
鎮静薬が投与されていることから，身体的安楽は保たれていると推測できるが，鎮静期間が長期化することで鎮静薬への抵抗性が出現し，鎮静深度の上昇に伴い各種ルート類の挿入中の苦痛による身体的安楽が脅かされる可能性がある．また，今後手術を検討していくなかで意思決定権は長男となっているが，本人の意向を確認できないまま治療方針が決定されてしまう懸念もあり，社会的状況に対する安楽は得られない可能性がある．

領域13：成長発達
身体的な成長は正常である。エリクソンの心理社会的発達では「老年期」にあり発達課題は「統合性」対「絶望」である．離婚して家族とは疎遠であるが，仕事を通じて社会や次世代への関心はみられる．また，治療に際し，これまでの自分の人生を受け入れる発言も聞かれ，老年期の発達課題は達成できていると考えられる．

領域1：ヘルスプロモーション
クリニックで健康診断を受けていたということから，自身の健康に関心をもち，健康維持に努めていたことがうかがえ，健康管理行動は行えていたと考える．既往歴がなく，健康であるということを自覚していたと推測する．

領域9：コーピング／ストレス耐性
受傷，再手術，ICUで24時間モニタリング，多くの医療機器や治療に関するルートなどが挿入され，様々な制限を受けているが，薬剤による鎮静下にあるため，これらの刺激はストレスとして認知されていないものと考えられる．今回の入院までの，推測される入院歴・既往歴におけるストレス対処行動に関する情報は確認できていないものの，入院生活においてすべてを医療者へ委ねざるをえない現状は対処困難なストレッサーとなることが考えられる．

急性硬膜下血腫によりミッドラインシフトを呈している．そして遅発性のクモ膜下出血を呈していることから脳実質のストレスは増強しているものと考えられる．また，身体的／心的外傷後反応は認めていないが，交通外傷により何らかの影響はあるものと推測される．

領域7：役割関係
治療方針を含めた現状は，入院以前に担っていた役割遂行の継続が困難な状況にある．長男が治療方針の代理決定をはじめ，様々な援助を担っている．

領域6：自己知覚
入院したことにより社会での役割が果たせない・役割達成が困難な状況であることのみならず，日常生活すべてを委ねざるを得ないものと推測されるが，現在は鎮静薬の影響下にあり，身体の状況を現実自己として認識することは困難であり，明らかな心理的変化の徴候も認められない．また，交通外傷で受傷した創傷や骨折についてのボディイメージについての知覚も困難である．

領域10：生活原理
B氏は「大きな病気にかかったときは，ぽっくりいきたい．管につながれてまで生きながらえるのはいやだ」と事前意思表示していた．B氏の長男は，父親の突然の事故遭遇と，父親の再手術の判断を迫られるというストレスの多い状況にあると考えられる．長男は医師から現状と方針について説明を受け，理解しようと医療者に質問をし，情報提供を行い，適切な対処機制を機能させようと努力している．しかし，現段階では完全に受け入れられているとはいい難い．一方，相談できる存在として，長男には妻や親戚がいるが，現時点では連絡がつかず，相談ができていない状況である．長男は，父であるB氏および息子である自分の価値観・信念・行動について葛藤し苦悩していると考えられる．

図2　事例の関連図

領域2：栄養

　入院前は食事を経口摂取できており咀嚼・嚥下機能は正常に営まれていた．入院後は手術直後であり，気管挿管をされていることから，経口摂取は困難な状況である．BMIや総たんぱくのデータから栄養状態は良好であった．食事摂取をしていないこと，活動低下による腸蠕動運動の低下による消化機能の低下が懸念される．手術侵襲に伴い，たんぱく異化亢進状態であり，血液検査結果上，低栄養状態にある．経腸および経静脈的に水分の投与が行われている．点滴投与により補正を行っており，電解質バランスを保っているものの，尿量が多く低カリウム血症を招きやすい状態である．

領域3：排泄と交換

　気管挿管し人工呼吸器管理を行っているが，二酸化炭素は貯留傾向であった．そのため換気回数を増加させ，二酸化炭素は正常範囲内となり，酸素化も良好である．術後より排便はなく，また鎮静薬を使用していることや安静臥床により消化管機能の低下を起こしている．膀胱留置カテーテルを挿入し，尿量管理をしている．脳浮腫改善目的で濃グリセリン加糖注射液を投与しているため，尿量は過多となっている．

領域4：活動／休息

　人工呼吸管理と心負荷軽減のため鎮静薬の持続投与開始になり，現在，深い鎮静下にあり自発的な活動は不可能な状態である．各種治療により自身の身体および身体諸機能をケアするための活動は不可能で，医療者に委ねられている．
　急性硬膜下血腫術後であり脳代謝予防のため，活動は著しく制限され，循環・呼吸といった生命維持にかかわる機能や活動も人工呼吸管理により代償されている．そのため，生命維持および身体活動に要するエネルギー消費は抑制されている．循環動態は降圧薬の投与を行い安定している．呼吸状態は鎮静薬が持続投与開始になっているものの，呼吸状態の変調はなく安定している．

領域5：知覚／認知

　入院前，見当識は保たれていたが，現在は呼吸管理と脳代謝亢進予防のため，深い鎮静下にあることから，見当識障害の有無について判断が困難であり，周囲に注意を向けるための能力を観察することができずコミュニケーションはとれない状況である．RASS－4(深い鎮静状態)でコントロールされており身体刺激での触覚感覚は保たれているものと考える．
　入院時，医師の説明を受け，自らの意思表示もしていたことから，認知機能は保たれていたが，治療のため深鎮静下にある現時点では認知機能が低下しているとの判断はできない．

領域11：安全／防御

　各種体内留置ルートや鎮静下にあるなかでの無気肺を呈した肺野の所見は感染源となる可能性が高いが，現在感染徴候を示すデータは認めていない．鎮静薬の影響もあり咳嗽反射が弱く，喀痰吸引が十分に行えない危険性がある．人工呼吸器管理中は唾液腺の分泌機能の低下や開口により口腔内が乾燥し，細菌が繁殖しやすく，気管チューブを伝わって気管に流れ込み誤嚥性肺炎のリスクが高まる．現在，体温調整異常を懸念させるデータは示されておらず，体温調節機能に影響する既往や病態は認めていない．
　鎮静下のため自発的な活動が制限された状態にあり，誤抜去などの自傷を含む身体損傷や自傷・他害のリスクは低いと考えられる．また，自力で体動をすることが困難であり，疼痛に対する反応も乏しい．低長期臥床に伴う循環不良から皮膚トラブルのリスクが高く，各種ルート類を固定する固定用テープでのかぶれによる皮下組織の損傷のリスクが考えられる．

表3 NANDA-I看護診断「解放的意思決定障害」に対して看護成果分類（NOC）と看護介入分類（NIC）

NANDA-I看護診断	看護成果（NOC）

解放的意思決定障害（領域10：生活原理，類3：価値／信念／行動の一致）
定義：医療上の意思決定プロセスが，個人的知識や社会規範への配慮にかけている．あるいは柔軟な環境下で行われないために，満足できない決定をもたらしている状態

診断指標
- 選択した医療オプションの実施の遅れ（医師からインフォームドコンセントが行われ，早期の決定を求められているが決定するまでに時間がない）
- 現在のライフスタイルに最適な医療オプションを選べない
- 選択肢が現在のライフスタイルにどのように適合するかを説明できない（医療者からの説明が行われているが，患者の事前意思表示があるため決定できずに悩んでいる）
- 他人の前で医療オプションについて話した経験が少ない（長男は今回のような選択肢に迫られる経験がない）

関連因子
- 医療オプションを話し合う時間が十分にない
- 医療オプションに関する情報不足（①医師からインフォームドコンセントが行われたが早期の代理意思決定を求められている，②B氏には「大きな病気にかかったときは，ぽっくりいきたい．管につながれて生きながらえるのはいやだ」という発言があった，③再手術を行っても命が助かるかどうかわからない，④後遺症が残る可能性があることなど，B氏の今後が不明瞭である）

ハイリスク群
- 意思決定に自信がない（長男の「奥さんと親戚にも連絡して相談しなきゃならないし，少し時間をもらえませんか．どうすればいいのかわかりません」といった言動がある）

意思決定（領域Ⅲ：生理学的健康，類J：神経認知）
定義：2つまたはそれ以上の選択肢から判断して選択する能力

成果指標	測定尺度 激しい障害 1	
それぞれの選択肢を指示するために必要な時間枠を明らかにする（VS 選択した医療オプションの実施の遅れ）	★ 4/3	
それぞれの選択肢の起こりうる結果を明らかにする（VS 現在のライフスタイルに最適な医療オプションを選べない，選択肢が現在のライフスタイルにどのように適合するかを説明できない）	★ 4/3	
関連情報を明らかにする	★ 4/3	
それぞれの選択肢を指示するために必要な資源を明らかにする（VS 他人の前で医療オプションについて話した経験が少ない）	★ 4/3	

★：現時点　●：目標

事例に合わせて下記の文献より許可を得て作成

Herdman, T.H., & Kamitsuru, S. 編（2017）／上鶴重美訳（2018）．NANDA-I看護診断—定義と分類 2018-2020 原書第11版（pp.465-466）．医学書院．

Moorhead, S., Swanson, E., Johnson, M., & Maas, M.L. 著（2018）／黒田裕子・総合病院聖隷浜松病院看護部監訳（2018）．看護成果分類（NOC）原著第6版（p.121）．エルゼビア・ジャパン．

Butcher, H.K., Bulechek, G.M., Dochterman, J.M., & Wagner, C.M. 著（2018）／黒田裕子・総合病院聖隷浜松病院看護部監訳（2018）．看護介入分類（NIC）原著第7版（p.77）．エルゼビア・ジャパン．

を適用した結果

	かなり障害	中程度に障害	軽度に障害	障害なし	看護介入（NIC）
	2	3	4	5	**意思決定支援**（領域Ⅲ：行動的, 類R：コーピング援助）
				● 4/4	**定義**：ヘルスケアに関して意思決定しようとしている患者へ情報提供と支援を行うこと
					行動
					■重大な人生の選択をする局面において患者の価値観や希望の明確化を支援する（患者の事前意思表明と長男の代理意思決定を支援する）
				● 4/4	■それぞれの選択肢について患者が利点と欠点を明確にできるよう支援する（長男の意思決定を支援するため予後について情報提供を行う）
					■インフォームドコンセントを行う
				● 4/4	■患者から要求された情報を提供する（長男が必要とする情報を提供する）
				● 4/4	

なかで長男が納得できる結果に導くように援助する必要がある．

診断指標の「選択した医療オプションの実施の遅れ」に関連する指標として「それぞれの選択肢を支持するために必要な時間枠を明らかにする」を選択した．

診断指標「現在のライフスタイルに最適な医療オプションを選べない」と「選択肢が現在のライフスタイルにどのように適合するかを説明できない」には，長男が自分自身の選択の結果，どのようなことが起こるかまで思いが至っていない状況でありうることから指標の「それぞれの選択肢の起こりうる結果を明らかにする」と「関連情報を明らかにする」を選択した．

診断指標「他人の前で医療オプションについて話した経験が少ない」については，長男自身が述べ始めているように，長男の妻や親戚，医療者など，サポートしてくれる資源を明確にする必要があり指標の「それぞれの選択肢を指示するために必要な資源を明らかにする」を選択した．

看護介入（NIC）の選定

看護診断「開放的意思決定障害」で該当すると判断した関連因子とハイリスク群は「医療オプションを話し合う時間が十分にない」「医療オプションに関する情報不足」「意思決定に自信がない」である．これに対する看護介入として〈領域Ⅲ：行動的〉の〈類R：コーピング援助〉の「**意思決定支援**」を選択した（**表3**）．この定義は「ヘルスケアに関して意思決定をしようとしている患者へ情報提供と支援を行うこと」である．長男は，明らかにこれまで経験したことのない重大な選択を，突然迫られるという局面に立たされており，かつ時間が切迫しているなかで決断をしなければならない状況にある．

看護介入「意思決定支援」の行動として「重大な人生の選択をする局面において患者の価値観や希望の明確化を支援する」「それぞれの選択肢について患者が利点と欠点を明確にできるよう支援する」「インフォームドコンセントを行う」「患者から要請された情報を提供する」が適切であると判断した．

まとめ

救急外来やICUなど超急性期の臨床現場では，患者だけでなく家族も含めた看護援助が常に求められる．ここではその家族に視点をおき，アギュララとメズィックの問題解決型危機理論を適用し，看護診断，看護成果，看護介入を検討してきた．

患者・家族への意思決定支援を行うために，医療者がどのような援助を行うかを検討するには情報収集が重要になる．山勢（2010）はアギュララとメズィックの問題解決型危機理論を看護過程で活用するときのポイントを示しており（**表4**），この表を参考にしたことで，看護計画までスムーズに進めることができた．また，山勢（2013）はアギュララとメズィックの問題解決型危機理論にある「社会的支持について看護職としての役割遂行に加え，医師，ソーシャルワーカーなどの他のスタッフがその役割を発揮できるよう提案することも重要であり，その結果として危機回避につながる．対処機制をうまく機能させるためには，社会的支持の充足が重要である」と述べている．近年では，家族についての意思決定支援を行う機会が多くなってきており，今回の事例でも理論は有用に用いられたものと

表4 アギュララの危機理論を看護過程で活用するときのポイント

①情報収集の視点	・危機を招いた出来事は何か ・不均衡状態によって，本人は主観的にどのような不快や緊張を感じているか ・不均衡状態を示す客観的な表情や言動はあるか ・危機を招いた出来事をどのように知覚しているか（出来事の知覚の情報収集） ・普段問題が起きたときは，どのように対処しているか，現在のコーピングメカニズムはどのようなものか（対処機制の情報収集）
②アセスメントの視点	・不均衡状態をもたらした原因は何か ・その原因によって，具体的にどのような不均衡状態を示しているのか ・バランスの保持要因の有無と内容・程度について
③問題の明確化	・対象が直面している問題に焦点を当てる ・危機状況に陥るリスク状態を明確にする ・その問題が及ぼす様々な状況を看護状の問題として捉える.
④看護計画と実施	・危機介入を踏まえた看護計画の立案 ・バランス保持要因の提供あるいは強化
⑤評価	・看護介入の実践によって，不均衡状態からの回復（危機の回避）という目標が達成されたのか否か検討する

（山勢博彰（2010）．救急・重症患者と家族のための心のケア―看護師による精神的援助の理論と実践（p.26）．メディカ出版．より許可を得て転載）

考える．

文献

Aguilera, D.C. 著（1997），小松源助・荒川義子（1997）．危機介入の理論と実際―医療・看護・福祉のために（pp.2-32）．川島書店．

Aguilera, D.C., Messick, J.M., & Farrell, M.S. (1970). Crisis intervention : theory and methodology. St.Louis：C.V. Mosby.

Butcher, H.K., Bulechek, G.M., Dochterman, J.M., & Wagner, C.M. 著（2018）／黒田裕子・総合病院聖隷浜松病院看護部監訳（2018）．看護介入分類（NIC）原著第7版（p.77）．エルゼビア・ジャパン．

Herdman, T.H., & Kamitsuru, S. 編（2017）／上鶴重美訳（2018）．NANDA-I 看護診断―定義と分類2018-2020 原書第11版（pp.465-466）．医学書院．

Moorhead, S., Swanson, E., Johnson, M., & Maas, M.L. 著（2018）／黒田裕子・総合病院聖隷浜松病院看護部監訳（2018）．看護成果分類（NOC）原著第6版（p.121）．エルゼビア・ジャパン．

山勢博彰（2010）．救急・重症患者と家族のための心のケア―看護師による精神的援助の理論と実践．メディカ出版．

山勢博彰（2013）．救急・重症ケアに今すぐ生かせるみんなの危機理論―事例で学ぶエビデンスに基づいた患者・家族ケア．メディカ出版．

3 緊急帝王切開により超低出生体重児を出産した母親

周産期の事例

福田和明

事例の視点　愛着（アタッチメント）理論

　在胎週数26週5日で前期破水と胎児心拍低下を起こし，緊急帝王切開にて超低出生体重児（920 g）を出産した母親の事例を取り上げる．

　早産で超低出生体重児を出産したために，児の身体機能の未熟状態は著明である．まず，超低出生体重児として生まれた児の病態生理について簡単に解説したうえで，児と母親との関係性に注目し〈領域7：役割関係のアセスメント〉について説明する．

　児と母親との関係性について，愛着（アタッチメント；attachment）という視点から，アセスメントおよび看護診断・看護成果・看護介入について解説する．

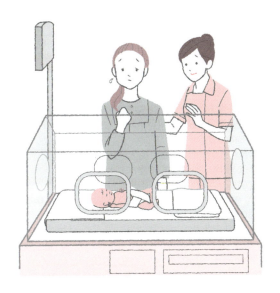

事例の紹介

　C児は，4月2日，母親が前期破水（はすい）を起こし，緊急入院となり，胎児心拍数低下も認めたため，緊急帝王切開により出産した．在胎週数26週5日，体重920g（2500g未満が低出生体重児，1000g以下は超低出生体重児といわれる），アプガースコア*4点（1分後），6点（5分後）であった．

　出産直後に第一啼泣（ていきゅう）を認めたが続かず，無呼吸とチアノーゼがみられるようになったため，気管挿管による人工換気を行い，NICU（新生児集中治療室）に入室となった．100％加湿された閉鎖型保育器（37℃）に収容され，入室1時間後に肺サーファクタント（新生児呼吸窮迫症候群治療薬）を投与され，SpO_2（経皮的動脈血酸素飽和度）の値も安定するようになった．

　母親は入院後まもなく緊急帝王切開となったことに驚き，手術室入室まで泣いていたが出産直後は，ほっとした表情であった．

　その後，母親は児の面会に訪れるが，児の成長や今後の育児に対する不安を訴え，授乳や面会に対するネガティブな思いを抱いているようだった．母親は初産で，既往歴はない．キーパーソンは母親の両親（祖母，祖父）と曽祖母，父親の両親（祖母，祖父）である．

　患者のデータベース（**表1**）およびSOAPによる看護記録（**表2**）を参照．

---

*アプガースコア：7～10点以上が正常，4～6点は軽症仮死，0～3点は重症仮死．皮膚の色（A），心拍数（P），刺激への反応（G），筋緊張（A），呼吸（R）から，1分後と5分後に判定される．

表1　患者のデータベース

| プロフィール | 患児：C児，0歳，女（母親30歳，初産婦），診断名：超低出生体重児，呼吸窮迫症候群 |

1. ヘルスプロモーション

主訴：超早産児，超低出生体重児，陥没呼吸・多呼吸.

母体情報：初産婦，既往歴なし.

入院までの経過：4月2日，前期破水を起こし，母親が緊急入院となり，胎児心拍数低下も認めたため，緊急帝王切開にて出生した．在胎週数26週5日，体重920 g，アプガースコア4点（1分後），6点（5分後）．出生直後に第一啼泣を認めたが続かず，無呼吸とチアノーゼがみられるようになったため，気管挿管により人工換気を行い，NICUに入室となり，100％加湿された閉鎖型保育器（37℃）に収容された．
入室1時間後，肺サーファクタント投与，SpO_2値は安定するようになった．

児の状態：NICU入室時は，体重920 g，身長32 cm，頭囲22.5cm，体温37.0℃，呼吸数50回/分，心拍数165回/分，血圧34/20 mmHg，SpO_2 92％（FiO_2 0.6）．生後30時間のバイタルサインは，呼吸数40回/分，心拍数140回/分，体温37.3℃，血圧60/42 mmHg．

動脈血液ガス分析：NICU入室時は〔pH7.154，$PaCO_2$ 73.5 Torr，PaO_2 68.3 Torr，BE−5.1 mmol/L〕で，その後，メイロン®（炭酸水素ナトリウム，蒸留水で希釈）投与で補正され，生後30時間では〔pH 7.278，$PaCO_2$ 23.5 Torr，PaO_2 58.3 Torr，BE−2.7 mmol/L，SaO_2 94.4％（FiO_2 0.3）〕となった．

胸部X線検査：細網顆粒状陰影と樹枝状陰影が認められ，新生児呼吸窮迫症候群が示唆された．

マイクロバブルテスト：$7/mm^3$（判定：弱い．新生児の胃液中の肺サーファクタントの判定）．

Bomsel分類：Ⅳ度（肺サーファクタント投与後3時間でⅠ度へ改善．単純X線検査上の重症度分類）．

頭部超音波（エコー）検査：脳室内出血・脳室拡大はない．

医師からの説明
母親の入院時（母親，父方の祖母に対して）：超音波の波形は普通，定期的に山の波が出るはずですが，ずっと平坦になっています．これによって，お腹が圧迫されて赤ちゃんが苦しんでいることが推測されます．陣痛でさらに圧迫すると余計に赤ちゃんは苦しくなりますので，お母さんも大変ですが，今から帝王切開をしたほうがよいと思います．びっくりされたでしょうが，赤ちゃんが楽になることが大切です．どうぞ，今からご家族に連絡してみてください．
出生後（母親，父親，母方の曽祖母，父方の祖母に対して）：28週未満で生まれて体重も小さいために，体の機能が未熟な状態です．呼吸や循環も不安定なので，呼吸を助ける器械をつけています．これからは栄養面や感染，頭やお腹の出血などにも注意する必要があります．長期的には目や神経に後遺症が出る可能性がありますが，経過をみていきましょう．

医師の説明に対する母親の受けとめ
入院時：突然医師から帝王切開の説明を聞いて戸惑いを感じた．でも，助産師さんが「大丈夫．帝王切開も立派なお産だから自信をもってください」と言ってくれた．
出生後：昨日，あの子を見たとき，何て小さいんだろう，ほんとに生きていけるのかって思った．何か嫌だな……何でこんなことになったんだろう……私も小さく生まれたらしいんです．まったく自分ではわからないけど，私の祖母から聞きました」

2. 栄養

身長：31.2 cm.

体重：920 g.

輸液：PIカテーテル（末梢挿入型中心静脈カテーテル）により，日齢0〜1では50〜70 mL/kg/日，日齢1〜2では60〜80 mL/kg/日，日齢2〜3では80〜100 mL/kg/日を維持した．4月2日（日齢0）よりPIカテーテルダブルルーメン（紫）からブドウ糖液や高カロリー輸液製剤，抗菌薬などが投与されている．また4月3日（日齢1）からは経鼻カテーテルより母乳が投与されている．

尿量：生後24時間では2.6 mL/kg/時，その後，3.6〜5 mL/kg/時で経過．

検査結果
4月2日（日齢0）：白血球数9200/μL，赤血球数330万/μL，ヘモグロビン13.6 g/dL，血小板数18.2万/μL，ナトリウム33 mmol/L，カリウム4.6 mmol/L，Cl 110 mmol/L，カルシウム9.4 mg/dL，P 5.0 mg/dL，総たんぱく3.4 g/dL，総ビリルビン2.6 mg/dL，アルブミン2.4 g/dL，AST 21 U/L，ALT 10 U/L，尿素窒素13 mg/dL，クレアチニン0.35 mg/dL，CRP 0.2 mg/dL，血糖値41 mg/dL．
4月4日（日齢2）：白血球数9800/μL，赤血球数330万/μL，ヘモグロビン13.6 g/dL，血小板数18.2万/μL，ナトリウム40 mmol/L，カリウム5.0 mmol/L，Cl 101 mmol/L，カルシウム8.6 mg/dL，P 5.2 mg/dL，総たんぱく4.4 g/dL，総ビリルビン3.5 mg/dL，アルブミン3.0 g/dL，AST 20 U/L，ALT 11 U/L，尿素窒素15 mg/dL，クレアチニン0.35 mg/dL，CRP 0.3 mg/dL，血糖値46 mg/dL．

表1 (つづき)

3. 排泄と交換

排泄
尿量：生後24時間で2.6 mL/kg/時，その後は3.6〜5 mL/kg/時で経過．
4月3日（日齢1）：胎便あり，無臭・黒緑色，腸蠕動音微弱，腹部膨満あり．
4月4日（日齢2）以降：黄色便排泄あり．
呼吸：呼吸数140〜160回/分で経過，時おり胸郭陥没呼吸・シーソー呼吸および無呼吸が認められる．
人工呼吸器管理：平均気道内圧6〜12 cmH$_2$O，1回換気量8〜12 mL，FiO$_2$ 0.3〜0.6．
4月3日（日齢1）〜：時おり無呼吸発作が認められるが徐脈やチアノーゼはない．

4. 活動／休息

閉鎖型保育器収容（加湿100%・37℃設定）．出生後から輸液と経静脈栄養を行い，4月3日（日齢1）より経腸栄養も開始．
出生後，胸郭陥没呼吸やシーソー呼吸がみられた．採血やルート確保のあいだにSpO$_2$値が低下し，人工換気を施行した．NICU入室1時間での肺サーファクタント投与後はSpO$_2$値も安定するようになった．また，バイタルサインなどの変動も少なく，入眠傾向にあった．時おり体動がみられる．
ポジショニング：腹臥位→側臥位→仰臥位など．包み込み・囲い込みなどで児の良肢位保持．

5. 知覚／認知

超低出生体重児（体重920 g），在胎26週5日，アプガースコア4点（1分後），6点（5分後）．4月2日（日齢0）では頭蓋内出血・痙攣はみられない．

6. 自己知覚

情報なし．

7. 役割関係

家族構成：母親（30歳，派遣社員），父親（35歳，会社員）．

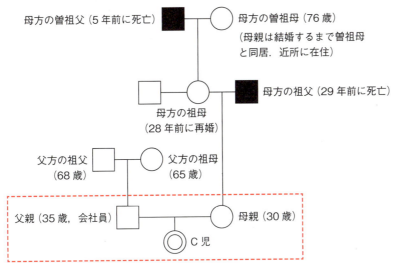

母方の曽祖母からの情報（4月5日の面会時）：児の母親（自らも低出生体重児で生まれた）が2歳のころ，自分の母（児の祖母）が，突然実家に帰ってしまい，その後，母親は自分の父親（児の祖父）と暮らすことになるが，仕事の関係で昼間は祖父母（児の曽祖父母）にあずかってもらっていた．そして，母親が5歳のころ，父親（児の祖父）が事故で死亡したため，その後は祖父母（児の曽祖父母）と暮らすことになり，結婚するまで同居していた．児の祖母は実家に帰ってしばらくして再婚したが，その後は疎遠となり現在は連絡もとっていないという．児の母親は子どものころの体験を話さない．
母親の言葉（4月6日の面会時）：義母は私に「こんなかわいそうな子どもを産んで……」とか「うちの家系にはこんな小さく生まれた子いないのに」「どうしてこんな小さな子を産んだのか」「障害が出たらやっぱり母親の責任よね」と言われます．私に責任があるのはわかっていますけど，私は何にもできないので腹立たしいです．何でそこまで言われて育てなくてはいけないんだろう．誰も好きで小さく産んだわけじゃないですよね．ほんと義母がくるたびにストレスです」と語る．
キーパーソン：母親の両親（祖母，祖父）と曽祖母，父親の両親（祖母，祖父）．

表1 （つづき）

8. セクシュアリティ
在胎26週5日，体重920g，女児，外表奇形なし．
9. コーピング／ストレス耐性
情報なし
10. 生活原理
情報なし
11. 安全／防御
感染リスクファクター：前期破水，在胎週数26週5日，体重920g，閉鎖型保育器収容（加湿100%，37℃設定）． 身体損傷リスクファクター：超低出生体重児，皮膚脆弱性． 体温調節の異常を引き起こすリスクファクター：超低出生体重児（在胎26週5日，体重920g）．
12. 安楽
閉鎖型保育器収容（加湿100%・37℃設定）． 人工呼吸器管理，PIカテーテル（末梢挿入型中心静脈カテーテル）挿入中，ポジショニング（頭部固定）． 面会時間：15時．
13. 成長発達
身体的な成長の問題：超低出生体重児（在胎26週5日，体重920g），全身機能の未熟． 先天的・遺伝的な問題：外表奇形なし．

表2　看護記録（SOAP）

日時	SOAP
4月2日 （日齢0） 外来診察室 7：00	S （母親）（医師からの説明に）えっ，そんなすぐにですか． O 緊急入院後，診察や検査を終えた後，医師から母親と父方の児の祖母に「超音波の波形は普通，定期的に山の波が出るはずですが，ずっと平坦になっています．これによって，お腹が圧迫されて赤ちゃんが苦しんでいることが推測されます．陣痛でさらに圧迫すると余計に赤ちゃんは苦しくなりますので，お母さんも大変ですが，今から帝王切開をしたほうがよいと思います．びっくりされたでしょうが，赤ちゃんが楽になることが大切です．どうぞ，今からご家族に連絡してみてください」と説明がされた．その後，付き添いの父方の祖母が児の父親へ連絡してくれた様子． A・P 胎児心拍数低下もあり，緊急帝王切開となったが，医師からの説明を受け，驚いている．家族も含め，手術への身体的・精神的準備を整える必要がある．
手術室 9：00	S （父方の祖母の励ましに）はい……．行ってきます． O 手術室へ行くまで不安そうに泣いていた．手術室に入室する際，父方の祖母が母親を励ます言葉をかける． O （看護師が処置を終えた児を収容した保育器を母親のそばに運びながら声をかけると）ほっとした表情で涙を流していた．
10：30	S お腹の傷が痛い……．先生からは早く動いて，歩きなさいと言われているけど，そんな気になれない……．昨日は病院に着いたらすぐに帝王切開の説明を受けました．赤ちゃんのためにもやったほうがいいと言われて，何が何だかわからないうちに生まれた感じです． O 徐々に痛みも和らいでいくこと，様子をみながら少しずつでも動くようにするとよいと説明をした．面会の意思を確認する．
4月3日 （日齢1） 産科病棟 9：00	S 昨日，あの子を見たとき，何て小さいんだろう，ほんとに生きていけるのかって思った．何かいやだな……．何でこんなことになったんだろう……．私も小さく生まれたらしいんです．まったく自分ではわからないけど，私の祖母から聞きました． O 児が集中治療室でがんばって治療を受けていることを説明する．母親自身も低出生体重児で生まれたとのこと．現在，実母とは疎遠になっているとのこと．母親の祖母（児の曽祖母）が心配そうに見ている． A・P 帝王切開に伴う創痛があり，歩行する意欲がない様子．母親自身も低出生体重児で生まれたようだが，児を見ても実感がわいていないことがうかがえる．引き続きNICUでの面会時の情報収集を行っていく． S （看護師が大丈夫か？と声をかけると）……はい……なんかすごいですね……小さいのに……． O 顔色は不良で腹部を手で押さえながらゆっくりと歩いて，夫（児の父親）とともにNICUに入室

表2（つづき）

日時	SOAP
NICU 15：00 （面会）	し，看護師に支えられて椅子に座った．入室時の表情は硬い．児の呼吸を助けるために器械を使っており，苦しそうに見えるが器械を使ったほうが児は楽になると説明するとうなずいている． S　そうなんですね……．すいません……．もう帰ります． O　夫に付き添われて退室．家族の面会コーナーには児の曽祖母（母親の祖母）と父方の祖父母の姿がある． A・P　母親は出産時に児と面会しているとはいっても，本日が初対面に近い．児の姿を見て驚いている様子がうかがえる．自分を責める発言はみられないが，面会時間が短く，児の姿を見るのが忍びない気持ちなのかは不明である．引き続き観察を行う．
産科病棟 18：30	S　今日，初めて赤ちゃんに会ったとき，器械がつけられていて，なんかびっくりしてしまったんです．元々，子どもは苦手で，結婚したときも子どもをつくることなんて考えていなかったんです．あの器械につながった子は自分が産んだ子なんだとは，頭ではわかったんですけどね．夫もあの器械を見て，びっくりしたみたいです．なんか，頭の中でいろんな思いが飛びかってしまって．早く帰ってきました． O　時おり，表情をゆがめながら話す． A・P　初回面会時の思いについて話す．自らの出産体験と目の前にいる児とを結びつけているとは思われるが，あまり実感がわいていない様子もある．引き続き面会時の様子についてNICUのスタッフと情報交換を行う．
4月4日 （日齢2） NICU 15：00 （面会）	S　私の母乳といっても，ほとんど出ないし，看護師さんが絞る方法を教えてくださるんですけどね……私は何をやっているんだかわかんない感じです……私は母乳では育っていないらしいです．祖母（児の曽祖母）の話では．母乳で育てるのがいいとは聞きますが，私は母乳が出ないし，この子はこんなにも小さいから，余計に体は弱いでしょうね，きっと．この先，どうなるんでしょうか……． O　現在行っている母乳と栄養について説明し，たとえ母乳が少なくても児にとっては必要な栄養であること，あせらず成長を見守ってほしいと説明する． A・P　母乳がよいと言われても思うように分泌しないことから，親として児のために何かをしているという感覚がもてないのかもしれない．また，児の成長に対する不安も伺える．
4月5日 （日齢3） 産科病棟 9：30	S　（手術創の具合をたずねると）今は大丈夫です．でも，あのときの体を切る感じや，赤ちゃんが出るときのコツッとした感じが気持ち悪くて……それに，傷もみるのが怖くて，シャワーに入れないんですけどね……． S（母方の曽祖母）（面会での情報）実はあの子も小さく生まれたんです．あの子の母親は面会にも行きませんでした．自分には何もできることはないって言って……．その後，あの子が2歳ころ，母親が突然，実家に帰ってしまったんです．夫婦関係なのか，子どものことなのか，私には理由はわかりません．その後，どうも再婚したようですが，今はまったく疎遠になっています．連絡もないし，こちらから連絡することもありません． （母親の実母の気持ちをたずねると）「あの子は，きっと私のことが好きではなかったんだろう」と言ったことがあります．「あの子は母親に抱っこされたこともないし……」と．本人は前に，自分は小さく生まれてしまったし，いい子じゃなかったから，母はもう育児したくないって思ったのかなと言っていました．かわいそうな子です． （母親の実母が家を出た後についてたずねると）母親が実家に帰った後しばらくしてから，あの子とあの子の父親が私どもの家にきて，一緒に暮らすことになりました．その父親も，あの子が5歳のころ，事故で亡くなりました．ほんと仕事一筋の人だったんで，あの子と遊んだことは，ほとんどないと思います．それからは，おじいさんと私であの子を育てました．それこそ自分の子どものようにかわいがりました．でも，あの子のほうから私たちにわがまま言ったり，甘えてきたりすることは，まったくなかったんです．何を考えているのか，つかみにくい子ではありました．それに，親がいないってことで，いろいろいじめられたりもしたようです．でも，あの子の口から母親のことが出てきたことはありません．私らが話そうと思っても，あの子はいやがり，すぐに黙ってしまうし……，でも今回，あの子が小さな子を産んだのも何の因果かね．私にできることなら，あの子のためにやってあげたいと思っています．おじいさんはもう死んだので，私しか残っていませんけどね． O　母親の祖母が少し涙ぐみながら，母親の生育歴に関して語った． A・P　児の母親の生育環境について情報を得ることができたが，養育者との関係性においては複雑な事情があったと思われる．その関係性が母親の児への思いなどにも影響しているとも考えられる．

表2 (つづき)

日時	SOAP
4月6日 (日齢4) NICU 15:00 (面会)	S（母親） 今回，子どもができたとわかったとき，えっ，どうしようと思いました．でも，夫は喜んでくれました．でも，私は，もともと子どもが苦手で，どっちかといえば嫌いなほうです．近所の子どもさんが泣いていても，何が何だかわからないから，近づかないようにしているし，何を泣いているんだって最後は怒るかもしれない．子どもが大きくなるかどうかの前に，私がおかしくなる気がして心配です……．正直なところ，今は面会に行くのも，おっくうです．こんな気持ちになる自分が親になれるのかって思ったりもします． O 本日の面会は母親のみ．児をじっと見ているが表情は乏しい． A・P もともと子どもが苦手であると母親本人は認識していたが，今回，出産したことの実感は徐々に出てきたようだ．しかし，今後の児の成長や育児に対し不安がある．母親の祖母や夫，義理の祖父母がサポートをしてくれると思われるが，今回の出産や児に対する母親としての意識が肯定的な方向へ向かうように働きかける必要がある．

S：主観的データ，O：客観的データ，A：アセスメント，P：計画

事例のアセスメント

ここでは〈領域7：役割関係〉のアセスメントについて，愛着（アタッチメント）理論を適用する．

「愛着（アタッチメント）理論」を知る

「愛着（アタッチメント）理論」の提唱

愛着（アタッチメント）理論は，イギリスの児童精神医学者ジョン・ボウルビィ（John Bowlby, 1907-1990）によって提唱された．その研究動機には，①非行少年の背景に幼少期の長期母子分離経験があったこと，②第二次世界大戦前後の戦災孤児の施設などにおけるホスピタリズムの問題により養育者との長期分離や喪失が幼い子どもの心身の発達に大きなダメージを与えること，があった．ボウルビィは著書「乳幼児と精神衛生」（1951年）の中で「乳幼児と母親（あるいは生涯母親の役割を演ずる人物）との人間関係が親密かつ継続的で，しかも両者が満足と幸福感に満たされるような人間関係が精神衛生の基礎である」とし，母子の相互作用の重要性を説いた（Bowlby, 1951／黒田, 1967, p.1）．通常，子どもは生後6か月を過ぎるころから母親をはっきりと見分け始める．これは愛着形成の開始を意味しており，生後6か月から1歳半くらいまでは愛着形成にとって最も重要な時期（「臨界期」といわれる）といわれる．

つまり愛着理論は，母親が子どもに生後1歳半ころまで深くかかわり，愛情と関心を注ぎながら養育と世話をすることで，安定した愛着形成が進むという考えかたである．

母性的養育の剥奪

生後1歳半ころまでの長期間の母子分離や乳児院などへの施設収容，不適切な養育は，子どもの性格や対人関係の形成，認知や言語，運動機能，免疫力，発達状況に影響するとボウルビィは考えた．このような状態を指す用語として「母性的養育の剥奪（maternal deprivation）」という概念を提案している．

この「母性的養育の剝奪」には，①情緒的剝奪（情愛に満ちた雰囲気や情動の共有・交流の欠如），②社会的剝奪（母親の養育行動の量的不足や質の悪さおよび乳児を取り巻く周りの社会や他者，他児との接触・社会的刺激の欠如），③感覚的剝奪（乳児の探索欲求や知的発達を促進する視聴覚・感覚刺激の欠如）などがある．

愛着（アタッチメント）

ボウルビィが「母性的養育の剝奪」に関する見解を述べた当時は「乳児は空腹を満たしてくれる人物としての母親に，二次的に（心理的にも）結びつく」という二次的動因説が有力だった．これは，母親の乳房を最初の愛着対象として仮定し，食物と口唇性，および乳児的な「依存性」を強調するもので，オーストリアの精神分析家メラニー・クライン（Melanie Klein, 1882-1960）が提唱した．しかし，ボウルビィは当時の動物行動学の知見などを活用し，乳児は生理的欲求とは別に，根源的に母親的人物に結びつく，つまり「養育者への近接・身体的接触を求める」という生得的傾向があると主張した．このことは，乳児が生存していくうえで"危険から身を守る"という大切な機能である」とした．そして，このような養育者への根源的な結びつきを「愛着（アタッチメント）」といい，進化論的に適応した動機・行動の制御システムであると考えた．

そして，アタッチメントには5つの行動パターン（吸う，しがみつく，後を追う，泣く，微笑む）が寄与する．これら5つの行動パターンは，①対人識別のない段階でのアタッチメント行動（生後3か月ころまで），②特定の対象に向けるアタッチメント行動（生後6か月ころまで），③特定の対象に対する近接の維持（2～3歳ころまで），④行動目標の修正と協調性の形成（3歳ころ以降）の4段階を経て発達するものとし，この仮説を「アタッチメント行動制御説」と呼んだ．そして，養育者を呼び寄せ，近接・接触を維持するための乳児の生得的行動を「**アタッチメント行動**」と定義し，それに報いる親の行動を「**養育行動**」と名づけた．

アタッチメントパターン

ボウルビィの同僚で共同研究者であるメアリー・エインスワース（Mary D. Ainsworth, 1913-1999）らは，乳児に母親および見知らぬ人との分離と再会を経験させるストレンジ・シチュエーション法（strange situation procedure；SSP）を用いた調査（1969）をもとに，3つのアタッチメントのパターンを示した（Ainsworth, 1985）．養育者と接近や接触を求めようとしない「不安定−回避型（Aタイプ）」，養育者との再会を喜び，接近したり抱かれたりして，養育者から慰めを得ようとする「安定型（Bタイプ）」，養育者と再会しても逆に怒りを示したり，過度に受動的な反応をして，慰めを得られない「不安定−抵抗／両価型（Cタイプ）」である．その後，3つに分類不能なものについて，1989年，メアリー・メイン（Mary Main）らにより母親にしがみついたり，責めたりする行動の後に回避があるなど，一貫性がなく親への恐れが含まれる「不安定−混乱型（Dタイプ）」が追加された．

子どものアタッチメントパターンは子どもが成長するにつれて，ますます子ども自身の資質となっていき，内面化の過程をたどる．なお，このアタッチメントパターンは，10歳代の半ばまでには定まったパター

ンを示すようになり，18歳を迎えるころには「アタッチメントスタイル」と呼ばれ，ほぼ固定したものとなっていく．

アタッチメントスタイル

成人のアタッチメントスタイルにおいて最もよく知られているのは，メインらによって開発された「成人アタッチメント面接」である．被験者が子ども時代の養育者との関係を，どのように受けとめているかによって，①安定－自律型，②アタッチメント軽視型，③とらわれ型，④未解決－混乱型，に分ける．

①安定－自律型は「安定型（Bタイプ）」に対応し，具体的に子ども時代の体験を語り，養育者との関係も客観的に振り返ることができ，ネガティブな体験も肯定的に語る．

②アタッチメント軽視型は，乳児の「不安定－回避型（Aタイプ）」に対応し，子ども時代にポジティブな見かたはするが，あっさりしていて具体的に思い出すことができず，養育者との関係は大して重要なことではないという態度を示す．

③とらわれ型は，「不安定－抵抗／両価型（Cタイプ）」に対応し，子ども時代を客観的に振り返ることが困難で，曖昧な答えや質問への怒りを示したりする．

④未解決－混乱型は，養育者との関係や外傷的体験に対し混乱，沈黙，拒否的な反応を示すタイプであり「不安定－混乱型（Dタイプ）」の子どもの親に多い．

母子相互作用

母子関係について，ボウルビィやエインスワースら以外では，アメリカの小児科医マーシャル・クラウス（Marshall H. Klaus）とジョン・ケネル（John H. Kennell）は，1982年に「母子相互作用」という考えかたを提唱し，哺乳動物には分娩直後，ホルモン分泌に基づく母性形成の感受期（敏感期）があると主張した．そして，この時期の子どもとの接触経験が母親の子どもに対する情緒的な絆の形成に重要であると仮説を立てた．介入群には出産直後，新生児に母親が3時間ほど添い寝を行い，対照群よりも5時間ほど多い母子接触の機会を提供した．その結果，介入群は母性形成を促進したと述べている（Klaus, Kennell, & Klaus, 1995／竹内，2001）．

しかし，その後，その介入群が「志願者」であったことから，他の研究者らからは被験者が研究成果への期待を意識することで結果が歪められる「ホーソン効果」の影響があると批判を受けた．しかし，NICU領域においてクラウスらの母子相互作用の考えかたは大いに広がっており，母子関係を考えるうえで重要なものとなっている．

では，この愛着（アタッチメント）理論を児の事例のアセスメントに適用してみよう．

事例の検討

母親の成長過程のアセスメント

C児は緊急帝王切開による早産である．また，C児の母親も低出生体重児で生まれ，幼いころに自らの母親や父親と別れ，祖父母に養育されている．2～3歳ころは子どもにとって母子分離不安が高まる時期であるが，C児の母親はそのころから5歳ころまでに両親を喪失している．

その後，養育者が祖父母に交替し，あまやかされて育ったようであるが，自ら祖父母にあまえるなどの行動はなかったようだ．愛着形成にとって，生後6か月から1

歳半ころまでの時期は重要であるが，C児の母親の母親（児の祖母）は生まれたわが子の面会にも行かず，その後，実家に帰っている．その当時，C児の母親にとって親が世話をしてくれるかどうか，不安な状態にあったと考えられ，「不安定－回避型（Aタイプ）」に相当するものと思われる．

その後，祖父母に養育者が交替し，大切に育てられているが，愛着形成にとって重要な時期に母親との関係を喪失した影響は大きいものと考える．

母親の現在のアセスメント

クラウスらによれば，出産直後の母性形成の感受期の子どもとの接触経験が母親の子どもに対する情緒的絆の形成にとって重要であると指摘しているが，超低出生体重児で出生したことで，児と母親の接触には限界があり，児への直接的な授乳行動も行えない状況にある．

また，今回，C児の母親は緊急帝王切開による早産であったが，帝王切開は自分の意思とは関係のないところで出産が進んで，終わってしまう体験である．母親は失望感や挫折感，罪責感などから喪失体験となり，長期に及ぶ心理的影響も指摘されている．また，周囲からの心ない言葉や偏見などによって傷つくともいわれる．この帝王切開による体験も，母親の児に対する親としての実感不足に影響すると考えられる．

以上，母親の生育環境や帝王切開によるネガティブな体験などの影響により，現在，児に対する愛着形成が損なわれるリスクがある．母親の愛着スタイルは養育者との関係を話したりすることを拒否するなどの反応があったことから，「未解決－混乱型」の可能性がある．なお，母親と父親，曽祖母，父方の祖父母との関係は良好である．

事例の全体像と看護診断

事例の関連図を図1に示す．アセスメントをとおして看護診断を導き，看護成果（NOC）と看護介入（NIC）を検討する．

患者プロフィール

C児は超低出生体重児で生まれた．30歳の母親と，35歳の父親がいる．

統合アセスメント

C児は早産で超低出生体重児として出生しており，動脈管開存症，呼吸窮迫症候群，無呼吸発作，壊死性腸炎，感染症などの合併症のリスクがあり，長期的には未熟児網膜症や発達障害などの後遺症のリスクもある．

出生時，アプガースコア6点（5分後）で軽症の仮死状態であり，無呼吸やチアノーゼ，呼吸性アシドーシスがみられた．早産であることから延髄の呼吸中枢も未熟であり，無呼吸を起こしやすい．また，検査の結果，呼吸窮迫症候群と診断されたため，肺胞を拡張した状態で維持する肺サーファクタントの補充療法，人工呼吸器管理を行い，呼吸状態は改善している．循環動態と

領域2：栄養

母体からの栄養供給を十分受けられないまま子宮外生活を強いられた状態であり，消化・吸収や代謝機能の未熟，肺疾患等の合併症のリスクが高く，体重当たりの基礎代謝が大きく，体表面積が大きいという特徴のため熱を失いやすく，成長のための熱量が必要となる．また，身体の発育だけでなく中枢神経系の発達にとっても十分な栄養が必要となる．通常，経口による栄養摂取は呼吸・吸啜・嚥下の協調運動が必要であるが，在胎32〜34週ころに確立する．よって，児の場合，出生後から経静脈栄養を行い，腸管粘膜の萎縮や酵素活性の低下を防ぐために日齢1から経腸栄養も開始している状況にある．消化吸収機能は胎生26週以降より徐々に発達するが，低出生体重児の場合は栄養基質の消化吸収に関する酵素の活性が悪いため，糖質・たんぱく質・脂質ともに消化吸収機能が低い．母乳に含まれる成分によって分解，吸収が容易になるため，早期に母乳を開始している状況にある．また，肝臓での糖新生が未熟であり，低血糖を生じやすい．インスリン受容体の飽和度，肝臓や膵臓の反応性も未熟であり，糖質投与を増加する場合は高血糖にも陥りやすい．また，たんぱく代謝や脂質代謝に関する酵素の活性も低く，代謝機能は低い状態にある．しかし，現在のところ，低血糖・高血糖は起こしていない．さらに，体重当たりの赤血球量が多く，赤血球寿命も短いためにビリルビン産生が亢進し，その処理を担う酵素の働きが未熟であること，ビリルビンが腸から再び体内に吸収される腸肝循環が亢進していることから高ビリルビン血症になる可能性がある．しかし，現在，ビリルビン値の上昇もなく，光線療法を行うことなく経過している．

新生児の体組成は約80％が水分であり，その半分以上が細胞外液である．また，体重に比べて体表面積が広く，皮膚が薄く透過性が高いため不感蒸泄量が多く，容易に脱水に陥りやすい．脱水を生じると高血糖や腎機能低下を引き起こすリスクがある．また，腎機能は糸球体濾過率が低く，尿細管機能が未熟なため，尿中ナトリウムの排泄率が高く，ナトリウムを喪失しやすい傾向にある．また，遠位尿細管でのアルドステロン作用の低下により高カリウム血症をきたしやすい．現在，輸液により電解質のバランスを調整している状況にある．

領域13：成長発達

超低出生体重児で出生しており，出る可能性がある．

エリクソンの発達段階で乳児期感とは，他者から自分をありのままえる自己信頼感のことであり，今情を十分に受け入れることが難し

領域7：役割関係

児は早産で緊急帝王切開によるるが，幼いころに母親や父親と別母子分離不安が高まる時期であるいる．その後，養育者が祖父母に交えるなどの行動はなかったようでろまでの時期は重要であるが，児の実家に帰っている．その当時，児のったと考えられ，愛着のタイプとる．その後，祖父母に養育者が交替要な時期に母親との関係を喪失し性形成の感受期の子どもとの接触あると指摘している（Klaus, Ken-したことで，児と母親の接触には限

また，今回，児の母親は緊急帝王ないところで出産が進んで終わっじ，喪失体験になり，長期に及ぶ心偏見によって傷つく女性もいるとての実感不足に影響していると考

以上，母親の生育環境や帝王切る愛着形成が損なわれるリスクがとを拒否するなどの反応があった父親，母方の曽祖母，父方の祖父母

領域11：安全／防御

母体の前期破水による羊水量が減少するため，児への感染リスクが高い．また，気管チューブや中心静脈栄養ラインが留置されているためリスクがある．現在，抗菌薬が予防的に使用され感染徴候はみられない．体重に比べて体表面積が広く，皮膚が薄く脆弱であるため，皮膚損傷を起こしやすい．また，脳血流の変動が起こりやすく，脳の虚血やうっ血，水分過剰投与などにより，脳室内出血を起こしやすい．保育器内では頭部を固定し，囲い込みや包み込みで体を保護している．

免疫グロブリンのIgGは，妊娠後期に母体から胎児へ移行するが，早産児の場合，移行が十分でないうえ，腸管や気管支粘膜での感染傍慮を担うIgAやIgMもあまり産生されていない．さらに，細胞性免疫機能も十分でない．また，胎内での栄養不良は児の受動免疫能を低下させる．児の場合，気管チューブや中心静脈栄養ラインが留置され，閉鎖型保育器のように高温・多湿な環境にある．よって易感染性であり，急速に重症化し，敗血症となるリスクが高い．さらに低出生体重児は熱の産生に重要な糖の蓄積が少ない．また，早産児の場合，褐色細胞組織が少ない．一方，在胎週数や体重が少ないほど，皮下脂肪が少ないため熱を維持する力が弱く，また皮膚が未熟であるために蒸散により熱を失いやすい．現在，閉鎖型保育器に収容し，保温を行っている状況である．

領域4：活動／休息

現在，閉鎖型保育器収容中であ眠と覚醒の変化は明確であるが，児けるようにするため，睡眠と休息はれ，適宜，仰臥位，側臥位，腹臥位ている．エネルギー消費を増大すとってエネルギー消費を抑え，必要ルギー消費の増大を防いでいるた

成熟児の場合，胎盤からのプロス鎖するが，在胎週数や体重が少ない害や感染症を合併しやすく，プロスよって，児のように超低出生体重児収縮力が弱く，生後の循環血液量のそのため，徐脈の際には心拍出量がへの血流が犠牲となるため，腎臓へろ血圧も安定し，尿量も確保できて収容中であり，すべてのセルフケア

図1 事例の関連図

身体的機能は未熟な状態である．今後，身体的な発達に遅れが

の発達課題は「基本的信頼感 vs 不信感」である．基本的信頼を受け入れてもらえる安心感と，自分を価値のある人間だと思後，人間関係を築くうえで基礎となる．しかし，母親による愛ければ，この発達課題の達成が困難になる可能性がある．

領域3：排泄と交換

低出生体重児のため，腎機能は未熟な状態にあるが初回排尿はみられており，1mL/kg/時以上を維持できている．通常，尿や胎便，不感蒸泄等により生後3日から5日前後で体重が減少するが，現在，体重測定はしていないため減少率は不明である．また，未熟な腸管に加え，腸管虚血や感染，授乳や薬物などにより壊死性腸炎を起こすリスクがある．しかし，現在，初回排便もみられ，腸蠕動は微弱であるが聴取されている．体重に比べて体表面積が広く，皮膚が薄く透過性が高いため不感蒸泄量が多く，皮下脂肪の発達も不十分なために熱放散が大きい．在胎27週未満は特にそのリスクが高い．また，角質層は在胎28週ころから形成されるため，現在の角質層の水分保持機能は低い．

出生時，無呼吸やチアノーゼもみられ，人工換気を行っているが，マイクロバブルテストや胸部X線検査所見により呼吸窮迫症候群と診断され，呼吸性アシドーシスもみられた．通常，ガス交換にかかわる肺胞の発達は在胎24週以降であるが，肺胞を拡張した状態を維持する肺サーファクタントの産生能力が未熟であり，34週以前に生まれた早産児は肺サーファクタント不足による呼吸障害を起こしやすい．また，呼吸運動をつかさどる延髄呼吸中枢も未熟であり，二酸化炭素に対する反応が弱く，低酸素で呼吸中枢が抑制されることなどから，無呼吸が起こりやすい．児も肺サーファクタント補充療法を行い，3時間後には改善がみられている．

出産である．また，児の母親自身も低出生体重児で出産していれ，祖父母に養育されている．2～3歳ころは子どもにとってが，児の母親はそのころから，5歳ころまでに両親を喪失して替し，あまやかされて育ったようであるが，自ら祖父母にあまある．アタッチメント形成にとって，生後6か月から1歳半こ祖母は産まれたわが子（児の母親）の面会にも行かず，その後，母親にとって親が世話をしてくれるかどうか，不安な状態にあては「不安定－回避型（Aタイプ）」に相当するものと思われし，大切に育てられているが，アタッチメント形成にとって重た影響は大きいものと考える．また，Klausらは出産直後の母経験が，母親の子どもに対する情緒的絆の形成にとって重要でnell, Klaus, 1995／竹内, 2001)が，超低出生体重児で出生界があり，児への直接的な授乳行動も行えない状況にある．切開による早産であったが，帝王切開は自分の意思とは関係のてしまう体験になり，女性は失望感や挫折感，罪責感などを生理的影響も指摘されている．また，周囲からの心ない言葉などいわれる．この帝王切開による体験も母親の児に対する親としえられる．

開によるネガティブな体験などの影響により，現在，児に対すある．母親の愛着スタイルは養育者との関係を話したりすることから，「未解決－混乱型」の可能性がある．なお，母親との関係は良好である．

り，入眠傾向にある．正常な新生児の場合，自発的な覚醒がみられ，睡の場合，明確ではない．しかし，処置などの必要な刺激は可能な限り避確保できていると思われる．現在，看護師によるポジショニングが行わなどの体位変換を行い，気管チューブの抜管防止のために頭部を固定しような行動もなく，安静を確保できている．早産児で体重の少ない児になな栄養摂取を行うことが重要となる．現在，睡眠と休息は確保し，エめ，エネルギー平衡は保てている．

タグランジンEの影響がなくなる生後12時間程度で自然に動脈管が閉児は動脈管の平滑筋が未熟であり，収縮が起こりにくい．また，呼吸障タグランジンEが胎内に残るために，動脈管は開存し続けることになる．や早産児は動脈管開存症がよくみられる．また，早産児の場合，心筋の変化やストレスに伴う血管抵抗の変化に対し，心拍数の増加で対応する．低下し，低血圧や循環不全を起こしやすい．また，心臓や脳以外の臓器の血流が減少し，腎不全となるリスクも高い．しかし，児は現在のところいることから循環不全や腎不全は起こしていない．現在，閉鎖型保育器を看護師に委ねている．

領域1：ヘルスプロモーション
現在，アセスメントできない．

領域5：知覚／認知
現在，アセスメントできない．

領域6：自己知覚
現在，アセスメントできない．

領域8：セクシュアリティ
現在，アセスメントできない．

領域9：コーピング／ストレス耐性
現在，アセスメントできない．

領域12：安楽
現在，アセスメントできない．

表3 NANDA-I 看護診断「愛着障害リスク状態」に対して看護成果分類（NOC）と看護介入分類（NIC）を適用した結果

NANDA-I 看護診断	看護成果（NOC）		
愛着障害リスク状態（領域7：役割関係，類2：家族関係） **定義**：親あるいは重要他者と子どもとの，保護的で養育的な互恵関係の発達を促す相互作用過程が，破綻しやすい状態 **診断指標** ■不安（4月4日「この先，どうなるんでしょうか」，4月6日「私は，もともと子どもが苦手で，どっちかといえば嫌いなほうです．……子どもが大きくなるかどうかの前に，私がおかしくなる気がして心配です」） ■子どもの病気のために親が効果的な接触を開始できない（超低出生体重児．NICUにて保育器収容中） ■親が自分のニーズを満たせない（直接抱っこや授乳などの養育行動をとれない） ■親子の分離（児はNICU入室中） ■物理的障壁（母子分離．児は保育器収容中） **ハイリスク群** ■未熟児（920ｇの超低出生体重児）	**親-乳児の愛着行動**（領域Ⅲ：心理社会的健康，類P：社会的相互作用） **定義**：愛情深い関係性が持続していることを示す親と乳児の行動		
	成果指標 ＼ 測定尺度	まったく表明しない 1	
	乳児に対する肯定的な感情を言葉で表現する（VS 不安）	★4/6 児に対する肯定的な感情を言葉でまったく表明しない	
	乳児に触れたりなでたり，とんとんする（VS 子どもが病気のために親が効果的な接触を開始できない，親が自分のニーズを満たせない）	★4/6 可能な範囲で児に触れようとする行動がまったくみられない	
	乳児室を訪ねる（VS 親子の分離，物理的障壁）	NICUを面会訪問する行動がまったくみられない	
	乳児と目線を合わせる（VS 親が自分のニーズを満たせない）	★4/6 児と目線を合わせようとする行動がまったくみられない	
	役割遂行（領域Ⅲ：心理社会的健康，類P：社会的相互作用） **定義**：個人の役割行動と役割期待の一致		
	成果指標 ＼ 測定尺度	適切でない 1	
	新たな家族員が増えることに伴う役割変化についての本人の説明（VS 不安）	★4/6 児を出産したことにより母親として役割があるとまったく表明しない	
	役割期待の遂行（VS 子どもが病気のために親が効果的な接触を開始できない，親が自分のニーズを満たせない）	役割期待の遂行が適切でない	
	親としての役割行動の遂行（VS 子どもが病気のために親が効果的な接触を開始できない，親が自分のニーズを満たせない）	親としての役割行動の遂行が適切でない	

	まれに表明	ときどき表明	しばしば表明	一貫して表明	
	2	3	4	5	
		●4/10			児に対する肯定的な感情をいつも言葉で表明する
		●4/10			児に触れようとする行動がいつもみられる
			★4/6 ●4/10		毎日NICUに面会訪問する行動がみられる
		●4/10			児と目線を合わせようとする行動がいつもみられる

	わずかに適切	中程度に適切	かなり適切	完全に適切	
	2	3	4	5	
		●4/10			児を出産したことにより母親として役割があるといつも表明する
	★4/6		●4/10		役割期待の遂行が完全に適切である
	★4/6		●4/10		親としての役割行動の遂行が完全に適切である

看護介入（NIC）

愛着促進（領域Ⅴ：家族，類Z：子育てケア）
定義：乳児と親の間での永続的な情動的関係の構築を促進すること
行動
- 乳児の身体的アセスメントから得られた情報を親と共有する（児の身体的アセスメントによる情報を面会時に母親に伝える）
- 乳児に行っているケアについて親に伝える（児に行っている処置やケアについて面会時に母親に伝える）
- 十分な母乳栄養教育と支援を提供する（母乳栄養の重要性から可能な範囲で搾乳し持参すること，母乳分泌促進のための支援の提供）
- 介護者役割行動を強化する（現在，母親が実施している面会や母乳持参などの行動の児にとっての意味を説明し，今後も持続できるように促す）
- 保育器の中にいる乳児との触れあいかたを実演して指導する（保育器収容中でも可能な児との触れあいかたを説明し，面会時には実演した後，母親に実際にやってもらうようにする）
- 入院中の乳児の状態に関する情報を，親に頻繁に最新情報を伝える（入院中の児の状態に関する情報については，面会時などに最新情報を伝えるようにする）
- 親の懸念について話し合う機会を提供する〔例：恐怖，乳児ケアに関する疑問，疲労感，疼痛コントロール，乳児とのかかわり方〕（現在一番心配していること，また今後の生活で最も心配することの有無を聴く機会を面会終了後に設けて話し合う）
- 最適な愛着を妨げる要因を観察する〔例：患者のメンタルヘルス障害，経済的負担，内科的または外科的な介入による親子の分離，母乳栄養の困難，里親ケアの提供，養子〕（母親の精神状態，母乳栄養の状態などを観察する）

役割強化（領域Ⅴ：家族，類X：生涯ケア）
定義：特定の役割行動を明確にし補うことによって関係を改善できるよう，患者／重要他者／家族を援助すること
行動
- 役割を果たすために必要な新たな行動について，患者や親を指導する（母親役割を果たすために，面会や母乳搾乳，養育行動について母親に説明する）

表3 （つづき）

NANDA-I 看護診断	看護成果（NOC）
	介護者の心の健康（領域Ⅵ：家族の健康，類Z：家族の健康状態） 定義：家族を介護するときの家族介護者の心のウェルビーイング 	成果指標＼測定尺度	激しい 1		
---	---	---	---
フラストレーション（VS 子どもが病気のために親が効果的な接触を開始できない，親が自分のニーズを満たせない）	激しい欲求不満がある		
状況に対して相反する感情（VS 不安）	★ 4/6 育児をすることに対する心配が非常に強い		| | 成果指標＼測定尺度	激しい障害 1		
---	---	---	---
将来についての確信（VS 不安）	★ 4/6 児の将来について確信がもてない程度が激しい			

★：現時点　●：目標
事例に合わせて下記の文献より許可を得て作成

Herdman, T.H., & Kamitsuru, S. 編（2017）／上鶴重美訳（2018）．NANDA-I 看護診断─定義と分類2018-2020　原書第11版（p.361）．医学書院．

Moorhead, S., Swanson, E., Johnson, M., & Maas, M.L. 著（2018）／黒田裕子・総合病院聖隷浜松病院看護部監訳（2018）．看護成果分類（NOC）　原著第6版（p.139, 144, 675）．エルゼビア・ジャパン．

Butcher, H.K., Bulechek, G.M., Dochterman, J.M., & Wagner, C.M. 著（2018）／黒田裕子・総合病院聖隷浜松病院看護部監訳（2018）．看護介入分類（NIC）　原著第7版（pp.65-66, 138-139, p.642）．エルゼビア・ジャパン．

しては，早産の場合，動脈管が開存し続けることで血液の一部が大動脈から肺動脈に流れ，心負担を生じるリスクがあるが，現在は安定している．

　体重あたりの基礎代謝量が大きく，体表面積も大きいことから，成長のためにはエネルギー摂取が重要であり，中枢神経系の発達にとっても栄養摂取は重要である．しかし，早産で呼吸・吸啜・嚥下の協調運動が未確立のため，経静脈栄養と経腸栄養を実施している．糖新生も未熟ではあるが現在，低血糖は生じていない．赤血球量が多く，寿命も短いためにビリルビン産生が亢進するため，高ビリルビン血症になる可能

	かなり	中程度	軽度	なし	
	2	3	4	5	
	★ 4/6		● 4/10		欲求不満がない
		● 4/10			育児をすることに対する心配がまったくない

	かなり障害	中程度に障害	軽度に障害	障害なし	
	2	3	4	5	
			● 4/10		児の将来について確信がもてる

看護介入（NIC）
家族統合性促進：子育て家族（領域Ⅴ：家族，類Ⅹ：生涯ケア） **定義**：子どもを迎え入れる家族員や家族の成長を促進すること **行動** ■親と信頼し合える関係を築く（母親や父親，曽祖母・父方の祖母を含め，何でも気軽に医療者に相談できる雰囲気をつくり，適時，すみやかに対応することで関係づくりを行う） ■家族の心配事や感情，疑問点を傾聴する（母親や父親，曽祖母・父方の祖母の心配事や感情，疑問点の表出があった際は落ち着いた環境で傾聴する） ■親としての役割を果たす際の自己効力感を高める（母親や父親として，面会に来たり，母乳を持参したりするなどの行動がみられた際は肯定的にフィードバックし，役割遂行の継続を促すようかかわる） ■親になることに関する感情を表出できる機会を設ける（親になることに関する感情について，ネガティブなものも含め，素直に表出できるよう，適宜，声をかける） ■新しく支援のネットワークをもてるように家族を援助する（母親や父親，曽祖母が協力して子育てを行うよう促すとともに，低出生体重児を出産した親の会のような社会資源について情報提供を行う） ■家族の擁護者になることを申し出る（母親自身の生育歴によれば養育者からの愛情を十分に受け取っていない可能性をかんがみ，母親が安心できる存在として看護者がいることを伝え，自由に話をしてもらうよう促す）

性があるが，今は問題ない．

　さらに，皮膚が薄く透過性が高いために不感蒸泄量は多く，容易に脱水に陥りやすい．その結果，腎機能低下を起こすリスクがあるが，現在は輸液により電解質のバランスを調整している．さらには未熟な腸管に加え，腸管虚血や感染，授乳や薬物などにより壊死性腸炎を起こすリスクがあるが，現在は初回排便もみられ，腸蠕動は微弱であるが聴取されている．

　免疫機能においては，早産児のためIgGの母体から胎児へ移行も十分でない．また，母体の前期破水や気管チューブ・中心静脈ラインの挿入などにより児への感染リスク

があり，予防的に抗菌薬を使用している．現在，感染徴候はない．

現在，緊急帝王切開による超低出生体重児で出生し保育器収容中であることから児との接触や直接的授乳行動に限界がある環境，母親の子ども時代における母親や父親と別れるなどの喪失体験，祖父母への養育者の交替などの生育歴による影響などにより，母親の児への愛着形成が損なわれる可能性がある．なお，母親と父親，曽祖母，父方の祖父母との関係は良好である．

看護診断の選定

C児は超低出生体重児で出生したため，長期にわたる入院生活となり，様々な合併症のリスクを抱えることになる．児の身体面において看護診断を選定することも可能ではあるが，ここでは全体像をもとに，母親への支援の看護診断を優先的に考える．

現在，母親に児への愛着（アタッチメント）が十分にみられているとはいえないが，両者の関係性は児が成長・発達していくうえで重要なものとなる．そこで〈領域7：役割関係〉の〈類2：家族関係〉の看護診断のうち愛着を扱ったものは「**愛着障害リスク状態**」のみであった（**表3**）．

定義を確認すると「親あるいは重要他者と子どもとの，保護的で養育的な互恵関係の発達を促す相互作用過程が，破綻しやすい状態」とあり，今回，該当するのではないかと考えた．次に診断指標を確認し，次のように該当するものを検討した．

「不安」は，児の成長に対する不安（4月4日15時）や育児に対する不安（4月6日15時）がみられており該当する．

「子どもの病気のために親が効果的な接触を開始できない」は，児は超低出生体重児で出生し，現在は保育器収容中のため，母親が接触するには限界があるため該当する．

「親が自分のニーズを満たせない」は，医療者から母乳栄養について説明を受けるが，母乳の分泌が少ない状況があるため該当する．

「親子の分離」は，児はNICU，母親は産科病棟に入院中であるため該当する．

「物理的障壁」は，まさに保育器収容中であるため該当する．

なお，児は超低出生体重児で出生しており，ハイリスク群の「未熟児」も該当する．

以上のことから看護診断は「愛着障害リスク状態」を選定した．

看護成果と看護介入

看護成果（NOC）の選定

現在，児はNICU入室中であり，今後も長期にわたって治療が継続される．一方，母親は順調に回復しているため，まもなく退院を迎える．本来，子どもと母親は接触体験を通じて情緒的絆を形成するが，この児の場合，物理的に母親と隔絶される．また，母親も自らの生育歴や緊急帝王切開などから，育児に対する不安もあり，子どもへの関心が低い状況が考えられる．

そこで，看護成果分類（NOC）は〈領域Ⅲ：心理社会的健康，類P：社会的相互作用〉の「**親－乳児の愛着行動**」と「**役割遂行**」を選定した（**表3**）．成果指標では乳児からの行動もあるが，早産で出産していることもあり母親の行動を選択した．

次に，母親の精神的な状況を考慮し〈領域Ⅵ：家族の健康，類Z：家族の健康状態〉

の「**介護者の心の健康**」を選択した．
看護介入（NIC）の選定

　母親のアタッチメント行動に働きかけるために看護介入（NIC）を選定した．まず，〈領域Ⅴ：家族〉の〈類Z：子育てケア〉の「**愛着促進**」を選択し（**表3**），次に〈領域Ⅴ：家族〉の〈類X：生涯ケア〉の「**役割強化**」と「**家族統合性促進：子育て家族**」を選択した．

まとめ

　生育歴として両親からの愛情を喪失し，祖父母に養育された母親が緊急帝王切開にて超低出生体重児を出産した事例について，愛着理論を適用し，看護成果と看護介入までを考えてきた．子ども時代の愛着パターンは，大人になってからの愛着スタイルに影響すると言われる．これまで祖父母に養育されながらも母親は自らの子ども時代の体験，親に対する思いを封印してきたことを思えば，その喪失体験の影響は今も残っている可能性がある．その影響はC児への育児にも影響を及ぼし，長期的にはC児自身の愛着スタイルにも及ぶ．よって，母親の愛着形成に向けた看護介入は重要な意味をもつ．そして，愛着形成に介入する際には，喪失体験をしてきた母親にとって心から安心でき，自分は守られていると感じる環境，つまり，エインスワースのいう〈心の安全基地〉に看護師がなるよう働きかけることが重要である．

　子どもへの虐待が増加する昨今，愛着（アタッチメント）理論はますます注目され，臨床現場に有用な理論であると考える．

文献
Ainsworth, M.D.（1985）. Patterns of infant-mother attachments ; antecedents and effects on development. *Bulletin of the New York Academy of Medicine.* 61（9），771-791.
Bowlby, J.（1951）／黒田実郎訳（1967）．乳幼児の精神衛生．岩崎学術出版社．
Bowlby, J.（1969）／黒田実郎・大羽蓁・岡田洋子・黒田聖一訳（1991）．母子関係の理論―Ⅰ 愛着行動 新版．岩崎学術出版社．
Bowlby, J.（1973）／黒田実郎・岡田洋子・吉田恒子訳（1995）．母子関係の理論―Ⅱ 分離不安　新版．岩崎学術出版社．
Bowlby, J.（1980）／黒田実郎・吉田恒子・横浜恵三子訳（1981）．母子関係の理論―Ⅲ 対象喪失　新版．岩崎学術出版社．
Bowlby, J.（1988）／二木武監訳（1993）．母と子のアタッチメント―心の安全基地．医歯薬出版．
Homes, J.（1993）／黒田実郎・黒田聖一訳（1996）．ボウルビィとアタッチメント理論．岩崎学術出版社．
Klaus, M.H., Kennell, J.H., & Klaus, P.H.（1995）／竹内徹訳（2001）．親と子のきずなはどうつくられるか．医学書院．
岡田尊司（2011）．愛着障害―子ども時代を引きずる人々．光文社．
岡田尊司（2016）．愛着障害の克服―「愛着アプローチ」で，人は変われる．光文社．

慢性期の事例①

4 筋萎縮性側索硬化症（ALS）の診断を受けた男性

山田由美　　益田亜佐子　　中西雅代

事例の視点　マズローの自己実現理論

　筋萎縮性側索硬化症（ALS）の診断を受け，治療していく経過のなかで予期せぬ病状の進行に直面しているD氏の事例を取り上げる．

　ALSとは，主に中年以降に発症し，一次運動ニューロン（上位運動ニューロン）と二次運動ニューロン（下位運動ニューロン）が選択的かつ進行性に変性・消失していく原因不明の疾患である．病勢の進展は比較的速く，人工呼吸器を用いなければ，通常は2～5年で死亡することが多い．ALSは発症様式により，①上肢の筋萎縮と筋力低下が主体の上肢型，②構音障害，嚥下障害といった球症状が主体の球型，③下肢から発症し，下肢の腱反射低下・消失が早期からみられる下肢型の3型に分けられることがある．症状の進行は比較的急速で，発症から死亡までの平均期間は約3.5年といわれているが，正確な調査はなく，個人差が非常に大きい（難病情報センター，2018）．

　仕事もプライベートも充実して生きてこられたD氏が，難病の進行により身体が動かなくなっていく病態を理解はしているが，実際に病状が進行していくなかで，残された人生を自分らしく生きたいと望んでいることに着目し，欲求が満たされるようにという視点から，アメリカの心理学者アブラハム・マズロー（Abraham H. Maslow, 1908-1970）の自己実現理論（欲求階層論）を用いて〈領域6：自己知覚〉のアセスメントから看護診断・看護成果・看護介入について検討する．

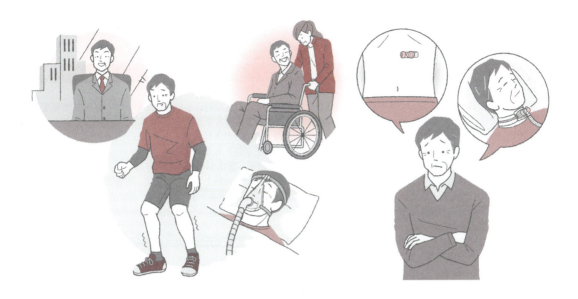

事例の紹介

　D氏は60歳代で上場企業の元常務の男性であり，現在は個人で委託業務と1回/月のコンサルティングを行っている．D氏は社会的地位も高く，経済的にも恵まれている．症状の出現から確定診断までの期間は約4か月と短く，早期に治療を開始したにもかかわらず，病状の進行は早く，四肢の筋力低下をきたし，日常生活動作（ADL）は低下していった．また，呼吸状態の悪化もあり，夜間は非侵襲的陽圧換気療法（NPPV）により安寧を保持している状態であった．

　D氏は，これらの進行する病状を受け入れつつ，今後の治療や人生について自らの悔いが残らないように決定しようとしている．

　そのほかの情報は，患者のデータベース（表1）およびSOAPによる看護記録（表2）を参照．

事例のアセスメント

　ここでは，〈領域6：自己知覚〉のアセスメントについて「自己実現理論」を適用する．D氏の場合，自己概念，自尊感情，自己評価が強く関連しており（図1），それぞれについて解説する．

自己概念，自尊感情，自己評価とは

　自己に関する概念は，これまで哲学，社会学，心理学，精神医学など多岐にわたる学問分野で探究され，それぞれが関係しながら発展してきた．また，自尊感情，自己価値，自尊心とも訳される「セルフ・エス

表1　患者のデータベース

| プロフィール | 患者：D氏，60歳代，男性，診断名：筋萎縮性側索硬化症（ALS） |

1. ヘルスプロモーション

主訴：呼吸苦．

現病歴：従来，毎日ジムに通い体を鍛えたり，ウォーキングをしたり，規則正しい食事を心がけたりと健康管理には意識が高かった．1月に重い荷物をもって腰を痛めた．3月ごろより右優位の両下肢の脱力を自覚したが，しびれや感覚の鈍さの自覚はなかった．特に前傾姿勢になると両下肢の力が入りにくく歩きづらいこと，大腿の筋肉の萎縮を感じることなどを主訴に病院を受診．外来にて神経系疾患が疑われた．

　7月，精査入院となる．神経所見，髄液検査，神経伝達速度検査，腰椎MRI検査から下位運動ニューロン障害を認めるものの上位運動ニューロン障害は明らかではなく，ALS疑いの診断となった．また，皮膚悪性リンパ腫の既往や神経根付近に炎症反応を認めたことなどからALS以外のリンパ腫関連や免疫介在性の神経障害も疑われた．

　8月，免疫介在性の神経障害疑いに対して，免疫グロブリン療法（IVIG）による治療目的で入院し，翌日から5日間施行し退院された．

　9月，両下肢の筋力低下があり，外出時は車椅子を使用するようになった．また，深呼吸がしづらく，動作時や入浴時の息切れを自覚するようになった．

　10月3日，上記症状より定期外受診．IVIGの効果は乏しく，四肢筋力は低下傾向にあった．また，肺活量の低下もあり，非侵襲的陽圧換気療法（NPPV）導入の希望をされた．経口摂取への希望は強く，現段階では嚥下障害はなかった．しかし，今後症状の悪化も予想され，経鼻胃管や胃瘻による栄養摂取や人工呼吸器に関する情報提供が実施された．

　10月13日，肺活量の低下，夜間の動脈血酸素飽和度の低下，二酸化炭素蓄積による頭痛，両下肢脱力による転倒回数の増加と症状の悪化が認められ，NPPV導入と2回目のIVIG目的で入院．以前は手押し車で歩行できていたが，車椅子での移動がほとんどとなっていた．また，自力での起き上がりや座位保持も困難となっていた．

　10月17日，IVIG2回目開始．入院中は呼吸苦に対して夜間は酸素投与1L/分と入眠薬ゾルピデム酒石酸塩5mgを1錠内服することで入眠できていた．上位運動ニューロンでは腱反射亢進以外の所見は乏しいが，軸索を通じて神経細胞の障害をきたしている可能性があった．

　10月23日，ALSと診断され指定難病の認定申請．呼吸苦と二酸化炭素貯留を認め，呼吸苦の強いときはNPPV導入．呼吸苦の悪化に伴い，気管切開・人工呼吸器の使用について話し合うが，「まだ決断できない」「家族と相談したい」と経過をみることなる．

　10月24日，本人と妻の希望で自宅退院．自宅では夜間はNPPVを開始した．「動ける間にやっておかないと」と，妻と2人でヨーロッパおよび京都・四国などへ旅行に行かれる．

　11月14日，外来でのリルゾール（リルテック®）の投与開始．このころより嚥下機能の低下も認められていた．専門の本を読んだり，インターネットで調べたりし，「胃瘻作成については，おおむね決心ができた．お願いしたい．気管切開・人工呼吸器の装着は決めかねている．五分五分．緩和的な処置についても知りたい．○○大学でのメコバラミン大量療法の治験を考えている」と，今後のことについても，しっかりと勉強されていた．

　11月29日，エダラボン（ラジカット®）点滴初回投与目的で入院．

医師からの説明（入院時）：ALSに対して，IVIGを2回施行しましたが，十分な効果が得られていると言いづらい状況です．リルテック®の内服に加え，点滴治療も行っていきます．最初は入院して行いますが，次からは近医での実施や自宅での実施などが可能です．

病気についての患者の理解：ALSという難病である．治療も効果が乏しく，四肢の筋力の低下や肺活量の低下があり，NPPVを導入しているなど進行状態にある．今後，さらなる症状の悪化も予想され，経鼻胃管や胃瘻による栄養摂取や気管切開や人工呼吸器の導入などが必要となる．

医師の説明に対する本人の受けとめ：点滴は最初だけ入院で．いずれは訪問医にやってもらおうと思っています．

医師の説明に対する家族（妻）の受けとめ：（点滴の針は）刺すのは刺してもらって，抜いたりするのは私でもできるのかしら．

既往歴：右前頭部皮膚原発性悪性リンパ腫の診断にて放射線治療．高血圧，高脂血症，高尿酸血症．

現在の内服薬：イコサペント酸エチル（エパデール®S900）・1回2包・朝夕食後，アロプリノール100mg・1回1錠・朝食後，トコフェロール酢酸エステル（ユベラN®）100mg・1回1カプセル・朝昼夕食後，フルスルチアミン（アリナミン®F）25mg・1回1錠・朝昼夕食後，メコバラミン（メチコバール®）500μg・1回1錠・朝昼夕食後，デキストロメトルファン臭化水素酸塩水和物（メジコン®）15mg・1回1錠・朝昼夕食後，リルゾール（リルテック®）50mg・1回1錠・朝夕食前，ゾルピデム酒石酸塩・5mg・1回1錠・就寝前．

遺伝的疾患：なし．

生活パターン：規則的．

健康維持・増進行動：発病前は毎日ジムに通い体を鍛えたり，ウォーキングをしたり，規則正しい食事を心がけていた．

表1 （つづき）

嗜好品：喫煙・飲酒なし．
アレルギー：なし．

2．栄養

身長：160 cm．
体重：50.6 kg，標準体重 67.4 kg，BMI 19.5，体重の変化あり（4 か月で 7 kg の減少）
食習慣：3 回/日，規則的．
食事の好き嫌い：なし．
食欲：ふつうにある．
水分摂取量：1500～2000 mL/日．
そのほかの関連情報：朝のみ病院食摂取．前回までの入院時と同様に昼と夕は妻の持参した食事を摂取している．以前より，あっさりしたものになってきている．むせ，つかえ感なし．入院後の耳鼻科受診の結果，声帯麻痺はなく，嚥下機能は保たれているが，水分はとろみをつけたほうが望ましいとのこと．

検査データ

項目	単位	11 月 14 日	11 月 29 日
総たんぱく（TP）	g/dL	7.2	7.2
アルブミン（Alb）	g/dL	3.9	4.2
尿酸（UA）	mg/dL	5.9	5.8
尿素窒素（UN）	mg/dL	14.8	12.7
クレアチニン（Cre）	mg/dL	0.48	0.38

3．排泄と交換

排泄：排便 1 回/日，便状は普通，薬剤（ピコスルファートナトリウム水和物内用液 8～10 滴）使用．腹部症状なし，便失禁・尿失禁なし，排尿 20 回/日，残尿感なし，夜間排尿 2～3 回．
皮膚の乾燥：あり
そのほかの関連情報：D 氏から「自宅では毎日排便あったけど，ここにくるとだめだね．でも下剤はもう少し様子みたいよ」．安静時から浅表性呼吸であり，会話時に呼吸苦出現あり．

動脈血液ガス分析の結果

項目	単位	前回	入院時（11 月 29 日）
動脈血酸素分圧（PaO_2）	mmHg	71.1	91.3
動脈血二酸化炭素分圧（$PaCO_2$）	mmHg	57.6	45.7
重炭酸イオン（HCO_3^-）	mmol/L	28.5	28.4
水素イオン指数（pH）		7.313	7.411
ベースエクセス（BE）	mmol/L	1.1	3.2
動脈血酸素飽和度（SpO_2）	%	94.1	97.4
ナトリウム（Na）	mmol/L	―	135
カリウム（K）	mmol/L	―	3.7
クロール（Cl）	mmol/L	―	98

4．活動／休息

睡眠時間：0 時～5 時，約 5 時間/日．
不眠：中途覚醒，入眠困難．
入眠薬：ゾルピデム酒石酸塩 5 mg．
日々の活動パターン（起床から就寝までのおよそのパターン）

```
5：00    7：00           12：00              19：00         0：00
 │        │                │                   │            │
起床     朝食            昼食                 夕食         就寝
```

運動機能障害：右優位の四肢の筋力低下あり．
食事行動障害：セッティングで自力摂取可能だが，振戦，巧緻動作制限あり，補助具（にぎにぎスプーン）使用．
排泄行動障害：排尿はベッド上で尿器使用，排便時は車椅子でトイレへ．

表1　（つづき）

移乗行動障害	腰を支えることで車椅子への移乗は可能．自宅では補助具（スライドボード）を使用していた．
清潔行動障害	一部介助が必要．自宅では妻の介助でスライドボードを使用し浴槽に入っていた．
衣服着脱行動障害	排便時は下衣の上げ下ろし，更衣は一部介助が必要．
ほかの行動障害	なし
余暇あるいは気分転換活動	テレビ，雑誌．
活動による循環呼吸障害	安静時から浅表性呼吸であり，会話時に呼吸苦の出現がある．
そのほかの関連情報	D氏「これ（NPPV）使ってからは，まあまあ眠れている．ただ，すごく口が乾くね．それで夜起きたり，水飲んだりしてトイレも近くなったり．3時くらいに起きてそれから5時くらいまで眠れるときもあるけど，眠れないときもある」．

5. 知覚／認知

意識レベル：清明（JCS0）．
見当識障害・言語障害・理解力障害・認知障害・感覚障害なし

6. 自己知覚

自分の性格をどう思うか：まじめ，がんこ．
家族（妻）の思う患者の性格：まじめ，がんばりや，がんこ．
病気による自分の身体や機能の変化への思い：D氏「今後できないことが増えてくるだろうから，できるうちにいろいろやっておかないと」「胃瘻作成については，おおむね決心ができた．お願いしたい．気管切開・人工呼吸器の装着は決めかねている．五分五分．緩和的な処置についても知りたい．○○大学でのメコバラミン大量療法の治験を考えている」．

7. 役割関係

現在の職業：個人で委託業務とコンサルティングを1回/月．過去には上場企業常務．
家族構成：妻との2人暮らし（患者と妻は同い年）．

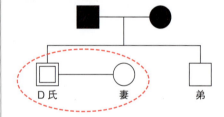

キーパーソン：妻（主婦，ボランティア活動をしている．既往に胃がんがあり，手術され完治）．
患者の世話をする人：妻．
そのほかの関連情報：妻とは学生時代に知り合い，その後，結婚．妻はこれまでの入院でも毎日，昼食・夕食を持参し，一緒に食事をとっている．日中，いったん自宅に戻り，家事をこなし，夕方にまた来院している．時間があれば，患者のマッサージをしたり，保清に努めたりしている．患者の弟が鹿児島に在住．面会はないが，電話連絡は頻繁にされている．

7. セクシュアリティ

婚姻状況：既婚
子ども：なし．
泌尿器系疾患：なし．

9. コーピング／ストレス耐性

ストレスだと感じていること：今後できないことが増えてくるだろうから，できるうちにいろいろやっておかないと．
不安や悩み：妻を残して逝くことが気がかり．
日ごろのストレス発散法：登山，旅行．
家族やほかの人たちからのサポート：妻．

10. 生活原理

価値・信念：納得のいく方法を選択していき，悔いのない人生を送りたい．
信仰：なし．
人生の目標や生きがい：妻との時間を大切にすること．
人生において重要と考えていること：妻との時間．

表1 （つづき）

11．安全／防御
感染：なし． 感染リスクファクターの存在：嚥下機能の低下による誤嚥． 転倒・転落のリスク：右優位の四肢の筋力低下． 体温調整の異常を引き起こすリスクファクターの存在：なし．
12．安楽
身体の苦痛：呼吸苦がある． 疼痛・鎮痛薬の使用：なし． 入院環境：個室． 面会について希望：あり（制限中）． そのほかの関連情報：NPPV導入前は朝方に頭痛があったが，現在はなし．仕事関係の面会者がこられるが，事前に連絡をいただくか，患者や妻に確認後に面会してもらうなどの調整をしている．
13．成長発達
身体的な成長の問題：なし． 先天的・遺伝的な問題：なし．

表2　看護記録（SOAP）

日時		SOAP
11月29日 11：00	S	またきましたよ．よろしくお願いします．今度は点滴をすることになりました．最初だけは入院でやりましょうと先生に言われたからね．次からは外来でやりたいと思っています．
	O	車椅子にて入院する．少し会話すると息切れあり．努力様呼吸．血圧134/70 mmHg，脈拍54回/分，体温36.8℃，呼吸24回/分，SpO_2 96％．
	A	前回入院時より呼吸状態の悪化あり．
	P	適宜NPPVでの酸素投与実施．呼吸苦増強時や移動時など必要時はすぐにナースコールするように伝える．
14：20	S	ここの外来では点滴はやってもらえないみたいです．だから，往診でやってくれる医師がいるらしいので，そちらに頼もうかと思っています．妻でも（針は）抜いたりするのはできるのではないかって先生に言われました．覚えられるかな？
	O	妻「先生がそうおっしゃっていて，自宅でもできるみたいです．針を刺すのだけ往診の先生にやってもらって，終わったら私が抜くことも可能だって．だから，皆さんがやってくださっているのを見て覚えたいんです」
	A	患者も妻も自宅で過ごす時間を希望されており，意欲は十分であり，妻の性格や行動からも手技獲得は容易と思われる．
	P	妻の自宅点滴に対する手技獲得へ向けて支援していく．
21：00	S	これ（NPPV）を使ってからは，まあまあ眠れている．ただ，すごく口が乾くね．それで夜起きたり，水飲んだりしてトイレも近くなったり．3時くらいに起きて5時くらいまで眠れるときもあるけど，眠れないときもある．特に眠れる薬はいらないよ．眠れるときもあるし，癖になるのも嫌だし，そのうち気管切開することだし……．
11月30日 7：00	S	少しは眠れたから，大丈夫．おしっこも近いけど，自分で処理できるから大丈夫だよ．自分でできることは自分でやりたいから．
	O	夜間は入室のたびに覚醒しており，他覚的にも入眠している様子はないが，眠剤の追加の希望はない．巡視のたびに，尿器に尿がたまっているが，排泄介助のナースコールはなく尿器で排尿動作は自立している．NPPV使用でSpO_2の著明な低下はない．笑顔での発言がある．
	A	夜間のNPPVの装着は必要であり，口渇は否めない．夜間の水分補給も必要であり，頻尿も招いていることも理解しており，眠れなくてもしようがないと考えている．
	P	少しでも夜間睡眠や休息がとれるように援助していく．
11：00	S	呼吸状態が悪くなってからでは，胃瘻をつくれないと心配で，今回の入院で，できないかって先生に相談してみたよ．あと，入院手続きとか面倒だし，1回ですめばいいかなあと思って．
	O	今回の入院は2週間であり，この期間中での胃瘻造設はスケジュール的に困難であり，次回の入院時に胃瘻造設の予定となる．

表2 (つづき)

日時	SOAP
	S 自宅では毎日排便あったけど，入院するとだめだね．でも下剤はもう少し様子みたいよ．退院したら，解禁になった蟹を奥さんと一緒に食べてくるよ．でも，ここ最近食欲がおちたなあ．
	O 妻「私も楽しみにしているわ．本当に主人はグルメなのよ，いろいろなおいしいものを2人で食べに行ったわ．主人は仕事も本当にがんばってきたけど，遊びも一生懸命楽しむ人なの」
	S そうだな，自分で言うのもなんだけど，遊びも仕事も全力投球だった．
	O 安静時から浅表性呼吸であり，会話時に呼吸苦を認めるが，安静にすることで改善する．妻がつくったサンドイッチとスープを少しずつ，ゆっくり摂取．
	A 誤嚥なし．
	P 食べられるものを食べられるときに摂取するように伝える．
18：00	S もうすぐ，福岡にいる甥の結婚式なんだよ．僕たちには子どもがいないから，甥のことがとてもかわいくてね．幸せな姿を見たいね．家での点滴や気管切開もそうだけど，僕の体は，これからどんどん動かなくなっていくからね．退院してからのことが心配だけど，悩んでいてもしようがないからね．自分でできることをがんばる．とにかく，僕はできるだけ家で過ごしたいね．妻を残して先に逝くことが気がかりだけど，今は，奥さんとできるだけ一緒にいたいから，がんばるよ．サポートもしてくれるから．仕事のことも考えて，信頼できる人に相談して進めているよ．仕事の仲間もずっと信頼をおいている人たちだからね，安心して任せられる．仕事もがんばってきたし不満はないよ．
	O 顔面を紅潮させながら，今の自分の状況について話をされる．
	A 病気に対して，自身でいろいろ情報を得られており，今後のことを予測されている．今後の病気の進行や，いずれ訪れる死によって，妻にかかる負担や影響を考えられている．
	P 傾聴．
12月1日 6：00	S 点滴は午前中で終わるよね？午後は何もないなら外出したいな．少し家に帰りたいな．
	O 病状の進行度と今後の予定について医師より説明を実施．病状の進行は思ったより進行しておらず，1か月前と変化なし．予定通り年明けの胃瘻造設の予定となる．午後から自宅へ外出され，ゆっくり過ごされた．
17：00	O 帰院後，妻が「身体障害者手帳をもらおうと思っています」「呼吸器（NPPV）の印象はいいみたいですよ．ただ，口が乾燥するとは言っていますが，あの人が大丈夫というなら大丈夫だと思っています．主人はがまん強い人ですが無茶はしないですから．私が言うのもなんですが，夫は，仕事もがんばって結果を残してきたし，部下からの信頼もあったようです．今もお見舞いを断るのが大変なんです．私，胃がんの手術しているんです．だから，私があの人に面倒をみてもらおうと思っていたのに，こんなことになるなんて……．病気は，もっとゆっくり進行するものだと思っていましたが，だんだん動けなくなる姿を見て，今できることをしておかないと，と思っています」と少し涙ぐみながらではあるが，力強くまっすぐに目をみて語られる．
	P 傾聴．1人で抱え込むのは大変すぎること，医療者を頼っていただいてサポートできることなど伝えた．

S：主観的データ，O：客観的データ，A：アセスメント，P：計画

ティーム」は，従来「人格性の絶対的価値すなわち尊厳を自己において認める認識」という意味から，同じように多くの哲学，社会学，心理学などの分野で探究されてきた（遠藤・井上・蘭，1992）．

自己概念

自己を実証的に検討した第一人者として，アメリカの哲学者ウイリアム・ジェームス（William James, 1842-1910）があげられる．ジェームスは自己意識には二重性があるとして，それぞれに「知られる者（the known）」「知る者（the knower）」，または「経験的自我あるいは自己（the empirical ego or self）」と「純粋自我（the pure ego）」があるとした（梶田，1994）．これは英語で "me" と "I" の関係で考えると考えやすく，「経験的自我あるいは自己」は，それぞれが自分のもの（mine）と呼ぶものす

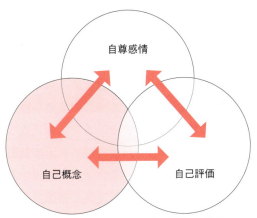

図1　自己概念，自尊感情，自己評価の関係

べてをひっくるめたものであり，物質的自己，社会的自己，精神的自己から成り立っているとしている．

物質的自己：自身の身体や衣服，所有物などから形づけられる自己である．

社会的自己：他者との交流を通して他の人々から得る承認であり，名誉や不名誉がこれに関係している．自分を認めてくれる人々あるいは集団の数だけ社会的自己は存在しており，どういう人々や集団から認められているかに応じて社会的自己も分化している．

D氏の場合，上場企業の元常務という職歴からも，社会的にも経済的にも恵まれており，これらに関する自己は十分満たされていると考えられる．

精神的自己：意識や精神活動などといった，他の自己と比較して最も内向的な自己としている．これは過去の自己や自己の可能性，未来のイメージに関するものであり，進行する病状を受け入れつつも，今後の治療や人生について悔いが残らないように決定しようとしている現在のD氏の直面している自己であると考えられる．

自己概念とは，一般的に「自らが自己を対象（容体）として把握した概念，自分の性格や能力，身体的特徴などに関する，比較的永続した自分の考え」（遠藤，1999）や「知覚された自己の記述であり，自分がもっていると認知している属性」（遠藤・井上・蘭，1992）と定義されているように，その人の自己像を知り必要があり，D氏においては精神的自己の追及において自己尊重が大きく関与していると考えられた．

自尊感情・自己評価

自尊感情とは，自己概念が個人の評価判断は含まないことから区別される概念である．たとえば「自分は細い体形だ」と認知するのが自己概念であり，それについて「やせていて，女性として魅力的で価値がある」または，「やせていて，女性として魅力がなく価値がない」と感じることが自己評価，自尊感情ということになる．

そして，ジェームスはセルフ・エスティームを自我の領域における"自己評価の感情"として取り上げ，願望（欲求水準）と成功（失敗）の経験と結びつけ，心理学的実証的研究の可能性を最初に明らかにした．"自己評価の感情"は実際の成功あるいは失敗，現実の世の中で占める位置の高低によって決められるとしている．それは，私たちが現実の生活において，欲望の対象について選択していること，その選択した一つの実現のために，他の欲望を抑圧し，その一つにすべてをかけていること，したがってその成功（失敗）は真の勝利，真の失敗となり，それぞれの喜悦と羞恥をもたらすとしている（遠藤・井上・蘭，1992）．

図2は，個人が願望をもっている領域で成功したと思われる体験の大きさが自分に対する満足度（自尊感情）を高めることを示している．頭がよいことに価値をおいて

$$自尊感情 = \frac{成功}{願望}$$

図2　願望のある領域での成功が自尊心を高める
(James, W. 著（1892）／今田寛訳（1992）. 心理学　上. 岩波書店. より引用)

いる人にとっては，よい成績を収め，周囲からも「頭がよい」と言ってもらえることは自尊感情を高めることになるだろう．スポーツ選手で，運動に秀でることに価値をおいている人にとっては「頭がよい」よりも「運動神経がよく，すばらしい選手だ」と言ってもらえるほうが自尊感情を高めることにつながる．しかし，その成功が自己にとって「価値ある」領域でなければ，成功と願望の差にかかわらず，自尊感情は高くはならない．

「自己実現理論」を知る

5つの基本的欲求

マズローは，人間は文化にかかわらず，①生理的欲求，②安全の欲求，③所属と愛の欲求，④承認の欲求，⑤自己実現の欲求として5つの普遍的な基本的欲求をもち，階層的に順序づけられていると考えた．しかし，下位の欲求が100％満たされて，初めて次の欲求が生じるのではなく，下位の欲求がある程度満たされると次の欲求が現れるという．そのため人間は5つの階層において，それぞれある程度は満たされており，マズローによる5つの階層の達成度は，①生理的欲求が85％，②安全の欲求が70％，③所属と愛の欲求が50％，④承認の欲求が40％，⑤自己実現の欲求が10％だとしている（Maslow, 1970／小口, 1987）．

自己実現の欲求

マズローは，自己実現の欲求とは，人が潜在的にもっているものを実現しようとする傾向，よりいっそう自分であろうとすること，自分がなり得るすべてのものになろうとする願望としている．また，個人差が非常に大きいのも，自己実現の欲求の特徴であるとしている．高次の欲求の満足で，望ましい主観的結果として真の幸福，平静さ，内的生活の豊かさがもたらされるのであるとしている（Maslow, 1970／小口, 1987）．

事例の検討

D氏は，突然訪れた筋萎縮性側索硬化症（ALS）という疾患に関して，完治させることはできないが，残された人生の時間に目を向け，妻との充実した時間を穏やかに過ごしていきたいと，自己の生きかたを考えている．

D氏は，病態の進行により，四肢の筋力が失われ，生理的欲求，安全の欲求，所属や愛の欲求が満たされなくなることに目を向けるのではなく，自分らしい生きかたを選択することを望んでいる．それは，承認の欲求やさらには自己実現の欲求という高次欲求を満たすことであり，そのことがD氏の自己を維持し，「生きる」ということを支援することにつながると考えられた．そこでD氏の事例を自己実現理論（欲求階層論）に適用してみる．

自己実現理論によるアセスメント

D氏は，下肢の筋力低下を自覚してから，早期に難病であるALSと診断され，治療を受けている．上場企業の元常務として，仕事においてもプライベートにおいても人望

厚く充実した人生を送ってきている．自己のなかに確固たる成功体験も多く，自尊感情も高く生きてこられたと考えられる．妻も同様に夫であるD氏への信頼は強く，評価も高い．また，妻自身もそのような頼れる夫とともに人生を歩んでいることで自尊感情が高く保持されてきたと推測される．

　D氏は，発症から現在に至るまでに進行性の難病であることを医師の説明から十分に理解したうえで自ら情報収集を行い，葛藤を乗り越えて，自らの意思で治療方法を選択してきた．そして，残された人生を最愛の妻とともに生きることに価値を見いだしている．D氏は，現在四肢の筋力低下が進行し，基本的欲求が満たされていない状況においても可能な限り自身でできるところは行うこと，自身で今後の生活を考え，生きていくことでこれまで培った「自己」というものを全うしようとしていると考えられる．D氏は，これまでの人生において基本的欲求は常に満たされており，高次の欲求を満たすことで仕事もプライベートも充実した自己を形成されてきたと推測される．したがって，自己に対する評価，すなわち自尊感情を維持できるように支える計画とした．

　そこでD氏の事例において，焦点となる〈領域6：自己知覚〉〈領域9：コーピング／ストレス耐性〉〈領域10：生活原理〉の類と領域のアセスメントを行った．

〈領域6：自己知覚〉のアセスメント

　会社の元常務として成功体験も多く，周囲に気を配り，穏やかな人柄であり，他者から尊敬され，頼られることを誇りに思っていた．妻の負担になることはできるだけ避けたいとも考え，自分のことは自分で決めるという自分に価値をおいている．身体的変化にも動じず冷静に判断でき，他者を気づかうことができており，現在は自尊感情が保たれている．しかし，急激な筋力低下により，日常生活動作への介助が必要となる状態や，さらに呼吸障害に対する気管切開への決断を迫られる状態に陥った際には，ボディイメージが低下し，自尊感情の低下につながると考えられる．

〈領域9：コーピング／ストレス耐性〉のアセスメント

　病気の進行が予想以上に急速に悪化し，運動機能障害を引き起こしている現状に対して脅威の認知をしているが，努めて冷静に受けとめようとしている．問題中心型コーピングとして，自分自身でできることを実施し，治療に関しても情報収集をしつつ，最適な方法を選択しようと心がけている．しかし，気管切開など生命を維持することと，妻との会話でのコミュニケーションがとれなくなることに関して戸惑い，情緒が不安定な状態である．

〈領域10：生活原理〉のアセスメント

　他者の意見に耳を傾ける姿勢はあるが，自分のことは，できるだけ自分で決定するということに価値をおいている．自分での決定事項については，感情を交えずに，冷静に理論的に捉えようとしている．自宅での時間を妻と穏やかに過ごすこと，治療のスケジュール・仕事・ADLの介助についても，自分自身で行動選択している．現時点では自分で行動し，病気の進行に立ち向かっていることで価値観と信念は一致している．しかし今後，日常生活動作ができなくなることが予想され，価値観と信念の不一致となる可能性が高い．

事例の全体像と看護診断

事例の関連図を図3に示す．アセスメントをとおして看護診断を導き，看護成果（NOC）と看護介入（NIC）を検討する．

患者プロフィール

D氏，60歳代，男性．上場企業の元常務であり，現在は個人で委託業務とコンサルティングを1回/月行っている．子どもはおらず，同い年の妻との2人暮らし．

統合アセスメント

過去に悪性リンパ腫を発症したが治療・寛解しており，その後は自らの生活管理に気を配り，減塩食やウォーキングなどを取り入れて生活してきた．

その後，ALSを発症し，2回の入院治療によっても病気の進行を遅らせることはできず，今回，新たな治療のため入院となる．明らかな嚥下障害・咀嚼障害はなく常食を摂取しているが，今後，嚥下機能の低下による経口摂取が困難になることが予想される．また，四肢の筋力低下により日常生活は介助を要する状態である．呼吸筋の低下により呼吸苦も出現しており，特に夜間はNPPVによって補助呼吸が必要な状態であるため，夜間の睡眠障害を引き起こしている．このことからエネルギー均衡はくずれつつあり，身体的安楽は保たれていない．

入院中も仕事をしており，社会的安楽は保たれているが，自宅療養を希望している本人にとっては，入院生活自体が環境的安楽を阻害している．夫婦関係は良好であり，妻へのいたわり，社会的役割への満足はあるが，病状の進行により，今後本人の満足する役割が果たせなくなる可能性が大きい．

突然発症したALSという進行性の疾患は，病状が不確定のもとに進行していく．その中で自ら病気に関しての情報を得て，妻と話し合い，医療者とのコミュニケーションを積極的にとっている．これは病状の不確定な部分に対し，心理的安定を図るために，様々な情報の中から自分自身で解決できる問題を選択しているのではないかと推測される．自ら解決できる道を選ぶことは，自分自身の仕事においても，家庭においても，自らの信念を貫くことにつながっている．

各領域でのアセスメントでは，今後予想される病状の進行による不確かさ，本人にとって排除したい問題の数々がある．現在のALSの病状の進行を自身の力では抑制できないため，医療者に治療を任せることとし，自分自身でコントロールできる部分に目を向けることで，残された人生のなかで自己概念を確立させようとしている．

看護診断の選定

D氏は，現在，呼吸筋の低下による呼吸苦や四肢の筋力低下によりADLが満たされておらず，身体面において看護診断を選定することは可能ではあるが，ここでは全体像を基にD氏の自己知覚に働きかける看護診断を優先的に考える．

D氏は社会的地位も高く，自尊感情は高いと考えられる．ALSという進行性の病気

に対して妻とともに立ち向かっている．病状の進行により，今後さらに様々なことが自力でできなくなる自分を予測しつつも，できる限り自分で行い，今後の人生の選択を自ら行っていくことに，自己の価値を見いだすことができている．D氏にはさらに自己の価値を強化できると考え〈領域6：自己知覚〉の〈類1：自己概念〉から「**自己概念促進準備状態**」を選択した（**表3**）．

定義を確認すると「自分自身についての感じ方や考え方のパターンが，さらに強化可能な状態」とあり，今回のD氏の自ら今後の人生を選択し生きていくことに自己価値を見いだしていることが該当するのではないかと考えた．次に，診断指標を確認し，該当するものを検討した．

「限界の受容」は，D氏の「そのうち気管切開することだし」や「呼吸状態が悪くなってからでは，胃瘻がつくれない」など，自分の身体の限界を受け入れている発言から該当する．

「強みの受容」は，D氏は上場企業の元常務であり，社会的地位や名誉を持ち合わせていることや「自分で言うのもなんだけど，遊びも仕事も全力投球だった」の発言から該当する．

「言行の一致」は，「僕の体は，これからどんどん動かなくなってくる……悩んでいてもしようがない……自分でできることをがんばる」などの発言から該当する．

「自分のアイデンティティへの満足を表す」は，発症時から，自分で調べて自分自身で決めていくことができていることなどから該当する．

「自己価値への満足を表す」は，「遊びも仕事も全力投球だった」「仕事もがんばってきたし不満はないよ」との発言から該当する．

「自分についての思いへの満足を表す」は，「自分でできることは自分でやりたい」「遊びも仕事も全力投球だった」「奥さんとできるだけ一緒にいたいから，がんばるよ」などの発言から該当する．

以上のことから看護診断は「自己概念促進準備状態」を選定した．

看護成果と看護介入

D氏にとって，どのような目標に向かって介入していけばよいかを考えながら看護成果（NOC）と看護介入（NIC）を選定する．

看護成果（NOC）の選定

現在のD氏は，病状を正しく理解し現状を受けとめ，残された人生を最愛の妻とともに生きることに価値をおき，できる限りのことを自分で行い，今後の人生の選択を自ら行っていくことに，自己の価値を見いだしていると考えられる．病状は深刻な状況ではあるが，D氏自身のこれまで行ってきたことを支持することで，本人が自己実現の欲求を満たすことができる目標を設定することが必要である．

そこで看護成果（NOC）は〈領域Ⅲ：心理社会的健康〉から選択した．D氏は自分自身で人生の選択を行っていきたいと考えている．しかし，病状の進行が速く，様々な決断を今後決めていくことが必要となるため，自分の限界を認めたうえでの納得のいく状況になることを目指したいと考え，〈類M：心理的安寧状態〉を選定し「自己認識」と「自尊感情」のどちらが適切であるかを考えてみた．

それぞれの成果の指標を比較すると「自己認識」の定義は「周囲の環境や他者との

領域4：活動／休息
呼吸筋の低下による呼吸苦・運動機能低下により活動量は著しく低下し行動の制限があり、夜間の睡眠も中途覚醒のため十分にとれているとはいえずエネルギー均衡は崩れている。食事・排泄・清潔動作については、自助具を使用して自力で行っている部分もあるが、四肢の筋力低下により介助を要する部分が増加している。

領域3：排泄と交換
排尿回数の増加はあるが、泌尿器系機能・外皮系機能は保たれている。腹筋や横隔膜の動きが減弱し、腹圧がかけにくくなることや活動量の低下に伴い腸蠕動運動は低下しつつあり、薬剤による排便コントロールを行っている。会話時息切れあり。夜間はNPPVによって呼吸筋力低下による換気障害は改善している。今後さらなる呼吸筋力低下により、気管切開の必要性が考えられる。

領域1 ヘルスプロモーション
悪性リンパ腫を発症・治療し寛解後、ウォーキングや減塩食など自らの生活に気を配りながら生活してきた。突然発症した今回のALSであったが、進行性の病気であるということを理解し、医療者と話し合いながら病気と向き合い、妻と2人で穏やかに過ごしたいと思っている。急速に進行する身体症状に対し、動けなくなることは自覚しているが、できる限り排泄・食事・体位交換など日常生活動作は自分自身で行いたいと望んでいる。治療についての医療者との共通認識はとれている。しかし、気管切開の必要性は理解してはいるが、実施に迷っている。最終的には自分自身で治療の決定を望んでいる

領域2 栄養
嚥下機能・咀嚼機能低下は軽度みられるが、常食を摂取しており、摂取機能は保たれている。今後は嚥下機能低下により、経口からの摂取は困難になることが予想される。

領域8：セクシュアリティ
結婚し子どもはいないが、性同一性・性機能障害についての情報はない。

領域13：成長発達
大きな障害もなく身体的成長を成し遂げ、エリクソンの説く老後の発達課題は「統合と絶望」であり、社会的役割を果たし正常な発達課題を遂げている。

領域10：生活原理
他者の意見に耳を傾ける姿勢はあるが、自分のことは、できるだけ自分で決定するということに価値をおいている。自分での決定事項については、感情を交えずに、冷静に理論的に捉えようとしている。自宅での時間を妻と穏やかに過ごすこと、治療のスケジュール・仕事・ADLの介助についても、自分自身で行動選択している。現時点では自分で行動し、病気の進行に立ち向かっていることで価値観と信念は一致している。しかし今後、日常生活動作ができなくなることが予想され、価値観と信念の不一致となる可能性が高い。

図3 事例の関連図

領域11：安全／防御
　現在感染源となるものは見当たらない．周囲に危険環境は認められないが，四肢の筋力低下が強く，左大腿のしびれによる感覚低下により立位は不安定で移乗に介助を要することから，転倒転落のリスクは高い．

領域12：安楽
　明らかな嚥下障害・構音障害はないものの呼吸筋障害による夜間はNPPVが必要な状態であり，NPPVマスクを装着した状態での睡眠は中途覚醒を招いている．また四肢の筋力低下により日常生活動作の自立は難しい状態であるため身体的安楽は阻害されている．
　妻と自宅で過ごしたいと望んでいる患者にとって，入院生活中も仕事を継続し，社会との接点をもつことで社会的安楽は保たれてはいるが，入院生活自体が環境的安寧とはいえない．

領域6：自己知覚
　会社の元常務として成功体験も多く，周囲に気を配り，穏やかな人柄であり，他者から尊敬され，頼られることを誇りに思っていた．妻の負担になることはできるだけ避けたいとも考え，自分のことは自分で決めるという自分に価値をおいている．
　身体的変化にも動じずに冷静に判断でき，他者を気づかうことができており，現在は自己尊重が保たれている．しかし，急激な筋力低下により，日常生活動作への介助が必要となる状態や，さらに呼吸障害に対する気管切開への決断を迫られる状態に陥った際には，ボディイメージの変化を伴い自尊感情の低下につながると考えられる．

領域5：知覚／認知
　四肢の筋力低下があり，左下肢には感覚障害が認められているが，認知機能は正常であり，コミュニケーションは図れている．

領域9：コーピング／ストレス耐性
　病気の進行が予想以上に急速に悪化し，運動機能障害を引き起こしている現状に対して脅威の認知をしているが，努めて冷静に受けとめようとしている．問題中心型コーピングとして，自分自身でできることを実施し，治療に関しても情報収集をしつつ，最適な方法を選択しようと心がけている．しかし，気管切開など生命を維持することと，妻との会話でのコミュニケーションがとれなくなることに関して戸惑い，情緒が不安定な状態である．

領域7：役割関係
　夫婦2人で行動することが多く，家族関係は良好である．病状の進行に伴い介護役割である妻の身体的・精神的負担が増加する可能性がある．
　入院中も仕事を継続しており，現在は社会的役割を果たしているが，病状の進行に伴い本人の満足のいく役割は果たせなくなる可能性が高い．

表3 NANDA-I 看護診断「自己概念促進準備状態」に対して看護成果分類（NOC）と看護介入分類（NIC）

NANDA-I 看護診断	看護成果（NOC）		
自己概念促進準備状態（領域6：自己知覚，類1：自己概念） **定義**：自分自身についての感じ方や考え方のパターンがさらに強化可能な状態 **診断指標** ■限界の受容（「そのうち気管切開することだし」「呼吸状態が悪くなってからでは，胃瘻がつくれない」） ■強みの受容（「自分で言うのもなんだけど，遊びも仕事も全力投球だった」） ■言行の一致（「僕の体は，これからどんどん動かなくなってくるから」「悩んでいてもしようがないからね．自分でできることをがんばる」） ■自分のアイデンティティへの満足を表す（発症時から，自分で調べて自分自身で決めていくことができている） ■自己価値への満足を表す（「遊びも仕事も全力投球だった」「仕事もがんばってきたし不満はないよ」） ■自分についての思いへの満足を表す（「自分でできることは自分でやりたい」「遊びも仕事も全力投球だった」「奥さんとできるだけ一緒にいたいから，がんばるよ」）	**自尊感情**（領域Ⅲ：心理社会的健康，類M：心理的安寧状態） **定義**：自己の価値に関する主観的な評価		
	成果指標 ＼ 測定尺度	まったく肯定的でない 1	
	自己受容について言葉にする（VS 限界の受容，強みの受容，自分のアイデンティティへの満足を表す）	現状に対してまったく肯定的な言葉がみられない	
	自己の限界の受容（VS 限界の受容）	自分の限界をまったく受け入れられない	
	自己価値についての感情（VS 自分のアイデンティティへの満足を表す，自己価値への満足を表す）	自分の価値に対して，まったく肯定的な言葉がみられない	
	受容：健康状態（領域Ⅲ：心理社会的健康，類N：心理社会的適応） **定義**：健康状態の重大な変化に折り合いをつけるための個人の行動		
	成果指標 ＼ 測定尺度	まったく表明しない 1	
	肯定的な自尊感情を報告する（VS 自己価値への満足を表す）	自尊感情に関する肯定的な発言がまったくみられない	
	健康状態の変化に適応する（VS 自分についての思いへの満足を示す）	健康状態の変化に応じた行動がまったくできない	
	自分の価値観を明確にする（VS 自己価値への満足を表す）	自分の価値観を明確にできない	
	人生の優先事項を明確にする（VS 自分についての思いへの満足を表す）	優先事項を明確にできない	
	セルフケアの課題を実施する（VS ボディイメージへの満足を表す）	セルケアの課題に対して，まったく対応できない	

★：現時点　●：目標
事例に合わせて下記の文献より許可を得て作成
Herdman, T.H., & Kamitsuru, S. 編（2017）／上鶴重美訳（2018）．NANDA-I 看護診断―定義と分類2018-2020　原書第11版（p.335）．医学書院．
Moorhead, S., Swanson, E., Johnson, M., & Maas, M.L. 著（2018）／黒田裕子・総合病院聖隷浜松病院看護部監訳（2018）．看護成果分類（NOC）　原著第6版（p.349, 361）．エルゼビア・ジャパン．
Butcher, H.K., Bulechek, G.M., Dochterman, J.M., & Wagner, C.M. 著（2018）／黒田裕子・総合病院聖隷浜松病院看護部監訳（2018）．看護介入分類（NIC）　原著第7版（p.150, pp.278-279, 320-321）．エルゼビア・ジャパン．

を適用した結果

	まれに肯定的	ときどき肯定的	しばしば肯定的	一貫して肯定的
	2	3	4	5
			★12/1	●12/8 現状に対して常に肯定的な言葉がみられる
			★12/1	●12/8 自分の限界を受け入れる
			★12/1	●12/8 自己の価値について，常に肯定的な言葉がみられる

	まれに表明	ときどき表明	しばしば表明	一貫して表明
	2	3	4	5
			★12/1	●12/8 自尊感情に関する公的な発言が常にみられる
		★12/1	●12/8	健康状態の変化に応じた行動が常にできる
			★12/1	●12/8 自分の価値観を明確にできる
			★12/1	●12/8 優先事項を明確にできる
		★12/1	●12/8	セルフケアの課題に対して，常に対応できる

看護介入（NIC）

自己尊重強化（領域Ⅲ：行動的，類R：コーピング援助）
定義：自己価値に対する自身の判断力を高めるために患者を支援すること
行動
- 患者の自分自身の判断に対する自信を観察する（肯定な言動を観察する）
- より高い段階の自尊感情に到達するために，現実的な目標が設定できるよう，援助する（身体的援助についての選択肢を増やし自己選択を促す）
- 他者に依存することを受け入れるよう，患者を援助する（患者の気持ちを阻害しないようなADLの援助を実施する）
- 自尊感情を高めるような環境や活動を促進する（安楽に過ごすことができる環境づくりやリハビリテーションやマッサージを実施する）
- 目標達成に向けて最後まで遂行するための能力の欠如について観察する
- 患者について肯定的な発言をする（患者の行動，発言を承認する）

コーピング強化（領域Ⅲ：行動的，類R：コーピング援助）
定義：生活上の要求と役割の充足を阻害すると知覚されたストレス因子や変化，脅威を管理するために認知的努力および行動的努力を促進すること
行動
- 目標を達成するために入手可能な資源を検討できるよう，患者を援助する（在宅療養支援の看護師との連携をする）
- 疾患の進行に対する患者の理解を評価する（ボディイメージの変化を含めた言動を観察・評価する）
- 最も入手したい情報を明確にできるよう，患者を支援する（在宅での点滴，気管切開などの情報を提供する）
- 感情や知覚，恐怖を言語化することを奨励する（心配ごとや不安を表出してよいことを伝える）
- 家族の参加を奨励する（妻と情報を共有する）
- 疾病を抱えている家族員についての感情を言語化することを家族に奨励する（妻にも不安や心配毎を表出してもよいことを伝える）
- 限界に対処し，必要なライフスタイルの変化や役割変化に対応する現実的な方略を明らかにできるよう患者を援助する（患者の判断や選択を支援する）

環境管理：家庭準備（領域Ⅵ：ヘルスシステム，類Y：ヘルスシステム仲介）
定義：安全で効果的なケア提供のための居住環境を準備すること
行動
- 患者を受け入れるための居住環境を確認する
- 介護者に対して，薬剤，物品，補助器具に関する資料を提供する

関係性において、自己の強み、限界、価値観、感情、態度、思考、そして行動を認識すること」であり、認識することが主な指標である.「自尊感情」の定義は「自己の価値に関する主観的な評価」であり、受容することが主な指標である.

現在のD氏は、自分の限界を受けとめたうえで自分の強みを認め、自己の価値に対して満足している状況である．今後病気が進行していくなかでも、人生の選択を自ら行い自己の価値に関する評価を表す成果が適切であると考え「**自尊感情**」を選定した．さらに、D氏が現在の身体状況を受け入れていく成果も必要であると考え，〈類N：心理社会的適応〉から「**受容：健康状態**」を選定した（表3）．

看護介入（NIC）の選定

看護介入（NIC）は〈領域Ⅲ：行動的〉の〈類R：コーピング援助〉から「**自己尊重強化**」を選択した．この定義は「自己価値に対する自身の判断力を高めるために患者を支援すること」であり、患者の強みを支援する介入と現実的な目標設定ができるような介入を選択した．また同じ類にある「**コーピング強化**」を選択した．この定義は「生活上の要求と役割の充足を阻害すると知覚されたストレス因子や変化、脅威を管理するために認知的努力および行動的努力を促進すること」である．病状の進行により動かなくなっている自分の身体に対する思いや認識を吐露することで、D氏自身が自分に必要な支援を考えることができるような介入を選択した．さらに、希望する自宅療養ができるように〈領域Ⅵ：ヘルスシステム〉の〈類Y：ヘルスシステム強化〉から「**環境管理：家族準備**」を選択した．この定義は「安全で効果的なケア提供のための居住環境を準備すること」である（表3）．

まとめ

社会的地位や名誉もあるD氏が、筋委縮性側索硬化症（ALS）という難病の診断をされ、治療を受けるが奏功せず、四肢の筋力低下や呼吸状態の悪化など思わぬ病状の進行に向き合われている事例について、自己に関する思いや考えという視点から、看護成果、看護介入を考えてきた．

人は基本的欲求が満たされ、基本的欲求の継続的な満足の結果として、高次の欲求を満たしたいと動機づけられて行動することができると考え、D氏の残りの人生と向き合う姿勢を支援した．

文献

Butcher, H.K., Bulechek, G.M., Dochterman, J.M., & Wagner, C.M. 著（2018）／黒田裕子，総合病院聖隷浜松病院看護部監訳（2018）．看護介入分類（NIC）原著第7版．エルゼビア・ジャパン．

遠藤辰雄・井上祥治・蘭千壽編（1992）．セルフ・エスティームの心理学—自己価値探求（pp.8-25, p.32）．ナカニシ出版．

遠藤由美（1999）．自己概念、自尊感情．中島義明・安藤清志・子安増生・坂野雄二・繁桝算男編、心理学辞典（pp.327-328, 343-344）．有斐閣．

Herdman, T.H. & Kamitsuru, S. 編（2017）／上鶴重美訳（2018）．NANDA-I 看護診断—定義と分類2018-2020　原書第11版．医学書院．

James, W. 著（1892）／今田寛訳（1992）．心理学　上．岩波書店．

梶田叡一（1994）．自己意識心理学への招待—人とその理論．有斐閣．

黒田裕子監修（2015）．看護診断のためのよくわかる中範囲理論　第2版，学研メディカル秀潤社．

Maslow, A,H. 著（1970）／小口忠彦訳（1987），人間性の心理学—モチベーションとパーソナリティ　改訂新版．産業能率大学出版部．

Moorhead, S., Swanson, E., Johnson, M., & Maas, M.L. 著（2018）／黒田裕子，総合病院聖隷浜松病院看護部監訳（2018）．看護成果分類（NOC）　原著第6版．エルゼビア・ジャパン．

難病情報センター（2018）．筋萎縮性側索硬化症（ALS）．http://www.nanbyou.or.jp/entry/214（2018/7/9 参照）

第 2 章　事例で学ぶアセスメント

慢性期の事例②

5 慢性腎不全の女性

宮城智賀子　　菊池麻由美　　小山夢津海

事例の視点　心理的ストレス・コーピング理論

　慢性腎不全のため血液透析を導入したが，2回の血液透析中断後より，心不全と慢性腎不全が増悪し入院となった50歳代の女性，E氏である．

　E氏は，20歳代より腎結石を患い，50歳代で無機能腎と腎結石による感染から慢性腎不全になった．血液透析を導入したが2回中断している．そのような状況にありながらもE氏は家族の世話を優先している．E氏のこの家族の世話をするという行動はストレスの高い状況下で，E氏がとったコーピング行動であると考えられる．ここでは，このコーピング行動に着目し，アメリカの心理学者リチャード・ラザルス（Richard S. Lazarus，1922-2002）らの心理的ストレス・コーピング理論を適用し〈領域9：コーピング／ストレス耐性〉のアセスメントを行った．そのアセスメントと，それに基づいて選定したNANDA-I看護診断，看護成果（NOC），看護介入（NIC）について解説する．

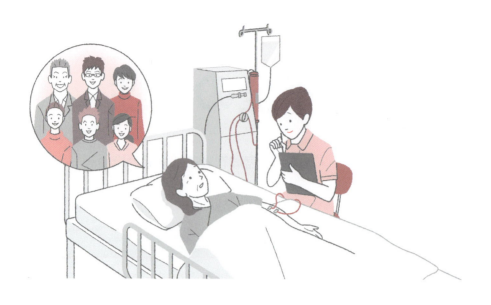

事例の紹介

　E氏は，20歳代から腎結石を患い外来治療を続けていた．27歳で結婚し，医師から出産は無理だといわれていたが5人の子どもに恵まれた．54歳のとき，右無機能腎，左腎結石の感染による慢性腎不全と診断され血液透析（2回/週）を導入した．導入約2か月後に「透析に通院していると家族の世話ができない」と本人の強い希望で一時血液透析を離脱した．55歳のとき，左腎も結石に伴う感染により無機能腎となり，再び血液透析を導入し，2回/週の維持透析を行っていた．病院が自宅から遠方であったため，近くの病院に変わったが，医師より3回/週の透析が必要といわれ，通院困難を理由に血液透析をやめた．

　その1か月後，呼吸困難と血痰が出現し，病院へ救急搬送され，慢性腎不全の急性増悪（BUN 190 mg/dL，クレアチニン 14 mg/dL，ヘモグロビン 3.0 g/dL，カリウム 6.4 mmol/L，pH 7.061）による心不全と診断され，血液透析の再々導入となった．

　その後は血液透析（2回/週）を継続していたが，体重増加量が多く除水しきれないため，ドライウエイト（dry weight；DW）を維持することができず，徐々に体重増加傾向にあった．そのため1か月前より透析回数を3回/週に増やし，除水（2000 mL前後/回）を継続したが，透析終了時DW＋1.7〜2.7 kgの状態が続き，胸部X線上でCTR（心胸郭比）の増大も認められたため，外来にて血液透析施行後に，体液コントロールおよび再教育目的で入院となった．

　そのほかの情報は，患者のデータベース（表1），SOAPによる看護記録（表2），血液浄化記録（表3）を参照．

表1 患者のデータベース

| プロフィール | 患者：E氏，58歳，女性，診断名：慢性腎不全 |

1．ヘルスプロモーション

入院までの経過：20歳代から腎結石を患い外来治療を続けていた．54歳のとき右無機能腎，左腎結石の感染による慢性腎不全と診断され血液透析（2回/週）を導入した．導入約2か月後に本人の強い希望にて，一時血液透析を離脱したが，55歳のとき，左腎も結石に伴う感染による無機能腎となり，再び血液透析（2回/週）を導入した．その後，病院が自宅から遠方であったため近くの病院に変わったが，医師より3回/週の血液透析が必要といわれ，通院困難を理由に血液透析をやめた．その1か月後，呼吸困難と血痰が出現し，病院へ救急搬送され，心不全，慢性腎不全の急性増悪（BUN 190 mg/dL，クレアチニン14 mg/dL，ヘモグロビン3.0 g/dL，カリウム6.4 mmol/L，pH 7.061）と診断され，血液透析の再々導入となった．その後は2回/週の透析を継続していたが，体重増加量が多く除水しきれないため，ドライウエイト（DW）を維持することができず徐々に体重増加傾向にあった．そのため1か月前より透析回数を3回/週に増やし，除水（2000 mL前後/回）を継続したが，透析終了時DW＋1.7〜2.7 kgの状態が続き，胸部X線上CTR（心胸郭比）の増大も認められたため，外来にて血液透析施行後に，体液コントロールおよび再教育目的で入院となった．

既往歴・入院歴：10歳代に虫垂炎（手術にて完治），20歳代に腎結石での外来治療，54歳で内シャント造設術（左前腕）し透析導入の教育目的で入院，58歳で心不全・慢性腎不全にて入院（今回）．

医師からの説明（入院時）：外来透析で除水してきましたが，体重の増加が大きくてドライウエイトまで戻らない状態です．また，心臓も大きくなっていて，このままだと以前のように心不全を起こす可能性もあります．入院して透析をし，ドライウエイトまで戻しましょう．また，今後ドライウエイトを維持していくためには，自宅での食事や水分の管理が重要になるので，看護師や栄養士と一緒に，生活のしかたや管理方法について見なおしましょう．

入院に関する患者の受けとめ：家族の面倒をみる人がいないから，先生に（入院は）無理って言ったけど「これで死んだら，一生家族の面倒をみられませんよ，いいんですか」って言われて……．夫も「しっかり治せ」と言うし，娘もしばらくなら協力してくれるって言うから，生きるためには仕方ないって思って，入院することにしたの．

現在の内服薬：沈降炭酸カルシウム（炭カル錠500 mg）3錠・分3・毎食前，アムロジピンベシル酸塩（ノルバスク®錠5 mg）1錠・分1・朝食後，オルメサルタン・メドキソミル（オルメテック®OD錠20 mg）2錠・分1・夕食後，カルシトリオール（ロカルトロール®カプセル0.25 μg）2C・分2・朝・夕食後・非透析日．

現在の療養法：①食事：透析食1400 kcal（エネルギー1400 kcal，たんぱく質40 g，脂質40 g，炭水化物220 g，食塩6 g以下，カリウム2000 mg，リン500 mg），②水分制限：500 mL/日（自己申告と医師の指示は一致している）．

療養法の実施状況

透析	医師の指示通り通院し行っている．
内服薬	忘れることなく内服している．
食事	摂取エネルギー1400〜2000 kcal/日であまり制限を意識せず家族と同じものを食べている．ただし最近は体重が増加しているため食事量を半分程度にしている．
水分	水・茶で700 mL/日くらい（薬の内服30〜50 mL/回，それ以外に500 mLくらい），それ以外に2〜3回/週は夫に付き合いビール（コップ1杯程度）で晩酌する．
シャント管理	特に意識して行っていることはない．

生活パターン：規則的

健康維持・増進行動：体重が増加したため，減らす目的で1週間ほど毎日縄跳びやジョギングを試したが，体重が減らないため中止した．

喫煙：なし．

外来カルテからの情報：20歳代から腎結石を指摘され定期受診していた．そのころより体調不良があり，仕事をしても短期が多く，長くは続けられなかった．自分では結婚することは無理だと思っていたが，27歳のときに結婚し，医師から出産は無理だと言われていたが5人の子どもに恵まれた．

アナムネーゼ聴取時の患者の発言：「先生には，毎回注意されているし気にもなるけど，体重が多いほうが調子はいいよ．普段（の生活）に影響がなければ気にしない」「普段，調子が悪いときは，休み休み家のことをやっている．調子がよくないときでも，家族には頼めないから自分でやることが多い」

表1 （つづき）

2. 栄養
身長：157 cm.
入院時体重：56.7 kg，ドライウエイト（DW）54.5 kg.
食習慣：3回/日，規則的．食事は自分でつくっている．透析日の昼食のみ病院の給食を摂っている．
食事形態：普通食．
摂取方法：経口摂取．
食欲：ふつうにある．

3. 排泄と交換
排便：1回/日，性状ふつう，薬剤使用なし．
腹部症状：なし．
排尿：4～5回/日，少量ずつ．夜間0回．残尿感なし．
皮膚の状態：乾燥あり（全身）．
体重の変化：体重増加は中1日で1.7～2.7 kg（DWの6～7.6%）．
実質除水量：2000 mL/回（透析中の血圧低下のため，除水制限あり．実質除水量2000 mL/回まで）．

4. 活動／休息
睡眠時間：0時～6時（約6時間/日）
睡眠状況：不眠・中途覚醒なし，熟眠感あり．
睡眠薬の使用：なし．
日々の活動パターン：透析前も食事の支度，洗濯などの家事をこなしている．

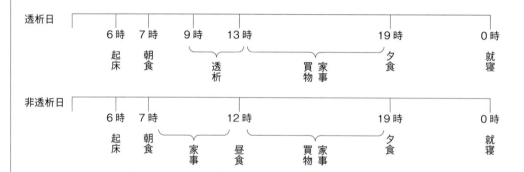

そのほかの関連情報：血液透析（月，水，金）9時～13時，通院は自転車で15分，日常生活動作（ADL）は自立している．3月14日の心エコー検査所見では僧帽弁閉鎖不全（中等度）および左心肥大（軽度）があるが，心収縮能は正常．

5. 知覚／認知
意識レベル：見当識障害なし．
視覚・聴力・嗅覚・味覚・触覚・言語・理解力・認知の障害はない．

6. 自己知覚
自分の性格：少し神経質．
自分の長所：責任感が強い．大らかなところもある．「自分で責任感が強いと思うの，なんでも自分でやらなくちゃいけないって思うから．家のことは自分でほとんどやっているし．だからね，自分が倒れると家族が生活できなくなるから，倒れるわけにはいかない」と言う．
自分の短所：少し神経質．「結婚前は神経質だったけど，子どもを産んでからそうもいかなくなったの」と言う．
自分の身体や身体の変化をどう感じているか：透析治療を受け入れ，自分に必要な治療だと思っている．透析治療をしていても日常生活に支障はきたしたくない．

表1 （つづき）

7. 役割関係

現在の職業：主婦．
夫の職業：建築会社の会社員．若いころは現場で働いていたが，現在は人事管理を担当している．
家族構成：夫（58歳）と息子3人の5人家族．長女夫婦はすぐ近くに，次女夫婦は県外に住んでいる．

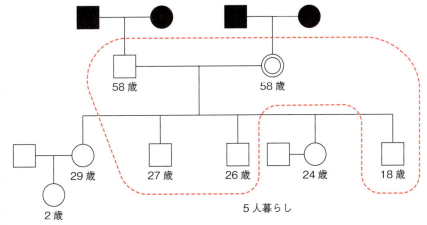

キーパーソン：夫．
そのほかの関連情報：家事はE氏がほぼすべて行っている．長女がパートの間，2歳の子どもをあずけにくるため，孫の世話もしている（ほぼ毎日，午後の2〜3時間）．

8. セクシュアリティ

婚姻状況：既婚．
子ども：あり（5人）．
更年期障害：なし．閉経55歳．
泌尿器系疾患：なし．

9. コーピング／ストレス耐性

ストレスだと感じていること：透析のたびに体重増加の話をされること．
不安や悩み：入院している間，家族の面倒がみられないこと．
日ごろのストレス発散法：家族と過ごすことや町内の婦人会の友だちと会うこと．
そのほかの関連情報：ストレスについて「透析に行くたびに，体重が増えた，増えたって言われるの．すごくストレス．体重が増えたって調子はいいんだから」

10. 生活原理

信仰：なし
人生において重要と考えていること：家族の面倒をみること．
人生の目標や生き甲斐：透析をしながらも自分の人生を充実させたい．
そのほかの関連情報：「夫が厳しい人で，言われたことはやっておかなくてはと思って，自分で全部やってきた．子どもも大きくなって，やっと自分の時間がもてるようになってきたと思ったら透析になって……．つらいと思うこともあったよ．今はだいぶ受け入れている．透析は続けていかなきゃならないけど，死ぬまでに，もう一度何かやれればなと思っている」

11. 安全／防御

感染：なし．
感染リスクファクターの存在：左前腕内シャント，週3回の透析．
転倒・転落アセスメントスコア：危険度Ⅰ（低い）．
皮膚の状態：乾燥．

12. 安楽

疼痛・鎮痛約の使用：なし．
悪心・嘔吐：なし．
瘙痒感：なし．
そのほかの関連情報：家事はE氏がほぼすべて行っている．透析治療は生活の一部になり，それほど苦痛は感じていない．

表1 （つづき）

13. 成長発達
身体的な成長の問題：なし．
先天的・遺伝的な問題：なし．

表2 看護記録（SOAP）

日時		SOAP
3月16日 14：15	O	14時，透析終了後，独歩にて入院する．
	S	私はね，入院なんかしなくても大丈夫だと思うの．体重だって今のままで平気．それより家のことは私がやってきたので，本当は入院すると困るのよ．でも，家族に入院のことを話したら，夫は「しっかり治せ」って言うし，娘もしばらくなら協力してくれるって言うから，生きるためには仕方ないって思って，入院することにしたの．最初に透析って言われたときはね，とにかく自然でいいと思ったし，家のことをやらなくてはいけないから定期的に透析なんて，できないって思ったの．でも，先生が透析しないと死んでしまうというし，私が死んだら家族の面倒をみる人がいなくなるから，それは皆が困るだろうと思って，仕方なく（透析を）やることにしたの．その後，近くの病院に移ろうとしたとき，（医師に透析を）週3回にするって言われて，そんな家のことがあるのに，1日おきになんて通えないと思った．今はね，透析が必要だっていうのはわかっているし，だからちゃんと通っている．生きるために週3回なのも仕方ないと思っているよ．家のことは私の役目だから，私が倒れたら家族が生活できないよ．だからね，倒れるわけにはいかない．この病気になって，結婚とか出産とか，先生に無理って言われたことでも，実際やってみたら，できたことが多かったの．だから透析とか治療も，自分の考え通りにやるのが一番だって思っている．自分の身体のことは自分が一番わかるでしょ．
	O	既往歴の聴取時，透析への思いと，これまでの経緯を止まることなく話される．
	A	これまで体重のコントロールの重要性について，繰り返し指導しているが，若いころから医師から困難と言われたことが行えてきており，自分の思うように行うことが最良と思っており，自己流で対処してきている．患者の願う家族の面倒がみられる生活を送るために，正しい食事や水分の管理が生活に取り入れられる支援が必要である．
18：00	O	食前薬服用時，水をペットボトルのまま勢いよく飲んでいる．
18：30	S	（夫と三男が面会にきている）やっぱり，病院の食事は味気ないね．主人と三男です．（夫と三男に向かって）そんなに心配しなくていいから，大丈夫，大丈夫．
	O	夕食時，夫と三男の面会があった．2人に自宅での様子をうかがうと，入院治療が必要だとは認識していなかった様子である． **夫**「よろしくお願いします．病気のことは大丈夫，大丈夫と言っていたので，入院するほどだとは思っていませんでした．がんばり屋なので休めと言っても動くんですよ．だから家のことも任せっぱなしで……．後悔しています」 **三男**「そういえば最近は買い物から帰ってきたら横になっていた．でも，夕飯の時間には仕度していたし，そんなに悪いとは……」
21：00	O	食前に開けたペットボトルが，すでに残り1/4程度になっている．自己申請量と差異がある．
3月17日 6：00	O	食前に開けたペットボトルが，すでに残り1/4程度になっている．自己申請量と差異がある．
	S	体重はどうかな．これがいつもストレスなのよ，測りたくないなあ．なんともないよ．（顔面浮腫を指摘すると）うん……．透析した日はないんだから，透析すれば大丈夫だってことでしょ．
	O	体重測定のための移動時，軽度の息切れあり，自覚症状はない．顔面浮腫が軽度あり．
7：00	S	入院していると退屈で，よけい家のことが，いろいろ気になって．家族は助けてくれると言っても，結局迷惑をかけるでしょ．いつ退院できるかしら．親戚に透析をやっていた人がいたけど，透析していると，いろいろやっても，だめなときは，だめなのよね……．でも私は，前の入院のときもすぐに退院できたし，早く帰れると思うのよ．
	O	親戚のことを話す際は，視線を下に向け，声が小さくなる．治療がうまくいかなかった親戚の体験を話しながらも，治療への意識より，自宅のことが気になって仕方ない様子．
10：00	S	朝の看護師さんといい，皆1つ1つ細かいのよね．水は1日500を守っていれば，私の身体は大丈夫だと思うの．昨日だって入院して水500しか飲まなかったわよ．私，大らかな人間なの，いつも大ざっぱに計算しているのよ，それで大丈夫だから．
	O	入院時より水を500mL摂取しており，入院前の水分はカウントに入っていない．そのことを伝えると，上記の発言あり．軽く笑いながらも，少しいらいらした様子．

S：主観的データ，O：客観的データ，A：アセスメント，P：計画

表3 血液浄化記録

		2月11日	3月16日 入院当日	3月17日 入院1日目
治療種別		血液透析（HD）	血液透析（HD）	
開始・終了時間		9時12分～13時17分	9時11分～13時14分	
体重：治療前（前回比）		58.2 kg（＋1.7 kg）	58.2 kg（＋2.1 kg）	57.7 kg
体重：治療後（前回比）		56.1 kg（－2.1 kg）	56.1 kg（－2.1 kg）	
ドライウエイト（DW）		54.5 kg	54.5 kg	54.5 kg
総除水量		2200 mL（実質除水量 2000 mL）	2200 mL（実質除水量 2000 mL）	2200 mL（実質除水量 2000 mL）
バイタルサイン：治療前（血圧, 脈拍, 体温, SpO_2）		188/103 mmHg, 78回/分, 35.5℃, 95%	189/110 mmHg, 91回/分, 36.2℃, 95%	174/102 mmHg, 86回/分, 36.4℃, 96%
バイタルサイン：治療後（血圧, 脈伯, SpO_2）		193/108 mmHg, 83回/分, 95%	170/90 mmHg, 86回/分, 95%	
治療中の状態変化		あり（血圧上昇）	あり（血圧低下）	
検査結果	CRP（mg/dL）	2.02	0	
	クレアチニン（mg/dL）	治療前9.42, 治療後2.32	治療前11.6, 治療後2.92	
	カルシウム（mg/dL）	治療前8.6, 治療後8.4	治療前9.2, 治療後8.5	
	無機リン（mg/dL）	治療前3.7, 治療後1.5	治療前7.4, 治療後1.6	
	ナトリウム（mmol/L）	治療前140, 治療後138	治療前139, 治療後135	
	カリウム（mmol/L）	治療前4.6, 治療後3	治療前6, 治療後3.1	
食事	食種		透析食（1400 kcal）	透析食（1400 kcal）
	摂取量（割）		7（夕食）	8（朝食）
排泄	尿回数		4	
	便回数		1	
IN（mL）	飲水量		100，250	100
	IN合計		500	
観察項目	だるさ		なし	なし
	めまい		なし	なし
	頭痛		なし	なし
	食欲		あり	あり
	シャント音・スリル触知		良好	良好
	出血傾向		なし	なし
	浮腫		なし	顔面軽度
	疼痛		なし	なし
コメント		前回56.1 kgで帰宅するが「調子が悪くならなかった」と言う．本日の持ち込み体重5%弱．「今日は持ち込み（体重）少ないね．よかった」と言う．	「ここ最近, 後半血流を下げてもらったから家に帰ってからが楽だった．横にならなくてもよかった．先のことまで考えれば落とさないほうがいいのもわかるけど, あそこまでつらいと, どこまでがまんすればいいのか」と言う．	

事例のアセスメント

ここでは〈領域9：コーピング／ストレス耐性〉のアセスメントに，ラザルスらの心理的ストレス・コーピング理論を適用する（p.41の「『心理的ストレス・コーピング理論』を知る」を参照）．

「心理的ストレス・コーピング理論」を知る

認知的評価

ラザルスらは心理的ストレスについて，人間と環境との関係によって生じるものと説き，ストレスは「人的な資源に負担を負わせたり個人の資源を超えたり，また個人の安寧を危険にさらしたりするものとして，個人が評価する人間と環境の関係から生じるものである．特定の人間と環境の関係がストレスフルなものかどうかの判断は認知的評価に依存している」（Lazarus & Folkman, 1984／本明・春木・織田, 1991, p.24）と述べている（p.46の「認知的評価」参照）．

ラザルスらによれば，おかれている状況がストレスフルであるのかどうか，また，それを乗り越えるために，どのようなコーピングがなされるのかには，次の3つの評価が相互に関連しあっている（Lazarus & Folkman, 1984／本明・春木・織田, 1991, p.33）．

一次評価：私は，今あるいは将来，困るのかということ．つまり外界の刺激であるストレッサーを有害あるいは脅威であると捉えるかどうかを評価する．

二次評価：一次評価において「ストレスフル」であるとされた場合，その有害あるいは脅威であるストレッサーに対してどのようなコーピングを行うかを評価する．

再評価：二次評価によってなされたコーピング行動の実施により適応できたのかどうかを評価する．

ストレッサーとはストレスとなり得る状況のことを指すが，それは個人の外部で起きる事象や出来事を含んでいる（p.41の「『ストレス』と『ストレッサー』」参照）．

「環境の要因」と「個人のもつ要因」

認知的評価には環境の要因（Lazarus & Folkman, 1984／本明・春木・織田, 1991, p.79）と，個人のもつ要因（Lazarus & Folkman, 1984／本明・春木・織田, 1991, p.53）が影響する．つまり，あるストレッサーが「ストレスフル」であるかどうか，どのようにコーピングするかの判断には，ストレッサー側の要因（環境の要因）と，ストレッサーに曝される側の要因（個人のもつ要因）が関連する．

環境の要因：個人がおかれた環境（事象や出来事を含む）の要因であり，環境がいかなるものであるか，つまり環境の，①新奇性（新しい状況に直面しているのか），②予測性（予測できる刺激であるのか），③出来事の不確実性（主観的な確率），④時間的な要因（切迫度，持続時間，不確実性），⑤曖昧さ，⑥ライフサイクルとストレスフルな出来事とのタイミング，である．

個人のもつ要因：年齢や性別，社会的立場などとともに，個人のもつ価値観や信念など，個人にとって何が重要であるか・大切であるかといった個人の要因である．

これらの要因は，個人が行う認知的評価

に影響を及ぼしている.

一次的評価

　一次的評価では，個人がおかれた状況が有害，あるいは脅威であるかが評価される．個人がおかれた「環境の要因」，つまり，①新奇性，②予測性，③出来事の不確実性，④時間的な要因，⑤曖昧さ，⑥ライフサイクルとストレスフルな出来事とのタイミングを，「個人のもつ要因」つまり年齢や性別，社会的な立場などとともに，価値観や信念と照らし合わせて，その環境を「無関係」「無害–肯定的」「ストレスフル」の，いずれであるかを評価する（Lazarus & Folkman, 1984／本明・春木・織田, 1991, p.33）.

　「ストレスフル」なものと評価した場合，それは「害–喪失（すでに何らかの損害を受けている）」，「脅威（今後，損害を受ける可能性がある）」，「挑戦（自分にとって成長の可能性になり得る）」，「利益（マイナスな情動だけでなく，プラスな情動をも含む）」のいずれであるかも評価する（Lazarus & Folkman, 1984／本明・春木・織田, 1991, p.34）.

二次評価

　二次評価では，過去の経験や価値観，周囲の環境要因によって，いかなる方法でコーピングするかを評価する（Lazarus & Folkman, 1984／本明・春木・織田, 1991, p.36）．ラザルスらによるとコーピング行動には，①問題焦点型コーピング，②情動中心型コーピングがある（Lazarus & Folkman, 1984／本明・春木・織田, 1991, p.155）.

　問題焦点型コーピング：問題の所在を明らかにしていくことに努力するなど，問題解決に向けた対処を行う．

　情動中心型コーピング：情動的な苦痛を低減させるためになされる．対処法には回避，遠ざかる（逃避），注意をそらすなども含まれ，これらの対処法は防御機制にかかわる理論や実証研究から導き出されたという．

　人は苦痛をもたらしている問題を明らかにし，問題解決に向けて対処することと（問題焦点型コーピング），そのような厄介な問題に対する情動反応を調整する対処の双方を行い（情動中心型コーピング），適応に向かおうとするのである．

　では，心理的ストレス・コーピング理論をE氏の事例のアセスメントに適用してみよう．

事例の検討

E氏の一次評価

　E氏にとって，血液透析を再導入し3回/週の通院をすることは，①家族のために生きてきた自分自身の価値を揺らがせ，②これまで遂行してきた家族内役割を今まで通り行えなくなると受けとめていたと推察され，E氏がこのような状況を「脅威」と認知したと考えられる．

　血液透析をしても除水が十分にできないなど，自己流の行動では改善できない身体的苦痛が生じている．また，血液透析の継続通院をしながら生活することはE氏にとって家庭内役割へ及ぼす影響が不確かで，終了時期が見えないものである．血液透析をしても除水が十分にできず3回/週の血液透析のための通院を余儀なくされることは，E氏にとって自己の価値を脅かすストレッサーであると認知され，一次評価では「ストレスフル」な状態と評価した．

E 氏の二次評価とコーピング

「ストレスフル」と評価した状況に対し二次評価では，どのようなコーピングの選択をしているかを考える．E 氏は，問題中心型コーピングと情動中心型コーピングのそれぞれを行っている．

家族の面倒をみるために血液透析を再開するというコーピング行動は，家族のための行動が行える身体を維持しようするという問題焦点型コーピングである．その一方で，継続的な治療や自己管理の必要性を薄々自覚しながらも，それを直視する苦痛を低減させるため"体調がよければ健康"と捉え，家族内役割を優先した生活を送ろうとするなど，情動中心型コーピングもみられる．

これらは血液透析を受けながら，大切にしている生活を続けるための E 氏のコーピングである．ストレスフルな状況を「脅威」と認知してコーピングしているが，自己流の考えで行動する健康管理行動では身体症状は改善しておらず，自分の望む生活は送れていない．これまで行ってきたコーピング行動では十分ではなく，適応へ向うコーピングには至っていないと考えられる．

事例の全体像と看護診断

事例の関連図を図 1 に示す．アセスメントをとおして看護診断を導き，看護成果（NOC）と看護介入（NIC）を検討する．

患者プロフィール

E 氏，58 歳，女性．専業主婦で，夫と 5 人の子どもがいる．現在は，夫と長男，次男，三男との 5 人暮らしである．長女，次女は結婚して家を離れており，長女夫婦には子どもが 1 人いて近所に住み，次女夫婦は県外に住んでいる．家族関係は良好だが，家族は E 氏の病状を把握しておらず，家事や療養への協力は得られていない．

統合アセスメント

腎機能障害によって尿生成が困難となり，老廃物の排泄障害が起こっている．このため，血液透析を行っているが，水分・食事摂取量が多いことに加え，血液透析中の循環動態の変動に伴う血圧低下により除水が不十分なため，体液量過多の状態にある．さらに，それに伴う心負荷により，活動を支えるだけの循環機能・呼吸機能は維持されておらず，短距離の歩行でも息切れが出現している．しかし，血液透析日，非血液透析日にかかわらず，体調の悪さを感じながらも家事を行っており活動量は多い．睡眠としての休息はとれており，日中も休憩をとっているが，十分な体力回復までには至っておらず，エネルギーバランスはくずれている．

E 氏は腎結石を患ったことにより，一度は結婚，出産をあきらめたが，5 人の子どもに恵まれた．そのような E 氏にとって家族は大切であり，過去から現在に至るまで，病気をもちながらも，妻・母・祖母として

の役割を果たしてきた．そして，それらの役割遂行を生きがいとして，家族にとってなくてはならない存在を理想自己とし，現実自己と一致していると捉えており，そうした自己に高い価値を見いだしている．

　こうした生きがいや自己像を維持するため，家族内役割遂行を優先する態度が強い．そのため医学的客観的状態よりも"体調がよく，家族内役割を完璧に遂行し，日常生活に支障がない"ことが自分にとっての健康であると捉えている．現在受けている透析は生きていくためには仕方がないと認識し，定期的に通っているが，医療者が指示する療養法については，役割遂行や日常生活に影響するような制限は必要ないと考え，守れていない．その結果，水分・食事管理が不十分となり，DWを維持することができず，適切な健康管理は行えていない．

　また，①血液透析を行っていること，②療養法を指示されていること，③体重増加の話をされること，④入院していることがストレッサーとなり，家族内役割が果たせなくなるのではないかと脅威を認知し，強いストレスを抱いている．それらに対しては役割遂行に比較的影響がない血液透析は受けるという問題中心型コーピングをとっている．その一方で，薄々自己管理の必要性を認識しているものの"体調がよければ健康"と捉え，家族内役割を優先するという情動中心型コーピングをとり，問題との直面化を避けることで折り合いをつけている．

看護診断の選定

看護診断「防御的コーピング」の選定

　E氏は，血液透析を受けることで自己管理の必要性を認識しているが"体調がよければ健康"と捉え，健康状態を正確に捉えていない．病気を正しく認識すれば，家族内役割が果たせなくなるという潜在的脅威から情動中心型コーピングをとることにより，身体的問題との直面化を避けている．その結果，状況に適応しているものの潜在的な脅威は顕在しており，これまで経験したコーピング行動では対処しきれないと考え，〈領域9：コーピング／ストレス耐性〉の〈類2：コーピング反応〉の看護診断のうち「**防御的コーピング**」を選択した．その定義は「自己防衛のパターンに基づき，偽りの肯定的な自己評価を繰り返し投影することで，知覚している潜在的脅威から肯定的な自己愛を守っている状態」とあり，該当していると考えられた．

診断指標の確認

　診断指標の「問題の否認」は，E氏が「私はね，入院なんかしなくても大丈夫だと思うの．体重だって今のままで平気」と入院治療が必要な健康問題を否認しているため該当する．

　「弱点の否認」は，E氏が「昨日だって入院して水500しか飲まなかったわよ．私，大らかな人間なの，いつも大ざっぱに計算しているのよ，それで大丈夫だから」と正確な飲水量の把握が必要にもかかわらず否認しているため該当する．

　「批判に対する過敏性」は，「透析に行くたびに，体重が増えた，増えたって言われるの．すごくストレス．体重が増えたって調子はいいんだから」というE氏の言動に対し水分摂取量過多であることを伝えると「朝の看護師さんといい，皆1つ1つ細かいのよね」と，いらいらした反応をみせるため該当する．

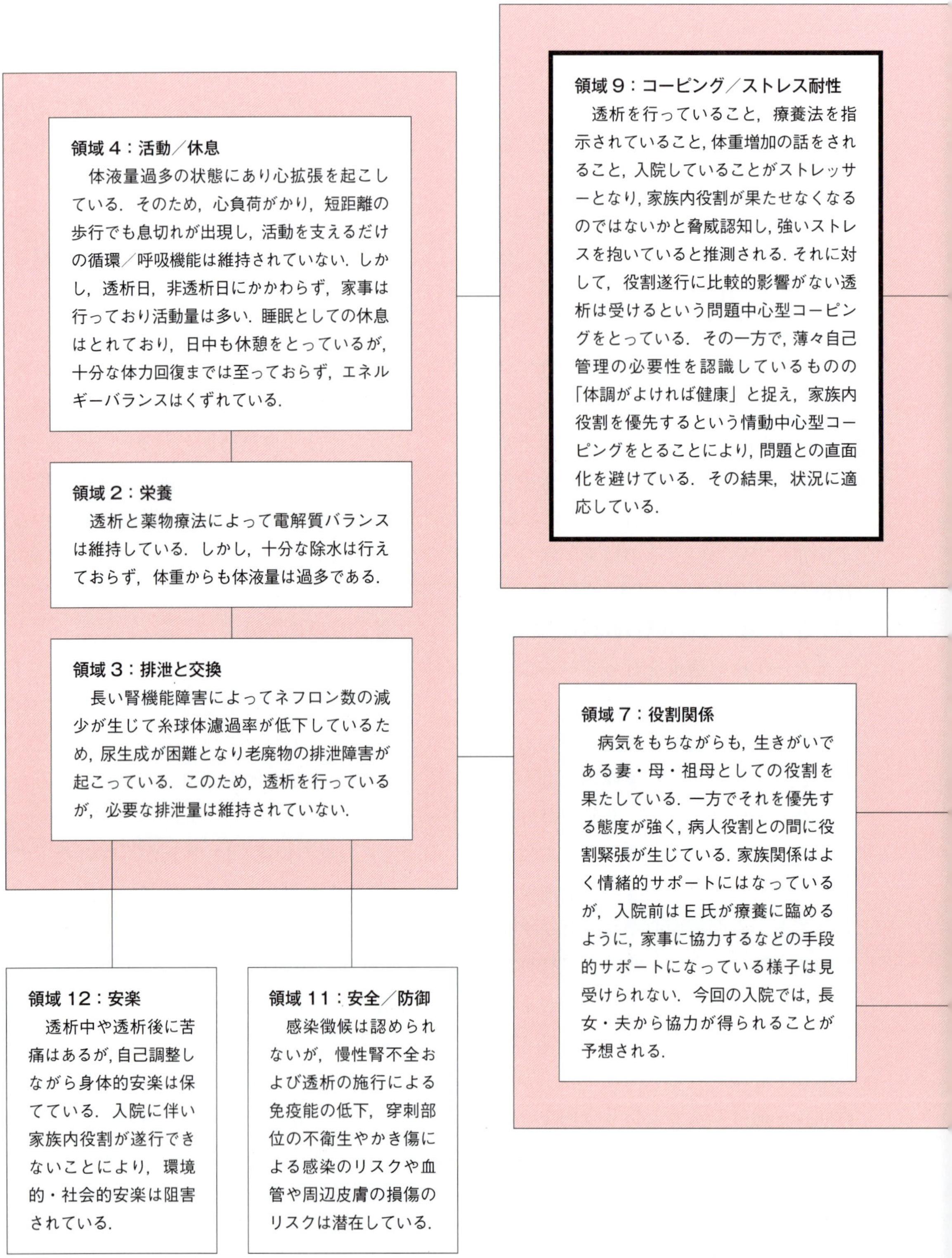

領域4：活動／休息
体液量過多の状態にあり心拡張を起こしている。そのため、心負荷がかかり、短距離の歩行でも息切れが出現し、活動を支えるだけの循環／呼吸機能は維持されていない。しかし、透析日、非透析日にかかわらず、家事は行っており活動量は多い。睡眠としての休息はとれており、日中も休憩をとっているが、十分な体力回復までは至っておらず、エネルギーバランスはくずれている。

領域2：栄養
透析と薬物療法によって電解質バランスは維持している。しかし、十分な除水は行えておらず、体重からも体液量は過多である。

領域3：排泄と交換
長い腎機能障害によってネフロン数の減少が生じて糸球体濾過率が低下しているため、尿生成が困難となり老廃物の排泄障害が起こっている。このため、透析を行っているが、必要な排泄量は維持されていない。

領域12：安楽
透析中や透析後に苦痛はあるが、自己調整しながら身体的安楽は保てている。入院に伴い家族内役割が遂行できないことにより、環境的・社会的安楽は阻害されている。

領域11：安全／防御
感染徴候は認められないが、慢性腎不全および透析の施行による免疫能の低下、穿刺部位の不衛生やかき傷による感染のリスクや血管や周辺皮膚の損傷のリスクは潜在している。

領域9：コーピング／ストレス耐性
透析を行っていること、療養法を指示されていること、体重増加の話をされること、入院していることがストレッサーとなり、家族内役割が果たせなくなるのではないかと脅威認知し、強いストレスを抱いていると推測される。それに対して、役割遂行に比較的影響がない透析は受けるという問題中心型コーピングをとっている。その一方で、薄々自己管理の必要性を認識しているものの「体調がよければ健康」と捉え、家族内役割を優先するという情動中心型コーピングをとることにより、問題との直面化を避けている。その結果、状況に適応している。

領域7：役割関係
病気をもちながらも、生きがいである妻・母・祖母としての役割を果たしている。一方でそれを優先する態度が強く、病人役割との間に役割緊張が生じている。家族関係はよく情緒的サポートにはなっているが、入院前はE氏が療養に臨めるように、家事に協力するなどの手段的サポートになっている様子は見受けられない。今回の入院では、長女・夫から協力が得られることが予想される。

図1　事例の関連図

領域1：ヘルスプロモーション
　医学的客観的状態よりも「体調がよく，家族内役割を完璧に遂行し，日常生活に支障がない」ことが自分にとっての健康であると捉えている．そのため，現在受けている透析は生きていくためには仕方がないと認識し，定期的に通っているが，医療者が指示する療養法については，家族内役割の遂行や日常生活に影響するような制限は必要ないと考え，守れていない．その結果，食事・水分管理が不十分となり，ドライウェイト（DW）を維持することができず，適切な健康管理は行えていない．

領域5：知覚／認知
　注意力，見当識，感覚／知覚，認知機能は正常であり，コミュニケーションも良好といえる．

領域6：自己知覚
　母・妻として，家族にとってなくてはならない存在を理想自己とし，現実自己と一致していると捉えており，そうした自己に高い価値を見いだしている．

領域10：生活原理
　一度はあきらめた結婚，出産を経験したF氏にとって家族は大切であり，自分は家族にとってなくてはならない存在と捉え，家族内役割を遂行することに生きがいを感じ，価値を見いだしていると推測する．現在はその価値通りに行動しており，価値観／信念／行動は一致している．

領域8：セクシュアリティ
　妻・母としての役割遂行を通して，母性性・女性性を保持している．

領域13：成長発達
　壮年期の発達課題「生殖性 対 停滞」は達成されている．

表4 NANDA-I 看護診断「防衛的コーピング」に対して看護成果分類（NOC）と看護介入分類（NIC）を

NANDA-I 看護診断	看護成果（NOC）
防衛的コーピング（領域9：コーピング／ストレス耐性，類2：コーピング反応） **定義**：自己防衛パターンに基づき，偽りの肯定的自己評価を繰り返し投影することで，知覚している潜在的脅威から肯定的な自己愛を守っている状態 **診断指標** ■問題の否認（「私はね，入院なんかしなくても大丈夫だと思うの．体重だって今のままで平気」と言う） ■弱点の否認（「昨日だって入院して水500しか飲まなかったわよ．私，大らかな人間なの，いつも大ざっぱに計算しているのよ，それで大丈夫だから」と言う） ■批判に対する過敏性（「透析に行くたびに，体重が増えた，増えたって言われるの．すごくストレス．体重が増えたって調子はいいんだから」に対し，水分摂取量過多であることを伝えると「朝の看護師さんといい，皆1つ1つ細かいのよね」と，いらいらした反応をみせる） ■治療を最後までやり遂げない ■治療への参加が不十分（家族内役割遂行を優先し，水分制限500 mL/日および食事療法を守ることができない） ■失敗の合理化（除水が不十分なことに対して，体重が多いほうが調子がよいから今のまま平気だと捉えている） ■現実の歪曲（自分がいないと家族が生活できないと捉えている） **関連因子** ■反響（跳ね返り）への恐怖（自分がいないと家族の生活に影響が及ぶと心配している） ■サポート体制が不十分（夫，子どもたちが，家事から孫の面倒まで患者に任せていて療養に協力していない） ■非現実的な自己期待（今まで通りに完璧に家族内役割を遂行したいという期待）	**受容：健康状態**（領域Ⅲ：心理社会的健康，類N：心理社会的適応） **定義**：健康状態の重大な変化に折り合いをつけるための個人の行動 	測定尺度 成果指標	まったく表明しない 1	まれに表明 2	ときどき表明 3
---	---	---	---
現在の健康状態を認識する（vs 問題の否認）	★3/17 体重は今のままで大丈夫と言う		●3/24
健康状態に対処する（vs 弱点の否認，治療を最後までやり遂げない）	★3/17 水分制限，食事療法を守ることができない		●3/24
健康に対する考え方を改める（vs 失敗の合理化）	★3/17 体重の多いほうが調子がよいと言う		●3/24
人生の優先順位を明確にする（vs 治療への参加が不十分）	★3/17 自分がいないと家族が生活できないと言う		●3/24 | **コーピング**（領域Ⅲ：心理社会的健康，類N：心理社会的適応） **定義**：個人の能力に負荷を与えるストレス要因に対処する個人の行動 | 測定尺度 成果指標	まったく表明しない 1	まれに表明 2	ときどき表明 3
---	---	---	---
ストレスが軽減したことを報告する（vs 批判に対する過敏性）	★3/17 体重が増えたと言われることがストレスと言う		●3/24
個人的なサポートシステムを用いる（vs 現実の歪曲）	★3/17 家事は全部自分でやると言う		●3/24	

★：現時点　●：目標

事例に合わせて下記の文献より許可を得て作成

Herdman, T.H., & Kamitsuru, S. 編（2017）／上鶴重美訳（2018）．NANDA-I 看護診断―定義と分類 2018-2020 原書第11版（p.406）．医学書院．

Moorhead, S., Swanson, E., Johnson, M., & Maas, M.L. 著（2018）／黒田裕子・総合病院聖隷浜松病院看護部監訳（2018）．看護成果分類（NOC）原著第6版（p.261, 361）．エルゼビア・ジャパン．

Butcher, H.K., Bulechek, G.M., Dochterman, J.M., & Wagner, C.M. 著（2018）／黒田裕子・総合病院聖隷浜松病院看護部監訳（2018）．看護介入分類（NIC）原著第7版（pp.200-201, 278-279, p.642）．エルゼビア・ジャパン．

適用した結果

	しばしば表明	一貫して表明	看護介入（NIC）
	4	5	**コーピング強化**（領域Ⅲ：行動的，類R：コーピング援助） **定義**：生活上の要求と役割の充足を阻害すると知覚されたストレス因子や変化，脅威を管理するために認知的努力および行動的努力を促進すること **行動** ■疾患の進行に対する患者の理解を評価する（自分の病気の進行や今後の経過，予後について，どのように理解しているのかを確認する） ■診断，治療，予後に関する事実に基づいた情報を提供する（上記で把握した患者の理解に基づき，医師と相談のうえで，療養法を守れば，今後の身体的疾患的経過にどんなメリットがあるのについて，家族同伴で説明する） ■具体的な人生における価値の明確化を奨励する（患者と話し合い，家族内役割遂行に生きがいと価値を感じていることを確認したうえで，それを遂行していくためには，少しでも長生きをしていくことが重要であることを明確にする） ■建設的な方法で問題を解決できるよう，患者を援助する（患者と話し合い，適切な自己管理の実施→長生き→自分の価値に沿った生活を過ごすことにつながることを認識してもらう） **役割強化**（領域Ⅲ：行動的，類R：コーピング援助） **定義**：特定の役割行動を明確にし補うことによって関係を改善できるよう，患者／重要他者／家族を援助すること **行動** ■家族における通常の役割を明らかにできるよう，患者を援助する（患者と話し合い，今まで家族内でどのような遂行行動をとっていたかを具体的に明らかにする） ■疾病や障害によって必要となる具体的な役割変化を認識できるよう，患者を援助する（上記で明らかにした役割遂行行動に基づき，患者とし話し合い，透析日・非透析日ごとに，患者が今まで通り行うこと，行えないことを明らかにする．そのうえで，行えないことに対してどのように対処するかを決める．たとえば家族の誰に行ってもらうのかなど） ■家族の疾病による役割変化を補うために，家族の役割適応について，話し合いを促す（退院後の患者の役割遂行行動を患者と家族で，具体的にどのように分担し，行っていくのかについて，看護師同席のうえで，家族と患者が話し合う場を設ける） ■そのほか（必要ならば患者の身体的現状と今後の経過，今後の療養に家族の協力が不可欠であることを，家族のみに説明する）
		DWを維持する必要があると言う	
		水分制限，食事療法を守ることができる	
		調子がよくても，DWが維持できなければ長生きできないと言う	
		ずっと家族の面倒をみるために長生きしたいと言う	

	しばしば表明	一貫して表明	
	4	5	**教育：処方された食事**（領域Ⅲ：行動的，類S：患者教育） **定義**：処方された食事に正しく従うための患者の準備 **行動** ■処方された食事に関する患者の現在の知識レベルを評価する（現在の水分制限・食事療法の目的と内容をどのよう理解しているか，実際に生活のなかで具体的に，どのような水分・食事摂取を行っているかについて確認する．食事に関しては栄養士と協働する） ■適切な食事を計画する方法について，患者に指導する（栄養士と協働して，指示されている食事療法，水分制限量について説明する．その後，患者と話し合い，生活のなかで具体的にどのように守っていくのかについて，行動レベルで決める） ■家族に参加してもらう（指示されている食事療法，水分制限の目的，内容について患者に説明する際は，家族に同席してもらう）
		ストレスを感じていないと言う	
		退院したら，家事などは家族にも協力してもらうと言う	

「治療を最後までやり遂げない」と「治療への参加が不十分」は，家族内役割遂行を優先し，水分制限500 mL/日および食事療法を守ることができないため該当する．

「失敗の合理化」は，除水が不十分なことに対して，体重が多いほうが調子がよいから今のままで平気だと捉えているため該当する．

「現実の歪曲」は，自分がいないと家族が生活できないと捉えているため該当する．

関連因子の確認

「反響（跳ね返り）への恐怖」は，自分がいないと家族の生活に影響が及ぶと心配しているため該当する．

「サポート体制が不十分」は，夫，子どもたちが，家事から孫の面倒まで患者に任せていて療養に協力していないため該当する．

「非現実的な自己期待」は，今まで通りに完璧に家族内役割を遂行したいという期待をもっているため該当する．

以上のことから看護診断は「防御的コーピング」を選定した（**表4**）．

看護成果と看護介入

看護成果（NOC）の選定

E氏は，入院治療が必要な身体状況下でも，自分なりの健康管理の考えを貫いている．慢性期疾患とともに生活していくためには，現在の健康状態を正しく認識し，これまでの生活を変容していくことが必要であると考えられる．

そこでNOCは〈領域Ⅲ：心理社会的健康〉の〈類N：心理社会的適応〉の「**受容：健康状態**」を選定した．この定義は「健康状態の重大な変化に折り合いをつけるための個人の行動」であった．現在の健康状態を正しく認識できることを考慮し，成果指標はそれぞれ「現在の健康状態を認識する」は診断指標「問題の否認」に，「健康状態に対処する」は診断指標「弱点の認識」「治療を最後までやり遂げない」に，「健康に対する考え方を改める」は診断指標「失敗の合理化」に，「人生の優先順位を明確にする」は診断指標「治療への参加が不十分」に対応するため選択した．

次に，生活の変容を考慮し，同じ領域と類から「**コーピング**」を選択した．この定義は「個人の能力に負荷を与えるストレス要因に対処する個人の行動」であった．家族役割を変容できることを考慮し，成果指標はそれぞれ「ストレスが軽減したことを報告する」は診断指標の「批判に対する過敏性」に，「個人的なサポートシステムを用いる」は診断指標「現実の歪曲」に対応するため選択した（**表4**）．

看護介入（NIC）の選定

NICは〈領域Ⅲ：行動的〉の〈類R：コーピング援助〉の「**コーピング強化**」と「**役割強化**」を選択した．各々の定義は「生活上の要求と役割の充足を阻害すると知覚されたストレス因子や変化，脅威を管理するために認知的努力および行動的努力を促進すること」と「特定の役割行動を明確にし補うことによって関係を改善できるよう，患者／重要他者／家族を援助すること」であった．次に〈領域Ⅲ：行動的〉の〈類S：患者教育〉の「**教育：処方された食事**」を選択した．この定義は「処方された食事に正しく従うための患者の準備」である（**表4**）．

まとめ

　血液透析治療を開始した後，2回の中断をたどり，心不全をきたして入院治療が必要となっても，家族の世話を優先する対処行動をとるE氏について，心理的ストレス・コーピング理論を用いて看護成果と看護介入を考えた．

　個人のストレスを惹起する条件は「必ずしも絶対的なものではなく，ストレッサーとしての環境からの要請と，個人が有するコーピング資源との不均衡から生じる」とラザルスは強調している（山崎，2015）．一度はあきらめた結婚・出産を経験したE氏にとって家族は大切であり，自分は家族にとってなくてはならない存在と捉え家族内役割を遂行することに価値を見いだし，健康問題と直面することを避けることでコーピングしている．それがまた慢性期の疾患を抱えながら生活していくことを脅かしているといえる．

　心理的ストレス・コーピング理論は，患者の反応を丁寧にアセスメント・評価することで，患者の生活に合わせた支援をしていくことが可能なため，臨床現場に有用な理論であると考えられる．

文献

神田直樹（2016）．ストレス・コーピング理論．野川道子編，看護実践に活かす中範囲理論（pp.259-275）．メヂカルフレンド社．

Lazarus, R.S., & Folkman, S.（1984）／本明寛・春木豊・織田正美監訳（1991）．ストレスの心理学―認知的評価と対処の研究．実務教育出版社．

山崎久美子（2015）．ストレス・コーピング理論．黒田裕子監修，看護診断のためのよくわかる中範囲理論　第2版（pp.234-247）．学研メディカル秀潤社．

6 原発不明がんで緩和治療を選択した男性

終末期の事例①

小泉純子　成井美穂　杉田里絵

事例の視点　ローカス・オブ・コントロール

　原発不明がんで多発性骨転移をきたし，病状の急速な進行に伴い神経障害が急激に悪化した30歳代の男性のF氏である．多発性の骨転移と診断されながらも原発巣が特定できないなかで病状および神経障害が急速に悪化している．それにもかかわらずF氏は，がん治療ではなく緩和のための療養を選択した．このような状況のもと，現状維持を願いながらも，急速な神経障害の増悪に脅威を感じ，その状況に対処することができないでいる．

　ここでは社会的学習理論であるローカス・オブ・コントロール（locus of control；統制の所在）の概念を適用し〈領域1：ヘルスプロモーション〉の〈領域6：自己知覚〉〈領域9：コーピング／ストレス耐性〉の領域を中心にアセスメントし，NANDA-I看護診断，看護成果（NOC），看護介入（NIC）について検討する．

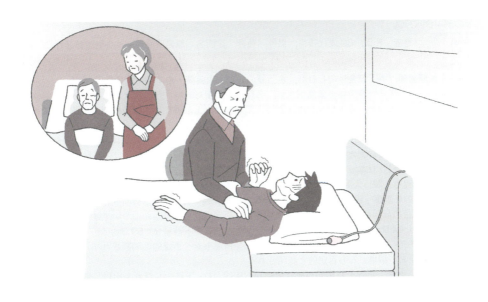

事例の紹介

　F氏，30歳代後半，男性，独身．出版社に勤務しており，高齢の両親との3人暮らしである．一人息子で，父親は要介護3の認定を受けており，母親が主に介護を行っている．F氏は，社交的で温厚な性格であり，友人や職場の同僚との関係性もよい．キーパーソンは母親である．

　4月ごろより背部の筋肉痛や腰痛が出現し，近医に通院しながら生活には大きな支障はなく数か月を過ごしていた．12月，左上肢にしびれが出現し，大学病院に緊急入院．精査の結果，転移性の骨腫瘍と診断されるが，原発巣の特定はできないまま，神経障害が悪化し歩行が困難となった．

　疼痛緩和と日常生活動作（ADL）維持のため放射線治療を施行後，患者の希望により緩和ケア病棟へ転棟する．転棟後も神経障害の増悪により様々な症状の変化と運動障害が出現し，ADLは一段と低下し，自らの力ではどうすることもできないと感じている．

　そのほかの情報は，患者のデータベース（**表1**）およびSOAPによる看護記録（**表2**）を参照．

表1 患者のデータベース

| プロフィール | 患者：F氏，30歳代後半，男性，独身，診断名：原発不明がん，多発性転移性骨腫瘍 |

1．ヘルスプロモーション

主訴：腰痛，左大腿部痛，両下肢全体のしびれ，左上肢のしびれと疼痛，右上肢の握力低下．

現病歴：4月ごろより，背部の筋肉痛や腰痛があり，会社近くの整形外科クリニックに通院したり，針治療，整体やマッサージなどを受けていた．この間，健康診断や人間ドック（上部消化管内視鏡検査，大腸内視鏡検査，腹部エコー検査）では異常所見なしと判定を受け，背部痛と腰痛は強くなったり軽くなったりしながら，生活に大きな支障もなく数か月を過ごした．12月下旬より左上肢にしびれが出現したため，会社が休日となる土曜日に整形外科クリニックへ行こうと思っていたところ，日ごとにしびれの範囲が広がり，3日目には左上肢の挙上困難となったため，会社を休み整形外科クリニック受診した．医師より頸椎の精密検査を受けるように勧められ，救急搬送で大学病院に12月25日緊急入院．入院後，頸椎・腰椎のMRI・CT検査，骨シンチグラフィー検査，頸椎骨生検などの精査を行い，転移性の骨腫瘍（頸椎〜胸椎〜腰椎に散在する多発性の骨腫瘍）と診断される．原発巣の特定に向けた精査の結果は，画像上の肝胆膵系の所見はなし，血液がんは否定された．肺がんについては，腫瘍マーカーがNSE（神経特異エノラーゼ）14.0 ng/mL，ProGRP（ガストリン放出ペプチド前駆体）69.3 pg/m，SLX（シアリルLex-i抗原）32 U/mL，CYFRA（シフラ）2.9 ng/mLであり，画像所見もなく否定的と判断された．また，泌尿器科を受診し精査にて前立腺がん，精巣がんも否定的と説明される．

原発巣を特定できないまま，翌年1月中旬以降は腰痛がNRS9/10，下肢のしびれも出現し歩行が困難となる．頸椎腰椎コルセット装着し床上安静，ステロイド療法，鎮痛薬を投与しながら，疼痛緩和とADL維持のため放射線治療（L3照射）を施行．2月27日放射線治療が終了したが体動時の疼痛はNRS4/10と十分とはいえず，神経症状の増悪により，左上肢はしびれの増強，両下肢のしびれと不全麻痺をきたし，端座位がかろうじて可能であった．3月1日に病状説明がなされセカンドオピニオンを勧められるが本人は拒否，自宅近くの病院付属の緩和ケア病棟で過ごすことを希望し3月21日転入院の運びとなる．

既往歴：なし．

他覚的症状：左上肢MMT（徒手筋力テスト）2以下，右上肢MMT2〜3，両下肢MMT1〜2，関節拘縮はなし．意識レベルクリア．右大転子部褥瘡（ステージⅡ，ステージⅢ）

内服薬：ファモチジンD10 mg・2錠2回，セレコックス100 mg・4錠2回，酸化マグネシウム（マグラックス®）330 mg・6錠3回，センノシド12 mg・2錠1回，オキシコドン塩酸塩水和物（オキシコンチン®）10 mg・2錠2回（8時・20時），オキシコドン塩酸塩水和物（オキノーム®）5 mg・1包/回（30分あけて追加投与可），ベタメタゾンリン酸エステルナトリウム（リンデロン®）4 mg・皮下注2回/日．

病状説明とその受けとめ（前医からの情報）：病状については，すべて検査の結果の詳細と治療計画など，本人および母親と伯父に詳しく説明されている．原発不明がんであるために無治療ではあるが，内臓の病変の進行を予測させるような血液データ上の異常数値はなく，呼吸器症状などもないことから予後については判断できない．年齢的に体力があり，血液データの数値もよいので「神経症状とうまく付き合いながら，このままの状態でしばらく過ごせることを期待している」と伝えられている．その際，本人からは，①会社への復職は可能か，②一番よく見積もってどのくらい生きられるか，という質問があった．それに対して，①今までと同じように編集者として復職するのは難しいかもしれないが，がん相談支援センターに職業相談の窓口があるので時期をみて相談するのがよいのではないか，②非常に難しい質問で見通しを立てるのは難しいこと，また「この1週間の様子をみて次の1週間の見立てをつけていきましょう，ずっと先のことを考えてというより，今この時間を，1日1日を大切にしてほしい」と伝えられた．その際は「そうですよね，後ろ向きなことばかり考えてもしかたないですね」と言っていた．入院時から非常に温厚な性格で明るく前向きな印象，説明に対しては感情的にならずに冷静に振るまっていた．疼痛が強くなり，院内の緩和ケアチーム（PCT）に介入してもらったが，オピオイドを開始するかしないかというときに一度だけ「決めなくちゃいけないことばかりで，いやになるよ」と表情をくもらせたことがあった．

セカンドオピニオンを選択しなかったことについて（本人）：これまで原発精査のために多くの検査を行ったが，痛みなどを伴うことが多くつらかった．また，医師より脊椎のレントゲンを見せてもらい，もうこれ以上治療は望めないと思った．

医師からの説明（今回の入院時）：病状については前医で説明を受けている通りで，こちらの見解としても相違はありません．放射線治療の効果が少しずつ出てくれば神経症状のスピードを遅らせることができる，つまり痛みが楽になるのではないかと期待しています．ここではFさんが自分らしくあるためのサポートを全力で行います．そのためには，まず，つらい症状を緩和するための薬物治療を中心に行っていきます．

医師の説明に対する本人の受けとめ：「痛みだけではなく，しびれもどんどんひどくなっている．一番つらいのは左大腿の痛み．体位変換のたびに電気が走るような痛み，その後しばらく，びりびり感が続くというのががまんできなくて，体位変換を逃げていたら床ずれまでできてしまった」と苦笑している．

医師の説明に対する家族の受けとめ：入院時の説明は，病室で行った．ベッドサイドに母親と伯父も同席．説明に

表1 （つづき）

対してはうなずきながら落ち着いた表情で聞いていた．母親は「本人が一番わかっているから，あの子が決めたことが一番正しいと思う」と，伯父は「とにかく本人がいいようにお願いします」と言う．

遺伝的疾患：なし．
生活パターン：不規則（残業で遅くなることが多かった）．
健康維持・増進行動：健康診断，人間ドックは年に1回必ず受けてきた．
嗜好品：喫煙はなく，飲酒は付き合い程度でほとんど飲まない．
そのほかの関連情報：3月23日，チームカンファレンスを実施．2か月前の骨シンチグラフィー検査で，すでに頸椎，胸椎，腰椎に散在する病変がみられていたが，さらに神経障害が進行しており，両下肢の疼痛は少なくなってきている．右上肢の神経症状が出現しており，頸椎レベルの進行も否定できない．ステロイドを増量してみる．急変の可能性についても家族へのインフォームドコンセントが必要とのことだった．

2．栄養

身長：170 cm．
体重：64 kg．体重の変化なし．
食習慣：2〜3回/日，仕事の都合で食事時間は不規則だった．好き嫌いはない．
食欲：ふつうにある．
そのほかの関連情報：ステロイド治療後から，食欲増進あり．入院時より間食があるが，自由に何でも食べられることは，本人の楽しみとして制限はしていない．

3．排泄と交換

排便：1回/1〜4日，便秘．
薬剤使用：酸化マグネシウム（マグミット®），センノシド（センノサイド®）を定時で内服．頓用でGE（グリセリン）浣腸60 mLと摘便を実施．
排尿：6〜7/日．残尿感なし（1週間前から，尿器を当ててから尿が出るのに時間がかかるようになってきた）．
失禁（便・尿）：なし．
外皮系：持続する発赤などの皮膚異常はなし．

4．活動／休息

睡眠時間：入院前7時間．
睡眠薬の使用：なし．
運動機能障害：両下肢のしびれ，感覚鈍麻，左上肢しびれ，右上肢の握力低下．
食事行動障害：スプーンとフォークは使用できるが箸は持てない．右側臥位ベッド挙上30°程度で摂取．
排泄行動障害：尿器使用（おむつを開き，尿器を当てるところまでは介助，当てられた尿器を支えることは可能）．
移乗行動障害：全介助でリクライニング車椅子へ移乗．
清潔行動障害：歯ブラシを握らせると自力で歯磨きはできる．右手で顔拭きと排尿後の陰部清拭はできる．
衣服着脱行動障害：全介助．
気分転換活動：サッカー観戦，旅行，友人と出かけること．

5．知覚／認知

感覚障害：四肢の感覚鈍麻あり．
意識障害・見当識障害・言語障害・認知障害なし．

6．自己知覚

自分の性格をどう思うか：冗談まじりに「どうなんだろう．おとなしくはないな．まじめというほど，まじめじゃないけど，ワルじゃない．細かいことをあれこれと根回しするのが苦手．大雑把なところもあるかな．それで編集者はまずいですよね」と話す．
家族（母親）の思う患者の性格：とにかくいい子．親孝行だし，逆らったこともほとんどない．幼いころも学生のころも，何しろ友だちが多かったから，もめごとみたいなことは，ほとんど記憶にない．明るくて活発で頭がいい子だねって，みんなに言われてきた．しっかりしていてやさしい，病気になる前も，なってからも，ずっとそうです，変わらない．
喪失体験：なし．
そのほかの関連情報：入院時，ケア計画の相談の場面で「目が覚めると，どこかしら悪くなっているから，今，こんなふうに介助お願いしますって計画立てても，明日はその通りにできるかわからない．お世話になりますけどね，そのときの調子に合わせて手伝ってほしい．自分の体だけど，自分でハンドル握っているわけではないんだ．自分の意思と反して，体は時々暴走するので厄介なんです……」と苦笑しながら話す．

表1 (つづき)

7. 役割関係

現在の職業：編集者（大きな会社ではないので，編集以外の総務的な仕事もやっており，仲間と一緒に楽しく仕事してきた．社長の配慮で休職のような形をとっており，しばらくは基本給だけもらえることになっている）．同じ職場でずっと働いている．

家族構成：両親と3人暮らし．父親（80歳代前半，脳梗塞後は要介護3の認定を受けている），母親（70歳代後半）．伯父（母親の兄，80歳代前半，F氏の自宅から車で40分ほどのところに単身で住んでいる）．

支援者の有無：母親，伯父，友人，会社の同僚．

そのほかの関連情報
- 数年前より母親が父親の介護を行っている．母親の面会は1時間いられるかどうかという状況．
- F氏は都内で一人暮らしをしていたが，父親の介護が必要なため実家に戻った．しかし，仕事などで介護が行えない状況であった．父親が徘徊したときに探したことはあった．
- 母親面会時の様子：F氏自ら母親にソファに腰かけるように声をかけたり，アイスやせんべいをすすめるなど，母親をいたわっている様子がある．
- 母親からの情報：緩和ケア病棟は前の病院より自宅に近いため面会にくるのが楽になった．
- 伯父についての情報：F氏は「幼いころから面倒をみてもらっていた．伯父は希望があればいつでも面会にくると言っている」と言い，伯父も「息子のように可愛がってきた．成人式のあとに一緒に酒を飲んだりもした．できることがあれば，なんでもしてやりたい」と話す．
- 職場の人間関係：任せられた仕事は責任をもって行うなど，職場の上司や同僚からの信頼は厚い．
- 交友関係：地元の友人，会社の友人など，病気になってからも親しくやり取りをしている．前医では会社の上司が週に2回は見舞いにきて励ましていた．入院中，友人が病室に持ってきてくれたというCD，雑誌，ゲーム機，お菓子がたくさん室内に置かれている．

8. セクシュアリティ

婚姻状況：未婚．
泌尿器系疾患：なし．
そのほかの関連情報：男性らしい服装や身だしなみをしている．

9. コーピング／ストレス耐性

ストレスだと感じていること：F氏は「痛みやしびれがなくなったら解放感があるだろうな．これじゃ，何もできないよ」と言う．

不安や悩み：看護師の「不安に思っていることがあれば，お話しいただけますか」という質問に対しては「不安は口にしたら本当にそうなりそうな気がするから言わない．サッカー観ていて，やばい，負けるぞって言うと本当に負けるんだよね．こうなったら嫌だなってことは口にしないほうがいいよ．終了でーす」と口調は穏やかで，話し終えるとすぐにテレビに視線を向けている．

日ごろのストレス発散法：サッカー観戦，旅行，友人と出かける．

入院生活で気がかりなこと：経済的（個室入室）には収入があるので「今現在は心配していない」と言う．介助のことでは「配膳のときに食べられるようにセッティングしてほしい」「尿器の介助はできるだけ最小限にして自分で始末したい」「着替えのときに痛みが強くなるので袖の通しかたを注意してほしい」など日常生活活動（ADL）介助の具体的な方法とケアを統一して実施してほしいという希望がある．

そのほかの関連情報：母親との面会ではテレビのサッカーの試合のことや母親がF氏の中学生の同級生に会ったときの話などで笑い合うことが多い．F氏の病気のことや父親については話題に出ない（F氏からも話がない）．

10. 生活原理

信仰：なし．
日ごろ大切にしている習慣や行動：今できることを一つ一つ大事にしたいと思う．笑って過ごしたい．

11. 安全／防御

感染：なし．
感染リスクファクターの存在：右大転子部の褥瘡ステージⅡ，ステージⅢ．
転倒・転落のリスク：四肢の神経症状，筋力低下，不全麻痺あり．整形外科クリニック受診時，受付で転倒したことがあったが，外傷はなし．
身体損傷リスクファクターの存在：四肢感覚障害，右大転子部褥瘡あり．
体温調節の異常を引き起こすリスクファクターの存在：なし．

表1 (つづき)

検査結果

項目	WBC	RBC	Hb	Ht	PLT	CRP	T-P	ALB
単位	$10^4/\mu L$	$10^4/\mu L$	g/dL	%	$10^4/\mu L$	mg/dL	g/dL	g/dL
2月26日	9400	422	12.8	39.5	34	1.9	7.2	4.6
3月21日	8200	440	13.2	38	39	2.1	7.8	4.0

項目	GOT (AST)	GPT (ALT)	LDH	CPK	γ-GTP	TG	血糖	HbA1c
単位	IU/L	IU/L	IU/L	IU/L	IU/L	mg/dL	mg/dL	%
2月26日	16	16	332	95	48	68	80	5.8
3月21日	20	16	351	90	36	72	76	5.7

項目	BUN	Cr	尿酸	Na	K	Cl
単位	mg/dL	mg/dL	mg/dL	mmol/L	mmol/L	mmol/L
2月26日	12.4	0.8	6.5	143	4.5	100
3月21日	16.2	0.6	6.1	139	4.5	112

12. 安楽

身体の苦痛：両下肢のしびれ，左上肢の疼痛としびれ．
疼痛：左大腿部痛．
精神的苦痛：あり．
入院環境：個室．
面会：母親の面会は1日おき，1時間程度．伯父の面会は3～4回/日．会社の上司や同僚，友人の面会は夜間や毎週末にあり．
がんスクリーニングシートのスコア：疼痛は4/10，倦怠感および呼吸苦は0/10．そのほかの身体的苦痛として，しびれ，便秘．こころのつらさは5/10，日常生活への支障は0/10．そのほか相談したいこと，専門的な情報提供を望むことに対しての設問は「なし」の回答．カウンセラーの介入については，入院生活に慣れたころに考えてみるとのことで，個別介入なしで様子をみることとなった．

13. 成長発達

身体的な成長の問題：なし．
先天的・遺伝的な問題：なし．

表2 看護記録（SOAP）

日時		SOAP
3月21日 10:30	S	今日からどうぞよろしくお願いします．思っていたよりは，きつくなかったけど，寝台車に移動した後15分以上，体の位置が定まらなくて苦労した，出発が少し遅れてしまいました．いったんよい姿勢ができれば，あとは大丈夫なんだけど．
	O	ストレッチャーにて入院．クッションを背中や大腿の間に5個ほど使って右側臥位を維持．笑顔で，はきはきと話している．9時40分にオキノーム®（オキシコドン塩酸塩水和物）を内服し出発されている．付き添いの伯父と，にこやかに話している．ベッドへの移動は，スライダーマットを使用し，右側臥位のまま移動．一瞬，顔をしかめるが「大丈夫，痛くないです」と頓用の鎮痛薬は追加せず．
11:30	S	おなかが空きました．昼食が楽しみです．
	O	苦痛表情なし．右側臥位でいる時間が長いこと，右上肢が利き手であるため，病室のレイアウトやベッド周囲の環境を整える．雑誌，CDプレイヤー，ノートパソコン，携帯電話，ティッシュケース，ストロー付マグカップなど私物が多い．折りたたみの鏡がビニールテープで開かないように巻いてあり，「元気になったら使うから，そのまましまっておいて」と話される．
14:00	S	左足の付け根がぴりぴり痛くてね，腰の痛みとはまた違うんだけど．長い時間正座した後，足がしびれた感じかな．痛みは5/10，できれば2/10くらいにはなりたい．痛みもしびれも同時進行だから，どっちがつらいかっていうのはないけど，足のぴりぴり感はとにかくひどいな．
	O	STAS-J（ホスピス・緩和ケア評価尺度日本語版）を用いて情報収集およびカンファレンスを行う．こころのつらさは5/10，日常生活への支障は0と．本日よりリリカ®（プレガバリン）75 mg・2

表2 （つづき）

日時		SOAP
15：00		錠2回を開始．オキシコンチン®（オキシコドン塩酸塩水和物）は本人の希望により増量せず．明日よりリハビリテーション介入し，良肢位と疼痛が増強しないポジショニングを一緒に見つけることをF氏に説明，納得されている．
	O	面談実施． 看護師：この病棟でどのように過ごしたいと思っていますか？ 患者：楽になりたい．痛みもなく，しびれもなく，病気を眠らせること．そして欲をもちたい．しばらくでいいから，このまま病気を眠らせたい．昨日は目が覚めたらティッシュをサッと引き抜いて取るってことができなくなっていた．おとといは初めて尿器をガタッと傾けてシーツを汚した．ずっとでなくていいから，少しの間，病気に眠っていて欲しいんだ．それで，そうしたら欲をもちたい． 看護師：欲というのは？ 患者：明日は散歩に行ってみようかなとか，これ（病衣）じゃなくてTシャツ着てみようかなとか． 看護師：欲はもてないのでしょうか？ 患者：もてないわけではないけど，病気が眠っていてくれないと，怖くて欲を出せないんだ． 看護師：怖いというものは？ 患者：それは言えない，言ったらまずいでしょ．マジでやばいです． 看護師：そばで気持ちを感じとられるのもつらいでしょうか？ 患者：自分がどう思っているか知られたくないなんて思っていない．どうぞ察してやってください（笑）．でも，自分で自分の気持ちがわからない状態で．明日，ティッシュが今日と同じように引き抜けたら，それだけでテンションは下がらない，そんなことで……安心する．
21：00	S	今日はなんだか体の位置がしっくりこない．薬が効いているのか，しびれや痛みはそれほどないけど，体勢が定まらない．今日は眠れそうにないな．
	O	18時30分に夕食を摂取後，NRS 6/10にてオキノーム®散内服．30分後疼痛はNRS 1/10となるが5分おきにナースコールあり，ポジショニングしなおす．クッションの位置を少しずらしたり，枕の高さをハンドタオルで高くするなどしながら，本人の訴えにしたがって右側臥位の調整を行う．ポジショニングのときには眉間にしわを寄せて大きくため息をついたり，ややいらいらした口調になっている．
	A	身のおきどころのないようなつらさがある．思い通りに体位が整わず，いらだちもあるようだ．
	P	主治医へ連絡，レスキュー使用とともにリーゼ®（クロチアゼパム）1錠内服．
22：30	O	ラウンド時，熟睡している．体位変換はハーティーグローブ®（介助補助手袋）で除圧のみ行う．
3月22日 6：30	S	薬が効いたみたい．あのあとはよく眠れた．せっかくいい体勢がとれているから，このままでいたい．動かしてまた一からやりなおすのも大変だ．
	O	表情は穏やか．右側臥位のまま．褥瘡もあり体位変換が必要なことを説明するが拒否される．ハーディグローブ®で念入りに除圧する．
	A	リーゼ®の効果あり．同一体位の時間が長いので褥瘡の悪化が懸念される．体位変換が定時で行える程度に疼痛がコントロールされることが望ましい．
	P	薬剤調整を検討していく
11：00	S	右手を使い過ぎたのか，右手の肘から先が何となくじりじりする．左のピリピリ感とは違う．カプセルの薬が効いているのか，しびれ，痛みは半分くらいに減ってきた感じがする．左大腿の付け根の痛みが楽になっている．薬は今のままで大丈夫です．少し眠気もあるような気がするし．このくらいがちょうどいいかな……．
	O	右側臥位でポジショニングするとき，腋窩を圧迫しないように角度を調整するが，なかなかしっくり行かず，何度も頸部～背中に当てているクッションを入れ替える．昨日は両下肢の間に挟みこんでいたクッションがずれると疼痛が出現していたが，今日は下肢の疼痛をまったく訴えず．
	A	下肢の感覚障害が進行しているのか，または右手の症状に意識が集中しているのか下肢疼痛の訴えが少なくなっている．リハビリテーションの評価と合わせて観察を続ける．
	P	オピオイド変更せず．
12：50	O	母親の面会があり，帰宅時に声をかける．母親は「右手がちょっと変だと言っていたけど，右手は大丈夫なほうの腕なんだから，今日だけだよって言っておいたのよ．ね，大丈夫よね，悪いのは左でしょ．だって右まで不自由になったら，あの子，何もできなくなるわ．よく食べるから，内臓は丈夫だと思うのよ．がんになると痩せこけて，大概は食べられなくなるでしょ，それはつらいからね」「もっと面会にきてやりたいけど，お父さん（夫）のそばを離れられないから．毎日とは行かな

表2 （つづき）

日時		SOAP
14：00		いけど，ちょくちょくきて，顔見て話しして……それでいいのよね？ 割と歳とってからの子どもでしょ，私もお父さんも若くないし，体力もないし，今の面会が限界かなって思っている」と言う．右手の神経症状について説明すると「そっか……．そうね，私は難しいことを聞いてもよくわからないけど」と表情は変えずにうなずいている．
	O	伯父の面会あり．伯父は「私が義弟の面倒みるから，妹にはもっとあの子（F氏）のところにくるように言っているんですが，連れ合いのことを理由に，なかなかこなくて．あの子は言いたいことも言えないでいるような奴なんです．だから，（伯父自身が）何となく家にいても落ち着かないときもあって頻繁にきているんです．でも本当は妹がきたほうが……．あいつは本当にいい子なので，できる限りのことはしてやりたい」と言う．母親に説明した神経症状について，伯父にも説明すると，伯父は「さっき，あいつ（F氏）と電話で話したときも，右手の調子が悪いみたいだって言っていたけど，いつも通り，明るく，元気な声だったよ．心配かけないようにしているんだね，涙出ちゃうよね」と涙ぐみながらデイルームで休んだ後に「あいつ，待っているといかんから」と立ち上がり，ゆっくりと病室に向かった．
16：00	S	おしっこしたい感じが，全然ない．おしっこの管をまだ入れたくないという思いと，甘えるのが悪いという思いがある．でも，まだ入れたくないほうの気持ちが強いです．
	O	昨夜の21時過ぎに最終排尿．その後，何度も尿器を当てるが排尿なし．飲水量1000mL程度，下腹部やや膨満している．主治医が診察し，尿閉の説明をし，膀胱留置カテーテルを勧めるが，しばらく様子みることとなる．
18：00	S	数日前から，何となく尿器を当てても空振りのことがあったけれど，ちゃんと出るときのほうが多かったし，違和感はなかったのに……．便秘がひどいとき，自分の力で出しきれず看護師さんに便をかき出してもらっている．これ以上，下の世話をお願いするのは嫌だな……．ちょうど昨日あたりから左足の付け根の痛みが楽になってきて，やっぱり緩和ケア病棟にきてよかった．薬も追加してもらい効いているんだな，とよいほうに考えていた．でも，下半身の感覚がだんだんなくなってきているってことなのか……．入れるしかないですね，仕方ない，お願いします．
	O	表情はいつも通り，にこやかで口調も穏やか．16時以降，ずっと尿器を当てていたが排尿なし．本人の意思を確認し膀胱留置カテーテルを留置．挿入時800mLの尿流出あり．
19：00	S	右腕が窮屈で……．左手の痛みとしびれは，それほどひどくないけれど，左肩から右の肩甲骨にかけて斜めにびりびり痛む．薬ください．
	O	レスキュー使用．普段はティッシュペーパー，ナースコール，テレビのリモコン，携帯電話などが手の届く位置に整理されて置かれているが，訪室するとそれらがベッド下に落ちている．F氏に声をかけ整頓していると「もういいから，全部そこ（床頭台）にあげておいて」と言う．看護師が「手の届くところにおいて置きましょうか」と声をかけると「だから，いいから，向こうに置いておいて」と言い，表情がかたい．ナースコールのみF氏の手元に置き，いったん退室する．
19：30	S	右腕が痛い．痛みがとれないよ．20時にコンチン（オキシコンチン®）と一緒にもう一度オキノーム®を飲みたい．
	O	ポジショニングに15分かかる．右手首の下に薄い低反発クッションを差し込んだり，側臥位の角度を調整して，何とか体勢が整う．テレビでサッカーの試合を観ているが表情はかたい．
20：00	O	定時のオキシコンチン®と一緒にオキノーム®を使用．F氏はテレビを観ており視線を合わせず．ベッドを挙上すると右手が痛むとのことで，挙上せず内服，むせ込みはなし．
21：00	S	痛みが気になって眠れそうにないよ，昨日の薬また飲みたい．
	O	リーゼ®1錠を内服．除圧のみで対応．
22：00	O	ぐっすり眠っている．
3月23日 6：00	S	お腹が空くと，すぐ目が覚めちゃうよ．夜は眠れた．痛みは今のところ，がまんできる程度．明日は友だちが面会にくるから車椅子で横の公園まで散歩してもいいですか．
	O	表情，口調とも穏やか．リクライニング車椅子の準備をする．予防でオキノーム®の内服をすることなど，段取りを説明する．
	A	リーゼ®は効いているようだ．友人とのよい時間が過ごせるように準備を確実に行っていく．
13：00	S	疲れるからやってもらいたい．
	O	右手でフォークを使用し3割摂取したところで手を止める．会話が少なく，食事中もテレビをじっと見つめている．介助で9割ほど摂取したころに母親が面会にくる．母親が「どうしたの，看護師さんに手伝ってもらっているの？ 母さんやろうか」と，母親が座ってスプーンで口元まで運ぶが，手がふるえて何度もやりなおす．母親は「おいしいだろ，母さん，じょうずなんだよ．緊張してい

表2 （つづき）

日時		SOAP
		るだけ」と，いつも通りの元気のよい口調で話しかけている．F氏はテレビを見つめたままで無言，目に涙をためている．15分後，ナースコールあり，歯磨きの依頼あり，介助する．母親は「母さん，そろそろ帰るよ」と言うと，F氏が「明日くるの？」と言い，一瞬沈黙がある．その後，母親はニコッとして「父さんしだいかな．天気も悪そうだし……」と言う．F氏は母親と目を合わせず，テレビを見たまま「オッケー」と応える．
13：30	O	母親・伯父へ主治医よりインフォームドコンセントを実施．神経症状の増悪と急変のリスクについて説明．インフォームドコンセント後，母親に看護師が今後について話をしたいと声をかけるが，母親は「お父さん大変だし．今度にする」と言う．傍にいる伯父が「話していったほうがいいよ．あの子のためだから．義弟は俺がみているから，話しておいでよ」と声をかけるが，母親は「いいよ．私も大変なのよ，体もきついの．若くないから仕方ないのよ」と伯父の言葉をはらうようにエレベーターに乗って帰られる．
16：00	S	枕の高さが合わないから，違うのを持ってきてほしい．病衣の紐がきつすぎて窮屈，解いてほしい．腰が痛い，マットの空気が抜けているのかな？
	O	10分ごとにナースコールあり．訪室すると上記のような細かな訴えが続く．しばらくベッドサイドに付き添いながら「体のあちこちがしっくりこないですね，体，つらいですね……」と声をかける．しばらくベッドサイドに付き添う．
16：30	S	ほんの少しの加減なんだと思うけど，落ち着かないんだ．この体勢でいいと思っていても，でも5分くらいすると，またあちこちが痛み出すし，ビリビリしたしびれが体の真ん中に集まってくる感じがしてじっとしていられない．つらい……，きつい……．まいったな．
	O	静かな口調で話し，その後，目を閉じて無言になる．

事例のアセスメント

「ローカス・オブ・コントロール」を知る

ローカス・オブ・コントロール（locus of control；統制の所在）は，1960年代に社会的学習理論*のなかでアメリカの心理学者ジュリアン・ロッター（Julian B. Rotter）によって提唱された概念である（Rotter, 1966）．これによると認知様式には2極性があり，ある事象が自分自身の行動や特性に随伴して起こっていると知覚する場合を**内的統制**，自分の行為によるものではなく幸運や偶然，運命あるいは力をもった他者の統制下にあるものとして知覚される場合を**外的統制**といい，この両極は1次元的な連続体であるという．

この概念は過去の経験を未来への期待に反映させるかどうかを規定する変数でもある．たとえば自らの行為により成功を収めることができた経験は，自らの行為がよい結果をもたらすという未来への期待につながり「内的統制」が高まる．一方，自らの行為と結果は無関係であると知覚する場合は「外的統制」といえるが，必ずしも「外的統制」が優位であると低い期待しかもっていないことを意味するわけではない．成功の結果が自らの行為とは無関係であっても，幸運が成功をもたらすという期待は知覚されるからである．

＊社会的学習理論：行動の変容（学習）は他者の行動の観察とその模倣によってなされるという理論．

また，ロッターはローカス・オブ・コントロールを測定するための尺度として，様々な欲求領域に関連する項目〈成功するかどうかは勤勉かどうかにかかっており運によるものではない：内的統制〉〈人生におけるたいていの不幸は運が悪いためである：外的統制〉などの29項目をあげ，被験者が選択した項目の得点数によって内的統制の傾向か，外的統制の傾向かを測定した．

事例の検討

看護実践の場面においてローカス・オブ・コントロールの概念をどのように適用するのか，F氏の事例で考えてみる．患者の行動の認知様式について，単に「内的統制」であるのか，あるいは「外的統制」であるのかを判断するのではなく，どちらも併せもっているという両極性を理解し，そのうえで患者には特性としてどちらが優位に備わっているのかを判断する．

〈領域1：ヘルスプロモーション〉のアセスメント

F氏は，がん治療や緩和ケア病棟という療養場所の選択など，病状悪化の厳しい状況のなかでも自分にとっての重要事項は，自分自身で決定するという行動をとってきた．病気になる以前の日常生活，そして生育暦などから，F氏は内的統制の強い傾向を特性としてもっていたと考えられる．そのため，自らの力でコントロールできない状況に対して強い危機感を生じていた．内的統制を優位にもっていたF氏は，自分の意思で緩和治療を選択したが，数日のうちに神経症状が進行し，自らの行動で安寧な健康状態を維持していくことに限界を感じざるを得ない状況に陥った．内的統制が弱まり，少しでも安寧な状態を得るためには医療者に依存するしかないと受けとめていると考えられる．

〈領域6：自己知覚〉のアセスメント

F氏は，自己像をしっかりもち（客観的自己），社交的で家族や職場の人びとなど周囲への気づかいができ，編集者，一人息子としての社会役割を果たしてきた自分が本来の姿であると知覚しており，このような背景が内的統制を強めていたと考える．しかし，自分ではコントロールできない急激な病態の進行により，身のまわりの行動でさえ医療者に委ねるしかない，本来の自分とはかけ離れた病態に陥っており，自尊感情は低下していると推測できる．

〈領域9：コーピング／ストレス耐性〉のアセスメント

F氏は急激な病態悪化という状況に直面し，コーピングは機能せず，自我脅威に対する無意識的な防衛機制により，何とか心理的な適応を得ようとしていると考えられる．自らの行動で満足のいくような結果や成功を手に入れたい，病状の進行を食いとめ，現状を維持したいという願いに対して，失敗体験が重なり，自らの力ではどうすることもできないという捉えかたへ変化し，コントロール感は揺らいでいると解釈できる．自分の身に起こる出来事を，幸運や偶然，他者の力によるという外的統制よりも内的統制が優位であったため，このような自らのコントロール感の低下は非常に強いストレスにつながったと考えられる．

＊

このようにローカス・オブ・コントロールの概念を適用する場合，内的統制が優位であるか，外的統制が優位であるかを確認し，患者の行動の認知様式の特性を理解す

ることで，健康管理行動や自尊感情，そしてコーピング反応に関するアセスメントに活かすことができる．

事例の全体像と看護診断

事例の関連図を図1に示す．アセスメントをとおして看護診断を導き，看護成果（NOC）と看護介入（NIC）を検討する．

患者プロフィール

F氏，30代後半，男性，独身．出版社に勤務しており，高齢の両親との3人暮らし，一人息子，父親は要介護3認定を受けており母親が主に介護を行っている．性格は温厚で友人や職場の同僚との関係性もよい．キーパーソンは母親，自宅から車で40分ほどの所に住む伯父からのサポートも得られている．

統合アセスメント

F氏の病状は原発不明の転移性骨腫瘍であるが，内臓の諸機能・造血機能は正常に保たれ，栄養状態は良好であり，腫瘍性の炎症反応がみられるものの免疫能も正常に機能している．排泄機能においてはオピオイドの有害反応に加え，病状の進行に伴う膀胱直腸障害や消化管機能の低下が生じている．日常生活動作（ADL）は，多発性骨腫瘍の神経障害が進行しており，両下肢の不全麻痺と左上肢の神経症状に加え，右上肢の運動機能の低下までもみられるようになり，これまで行えていた食事の自力摂取や排尿時に尿器を当てるなどの身のまわりの活動すべてが低下している．このような状況のなかで，病状の進行に伴う精神的な疲労が生じていることから，十分な休息は得られにくくなっている．

F氏は原発巣が不明である多発性骨腫瘍という診断を受けるなかで「原発巣が特定されれば何か治療の方法があるかもしれないという期待」や「進行する神経症状に圧倒され，どうすればよいかを見失いそうになっても，悪化を食いとめようと望み」をもって治療に臨んでいた．しかし，原発巣は特定できないまま，神経症状がさらに進行し，がん治療をあきらめた．そして緩和医療を選択し転院したものの，3日間という短い期間で，唯一思い通りに動く右上肢が動かなくなるという病状の変化に直面し現状を受けとめられないでいる．また，痛みのつらさに耐えられず，痛みから逃れたい一方で，今以上の悪化に恐怖感をも抱いており，少しでも安寧な状態を得るためには医療者に依存するしかないと捉えている．

F氏は真摯に取り組んできた出版社での社会的役割や，一人息子としての役割を果たしてきたが，復職や家庭内役割をこのまま遂行することは困難となり，合わせて身体機能の変化を感じ，喪失感や予後への不安，抗（あらが）うことのできない状況に人生の意味を見いだすこともできずに苦しみ，価値観や信念を貫き通すことが困難になってい

る．そして本来的自己を失ってしまうほどの身体状況に直面し，自己像が揺らいでいるだけではなく，身のまわりの行動でさえ医療者に委ねるしかない状況から自尊感情は低下しており，同時に自分の身体は自分の身体ではないと受けとめ，ボディイメージは否定的になっていると推測できる．

これまで環境的な安楽を得ようと自分の意思で療養環境を選択し，友人や家族との面会を通じて他者とのつながりをもちながら社会的安寧を得ようとしたが，現在は不安感や苦悩により孤独感が強まっている．関係性を常々良好に保ってきた伯父や母親はF氏の病状悪化に直面し成す術もなく，伯父はできる限りそばにいることでF氏の不安を緩和しようとしているものの，母親は恐怖のために父親の介護を口実にF氏の現状から逃げることしかできなくなっている．F氏自身も病状の急激な悪化という危機的な状況に直面し，コーピングは機能せず，自我脅威に対する無意識的な防衛機制により何とか心理的な適応を維持しようとしている．しかし，神経症状の悪化によって疼痛だけでなく身のおきどころのなさも強まるなど，身体的な安寧が予想以上に脅かされることによって自らをコントロールできない状況にある．

看護診断の選定

看護診断「無力感」の選定

ローカス・オブ・コントロール（統制の所在）の視点で行ったF氏のアセスメント・全体像から，看護診断を選定していくと「本来的自己を失うほどの急激な症状悪化に直面し，コーピングは機能せず，防御的機制により心理的適応を維持しようとしている．しかし，身体的な安寧が予想以上に脅かされることによって，自らをコントロールできない状況」であり，この状況に該当する領域は〈領域9：コーピング・ストレス耐性〉であることがわかる．さらに，その〈類2：コーピング反応〉の看護診断の中では，自己のコントロール感を扱った看護診断は，「無力感」および「無力感リスク状態」が該当するが，F氏の現在の状況は顕在しており，ここから「**無力感**」が選択できる（**表3**）．この定義は「自分の行動が結果を大きく左右することはないなどの考え方を含め，状況に対するコントロールの欠如を直接的に経験している状態」である．

診断指標の確認

診断指標は，復職ができず，息子としての役割も果たせず，社会から疎外されていること，そして社会のなかで自分が影響を与えるものが何もないと感じていることから「疎外感」，病態悪化が避けられず自分ができることがどんどん少なくなり，日々強まる精神的な苦悩があることから「抑うつ」，編集者としての仕事に復職することはできず，息子としての役割も果たすことができず，身のまわりのことさえできなくなっていること，そして「欲をもちたい」と思ってももつことができない状況におかれていることから「従来の活動ができないことに対する不満」，そして自分が努力して何かをがんばったところで，今の状況をどうすることもできず，状況を見ていることしかできないことから「コントロール感の不足」が該当する．

関連因子の確認

関連因子は，「不安」「自尊感情低下」「疼痛」があげられる．「不安」は，根本的治療

領域2：栄養
　両上肢の神経障害により食物を口に運ぶ動作が困難な状況があるが，今のところ栄養状態は良好に保てている．嚥下機能の障害はなく，経口で十分な栄養摂取は行えている．データ上，電解質異常はなく，消化管における消化・吸収機能も維持できている．

領域11：安全／防御
　血液データ上，炎症反応をみとめるが，右大転子部の褥瘡の感染徴候はみられず，がんの進行によるものと思われ感染状態にはない．同一体位の時間が長く，褥瘡の悪化や新たな褥瘡形成のリスクが高い．

領域1：ヘルスプロモーション
　原発特定ができず，緩和治療の希望で転院したが，3日間で，下肢の知覚の低下や唯一思い通りに動く右上肢が動かなくなり，病状の進行を受けとめられないでいる．また，痛みのつらさに耐えられず痛みから逃れたいと受けとめている一方で，今以上の悪化に恐怖感をも抱いており，少しでも安寧な状態を得るためには医療者に依存するしかないと捉えている．このような中で，かろうじて残された機能（排尿や食事摂取）の維持と体位変換を依頼することなどで，症状緩和を得ようとしていたが，自力排尿機能の喪失，自力での食事摂取機能の低下，体位変換を希望しても，すぐに疼痛が出現してしまい，身体をコントロールできなくなり，安寧な健康状態は医療者に委ねるしかなくなっている．

領域3：排泄と交換
　入院後から排尿遅延，尿閉の症状が出現し，骨転移により膀胱直腸障害が増悪しており，排尿経路を変更することで対処している．オピオイド誘発性の便秘に加え，脊椎の骨転移に伴う消化管運動の機能の低下があり，慢性的な便秘になっている．

領域5：知覚／認知
　見当識障害はなく，理解力・認知機能も正常である．がんの進行に伴う脊椎への骨転移があり，両上下肢に運動覚の進行性の障害が生じている．

領域9：ストレス／コーピング耐性
　急激な病態悪化という状況に直面し，コーピングは機能せず，自我脅威に対する無意識的な防衛機制により，何とか心理的な適応を維持しようとしている．しかし，神経症状の悪化によって身体的な安寧が予想以上に脅かされることによって，自らをコントロールできない状況にある．伯父や母親はF氏の病状悪化や長くはないと思われる状況に直面し，なすすべもないが，伯父はできる限りそばにいることでF氏の不安を緩和しようとしている．一方，母親は恐怖のために父親の介護を口実にF氏の現状から逃げることしかできなくなっている．

領域4：活動と休息
　脊椎の骨転移の進行が加速しており，両下肢の不全麻痺と左上肢のしびれ感だけでなくADLを支えてきた右上肢の運動機能の低下までもみられるようになり，活動性は低下している．そのため，これまで行えていた食事の自力摂取や排尿時に尿瓶をあてるなどの身の回りの活動ができなくなっている．また，転棟後，環境の変化による不眠に対し抗不安薬を内服することで夜間の睡眠量を得ることはできている．しかし，病状の進行に伴う精神的な疲労が生じていることから，十分な休息は得られにくくなっている．

領域12：安楽
　脊椎への骨転移が多発しており，四肢の神経症状および疼痛が生じている．感覚障害が進行していることから下肢の疼痛は軽減しているようにみえるが，病状の進行に伴い心的苦痛に関連する身の置き所のなさも強まっており，身体的安楽は阻害されている．環境的な安楽を得ようと自分の意思により療養環境を選択し，友人や同僚の面会を通じて他者とのつながりをもちながら社会的安寧を得てきたが，病状の悪化によって社会的に安寧な感覚が失われている．

図1　事例の関連図

領域8：セクシュアリティ
　社会的役割のなかで男らしい振るまいや社交性をもっており，男性性は確立している．

領域13：成長発達
　成人期の発達課題は「世代性 対 停滞」であり，友人や仕事仲間との良好な関係を構築してきたことなどから，発達課題は達成していると思われる．

領域10：生活原理
　病状はすべて告知されており，予後は予測できないとしても限られた時間のなかで自分らしく生きたいという思いをもっている．しかし，身体機能の変化による喪失感や予後への不安，抗うことのできない状況に人生の意味を見いだすこともできずに苦しんでいる．がんの原発巣を特定するための検査を続けたとしても骨転移の進行状況により，がん治療が適応となり得ないことを知り，今を自分らしく生きるために療養環境を選択するなど，価値信念に基づいて行動しようとしてきた．現在は身体状況の変化に苦悩を感じ，価値観や信念を貫き通すことが困難になっている．

領域6：自己知覚
　自己像をしっかりもち（客観的自己），家族や職場の人々など周囲への気づかいもでき，身体状態が悪化しているにもかかわらず，極力医療者に甘えたり依存したくない強い自分を保持しているが，編集者として，そして一人息子としての社会役割を果たしてきた本来的自己を失ってしまうほどの身体状況に直面し，自己像が揺らいでいるだけではなく，今後ますます悪化することにも恐怖をも抱いており，自分ではコントロールできない急激な病態の進行のために身の回りの行動でさえ医療者に委ねるしかないことから自尊感情は低下していると推測される．さらに，激しい疼痛およびしびれのために行動が制限されていること，神経障害のために感覚鈍麻にも陥っていることから，自分の身体が自分の身体ではないとしか受けとめることができず，ボディイメージは否定的になっていると推測できる．

領域7：役割関係
　母親および伯父との関係は良好であり，病態が悪化した現在でも良好な関係性を保持している．母親は父親の介護のためと，F氏の病態悪化の恐怖に直面することを避けているため，F氏が必要とする十分な情緒的支援ができていないが，その分，伯父が情緒的支援をしている．現在は疼痛やしびれも増強しているため緩和ケア病棟に入院中であるが，今後病状が長期化する場合は介護役割を母親が担わなくてはならず，父親の介護との両立は困難である．社会的には一人息子としての役割や真摯に取り組んできた出版社での役割も病態悪化のために遂行することは困難である．

表3 NANDA-I看護診断「無力感」に対して看護成果分類（NOC）と看護介入分類（NIC）を適用した結果

NANDA-I 看護診断	看護成果（NOC）
無力感（領域9：コーピング／ストレス耐性，類2：コーピング反応） **定義**：自分の行動が結果を大きく左右することはないなどの考え方を含め，状況に対するコントロールの欠如を直接的に経験している状態 **診断指標** ■疎外感（復職することができず，息子としての役割を果たすことができず，社会から疎外されていること，そして社会のなかで自分が影響を与えるものが何もないと感じている） ■抑うつ（病態悪化が避けられず自分ができることがどんどん少なくなり，日々強まる精神的な苦悩がある） ■従来の活動ができないことに対する不満（編集者としての仕事に復職することはできず，息子としての役割も果たすことができず，身のまわりのことさえできなくなっていること，そして「欲をもちたい」と思ってももつことができない状況におかれている） ■コントロール感の不足（自分が努力して何かをしてがんばったところで，今の状況をどうすることもできず，状況を見ていることしかできない） **関連因子** ■不安（根本的治療は望めず，逃げられない現実の苦悩や身体状況悪化の脅威がある） ■自尊感情低下（これまで維持してきた運動機能の障害が出現し，排泄や食事などの身のまわりの行動を医療者に委ねなければならない状況である） ■疼痛（痛みのつらさに耐えられず，痛みから逃れたいと受けとめている状況がある）	**抑うつ状態のレベル**（領域Ⅲ：心理社会的健康，類M：心理的安寧状態） **定義**：憂うつな気分，日常の出来事に対する興味の喪失の重症度 | 成果指標 / 測定尺度 | 激しい 1 | |---|---| | 抑うつな気分（VS 抑うつ） | すべてにおいて何も行動する気力がわかないという感覚 | | 活動に対する興味の喪失（VS 従来の活動ができないことに対する不満） | ★3/23 まだ自分で行える身のまわりの活動さえ，やる気がまったく起きず取り組まない | | 孤独感（VS 疎外感） | ★3/23 自分は他者とは違う状況におかれている（または自分には何の役割もないという）さびしさを表現する | **希望**（領域Ⅲ：心理社会的健康，類M：心理的安寧状態） **定義**：満足感をもたらし，人生の支えとなるような楽観的状態 | 成果指標 / 測定尺度 | まったく表明しない 1 | |---|---| | 心の平穏を表出する（VS 疎外感，抑うつ，従来の活動ができないことに対する不満，コントロール感の不足） | ★3/23 平静な自分の思いを表出しない（無言・否定する） | | 自己コントロール感を表出する（VS コントロール感の不足） | ★3/23 今の状況を何とかできるという感覚を表明しない（いら立ち，あきらめだけを表明） |

★：現時点　●：目標

事例に合わせて下記の文献より許可を得て作成

Herdman, T.H., & Kamitsuru, S. 編(2017)／上鶴重美訳(2018)．NANDA-I 看護診断—定義と分類 2018-2020　原書第11版 (pp.430-431)．医学書院．

Moorhead, S., Swanson, E., Johnson, M., & Maas, M.L. 著 (2018)／黒田裕子・総合病院聖隷浜松病院看護部監訳 (2018)．看護成果分類（NOC）　原著第6版 (pp.191-192, 678-679)．エルゼビア・ジャパン．

Butcher, H.K., Bulechek, G.M., Dochterman, J.M., & Wagner, C.M. 著 (2018)／黒田裕子・総合病院聖隷浜松病院看護部監訳 (2018)．看護介入分類（NIC）　原著第7版 (pp.320-321, p.476)．エルゼビア・ジャパン．

	かなり	中程度	軽度	なし		看護介入（NIC）
	2	3	4	5		**鎮静法**（領域Ⅲ：行動的，類T：心理的安楽促進） **定義**：急激な苦痛を体験している患者の不安を軽減すること **行動** ■落ち着きのある慎重な態度を維持する（F氏が訴える症状に看護師は一丸となって真摯に向き合いながら，落ち着いてケアを提供する） ■患者とのアイコンタクトを維持する（看護師はF氏に常に関心を寄せていることを示すためにアイコンタクトを維持し，F氏に寄り添えるケアを行う） ■おびえや不安をつくりだす刺激を軽減させるか除去する（疼痛や身のおきどころのなさが軽減できないことによる不安や恐怖が増強しないように適切に投薬を行う．また投薬だけではなくポジショニング，タッチングなどを取り入れたケアを行う） ■患者に付き添う（患者が望むときはベッドサイドに付き添う） ■患者の安全と安心を保証する（不安などの感情をそのまま受け入れ，患者にフィードバックし共感する態度をとる） ■どの重要他者の存在が患者を援助できるのかを明らかにする（面会時に家族に声をかけ，家族の思いや不安を傾聴し，家族の心身の状態を把握する） ■患者のそばに座って話す（患者が思いを語れるように，いつでもそれに応じることができる姿勢を伝える） ■抗不安剤を投与する（夜間の睡眠導入や必要であれば鎮痛薬と併用して抗不安薬を投与することを検討する） **自己尊重強化**（領域Ⅲ：行動的，類R：コーピング援助） **定義**：自己価値に対する自身の判断力を高めるために患者を支援すること **行動** ■患者のローカスオブコントロール（locus of control；統制の所在）を確認する（患者の外的・内的コントロールの知覚やコントロールの喪失感について理解する） ■患者について肯定的な発言をする（身体状況が変化しても，患者の本来の価値は決して奪われないことを伝える，患者らしさを尊重してかかわる）
	★3/23	●3/28			何かしようという気力がある	
		●3/28			身のまわりの活動にできるかぎり取り組もうとする	
		●3/28			自分と他者とのつながりがまだある（または他者との間に自分も役に立っている）という思いの表出がある	

	まれに表明	ときどき表明	しばしば表明	一貫して表明	
	2	3	4	5	
	●3/28				平静な自分の思いを表出する（無言・否定がない）
	●3/28				今の状況を何とかできるという感覚（挑戦または欲求）を表出する

は望めず，逃げられない現実の苦悩や身体状況悪化の脅威がある状況である．「自尊感情低下」は，これまで維持してきた運動機能の障害が出現し，排泄や食事などの身のまわりの行動を医療者に委ねなければならない状況がある．そして「疼痛」は，痛みのつらさに耐えられず痛みから逃れたいと受けとめている状況があるというF氏の現在の状況から判断できる．

なお，ハイリスク群については該当せず，関連する状態としては次の2つが該当していた．「進行性の病気」は，原発不明の転移性骨腫瘍であることから該当し，「予期できない病気の経過」は，入院後3日間で急激に病状が進行していることから該当している．

看護成果と看護介入

看護成果（NOC）の選定

F氏は，本来的自己を失うほどの急激な症状悪化に直面し，コーピングは機能せず，防御的機制により心理的適応を維持しようとしている．しかし，身体的な安寧が予想以上に脅かされることによって，自らをコントロールできない状況である．

このようなF氏への看護の方向性は，過酷な状況のなかでも少しでも自己を信じ，前向きになれるような状態を目指すことが適切であると考えた．

そこで看護成果（NOC）は〈領域Ⅲ：心理社会的健康〉の〈類M：心理的安寧状態〉から「**抑うつ状態のレベル**」および「**希望**」を選定した（表3）．

「抑うつ状態のレベル」の定義は「憂うつな気分，日常の出来事に対する興味の喪失の重症度」である．この成果指標の「抑うつな気分」「活動に対する興味の喪失」「孤独感」が，それぞれ診断指標「抑うつ」「従来の活動ができないことに対する不満」「疎外感」を評価できると考えた．

「希望」の定義は「満足感をもたらし，人生の支えとなるような楽観的状態」である．成果指標としては，F氏のすべての診断指標を評価できる「心の平穏を表出する」と，診断指標「コントロール感の不足」を評価できる「自己コントロール感を表出する」の2つを選択した．

看護介入（NIC）の選定

看護介入（NIC）は〈領域Ⅲ：行動的〉の〈類T：心理的安楽促進〉から「**鎮静法**」を，同領域の〈類R：コーピング援助〉から「**自己尊重強化**」を選定した（表3）．

「鎮静法」の定義は「急激な苦痛を体験している患者の不安を軽減すること」であり，F氏は治療による回復は望めず，対症療法に頼らざるを得ない病態であり，今後もますます悪化し，活動範囲も限定されてくるなか，身体に襲いかかる強い不安や疼痛を少しでも軽減できる介入として適切であると考えた．

「自己尊重強化」の定義は「自己価値に対する自分の判断力を高めるために患者を支援すること」から，コントロール感を失っているF氏に対し，コントロール感覚を取り戻せることを目的とした介入として「患者のローカスオブコントロールを確認する」「患者について肯定的な発言をする」の2つを選択した．

まとめ

F氏は終末期がん患者であり，全人的苦痛という見かたをすれば身体的，心理社会

的，そしてスピリチュアルな苦痛が存在していたことは否定できない．臨床の場面では，さらなる情報を追加することで看護診断の候補に「安楽障害」や「慢性疼痛」を提案する場合もあるだろう．ここではローカス・オブ・コントロールの概念を用いて，患者のコントロール感の揺らぎに焦点を当てた．患者の行動の特性を理解することは，終末期に限らず様々な看護の場面で，患者の行動の理解や介入の方向性を導くために有用と考える．

文献

Butcher, H.K., Bulechek, G.M., Dochterman, J.M., & Wagner, C.M. 著（2018）／黒田裕子・総合病院聖隷浜松病院看護部監訳（2018）．看護介入分類（NIC）原著第7版．エルゼビア・ジャパン．

Herdman, T.H., & Kamitsuru, S. 編（2017）／上鶴重美訳（2018）．NANDA-I 看護診断―定義と分類2018-2020 原書第11版（p.406）．医学書院．

鎌原雅彦（1993）．Locus of Control．上里一郎監修，心理アセスメントハンドブック（pp.458-466）．西村書店．

黒田裕子監修（2015）．看護診断のためのよくわかる中範囲理論 第2版．学研メディカル秀潤社．

Lubkin, I.M., & Larsen, P.D.（2002）／黒江ゆり子訳（2007）．クロニックイルネス―人と病いの新たなかかわり（pp.233-243）．医学書院．

Rotter, J.B.（1966）．Generalized expectancies of internal versus external control reinforcement. *Psychological monographs*, 80（1），1-28.

Moorhead, S., Swanson, E., Johnson, M., & Maas, M.L. 著（2018）／黒田裕子・総合病院聖隷浜松病院看護部監訳（2018）．看護成果分類（NOC）原著第6版．エルゼビア・ジャパン．

第2章 事例で学ぶアセスメント

終末期の事例②

7 医療者に不信感を抱く終末期の女性

山田紋子

事例の視点　対象喪失および悲嘆のプロセス

　乳がん術後，頸椎転移によるC_4病的骨折の診断により入院となった57歳の女性のG氏である．G氏は，多発性肺転移，胸膜転移，肝転移がみとめられ，予後約2か月の終末期にある．現在は，頸椎転移の悪化に伴う呼吸抑制を防ぐためにフィラデルフィアカラーを装着のうえ安静度がベッド挙上30°までとなっており，すべての日常生活動作（ADL）が看護師の全面的介入によって支えられている．

　その状況下で，G氏は体力および知力の低下を感じ，自分が「情けない」と自尊感情を低下させ，絶望感を表明し流涙している．こうした患者現象は，本人にとって最愛の対象である自己像や自己価値の喪失であり（小此木，1989，p.152），それによって生じる情動的苦しみ，つまり悲嘆の状態（余語，1999）であると考えた．

　以上のことから，対象喪失および悲嘆の視点から〈領域9：ストレス／コーピング耐性〉の領域のアセスメントをし，NANDA-I看護診断，看護成果（NOC），看護介入（NIC）について検討する．

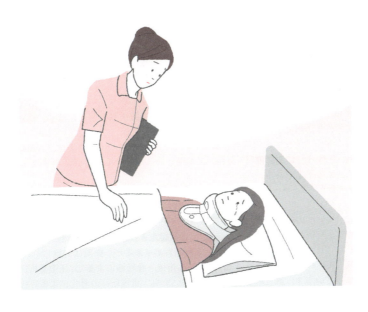

事例の紹介

　G氏，57歳，女性．夫と2人暮らしで，すでに成人し独立した2人の息子がいる．長男は他県に，次男は結婚して近所に住んでいる．

　G氏は1年2か月前に右乳がん（T2N1M0）にて，右乳房切除＋腋窩リンパ節郭清術を施行した．その後，外来にて化学療法を経てホルモン療法中だった．入院2週間前より両上肢の脱力感を自覚し検査した結果，乳がんの骨転移に伴うC_4病的骨折と診断され整形外科病棟に入院となった．頸椎転移のほかに，入院時のCT検査で多発性肺・胸膜転移，肝転移もみとめられ，予後約2か月の終末期にある．

　インフォームドコンセントの結果，本人・家族ともに化学療法を希望し，2月6日に主診療科（外科）に転棟し，2月7日より化学療法（weekly パクリタキセル療法；抗がん薬のパクリタキセルを週1回投与する療法）を開始した．今後は，化学療法を2クール終了した後に効果判定を行い，転移が縮小していれば頸椎固定術を施行する予定になっている．現在，入院53日目である．

　そのほかの情報は，患者のデータベース（**表1**）およびSOAPによる看護記録（**表2**）を参照．

表1 患者のデータベース

| プロフィール | 患者：G氏，57歳，女性，診断名：右乳がん（術後），骨転移C4病的圧迫骨折，肝転移，肺転移 |

1. ヘルスプロモーション

主訴：右上肢の脱力感．

現病歴：1年2か月前に右乳がん（T2N1M0）にて，右乳房切除＋腋窩リンパ節郭清術を施行した．その後，外来での化学療法を経てホルモン療法中だった．入院2週間前より両上肢の脱力感を自覚し，検査したところ，乳がんの骨転移に伴うC4病的骨折の診断で，2月2日に整形外科病棟に入院となった．入院時より，フィラデルフィアカラーを装着し，ベッド挙上30°までの安静度となっている．インフォームドコンセントの結果，本人・家族ともに化学療法を希望され，2月6日に主診療科（外科）に転棟となった．今後は5月7日より化学療法（weeklyパクリタキセル療法）を開始する予定である．

既往歴：なし．

アレルギー：なし．

医師からの患者・家族（夫）への説明（入院時）：頸椎がつぶれている状況で，乳がんからきているものかもしれません．悪化を防ぐためフィラデルフィアカラーを装着し，ほぼ寝たきり状態になる必要があります．検査の結果からは頸椎の手術になるかもしれません．化学療法を行える希望もありますが，効果は実施してみないとわかりません．

医師からの患者・家族（夫）への説明（2月4日）：乳がん術後，骨転移によるC4圧迫骨折，肺・胸膜・肝転移があって，肺に水がたまっています．肺と肝臓に障害が出ています．頸椎転移の悪化による呼吸抑制を防ぐためにフィラデルフィアカラー装着し，ほぼ寝たきりの状況になっています．このままなら予後2か月程度です（インフォームドコンセントの結果，本人・家族とも化学療法を希望する）．

医師からの家族（夫，息子）への説明（2月4日）：（上記の内容に追加して）今後は，多臓器障害に移行して，死に至る可能性が高いです．このままなら予後2か月程度です．

本人の今回の入院の受けとめ：半年に1回検査を受けていたのに，どうしてこうなったんだろう．胸より，首が心配．首の手術はしたくない．リスク（下半身麻痺，がんが広がる，歩けるようにならないかも）を考えると恐い」

家族（夫）の今回の入院の受けとめ：きちんと定期受診していたのに，どうしてこうなってしまったのか．とにかく1日でも長く生きてほしい．少しでもよい方向に向かう可能性があるなら，化学療法でも，手術でもしてほしい．

薬物療法：ノルバデックス®（タモキシフェンクエン酸塩），オメプラール®（オメプラゾール），メチコバール®（メコバラミン）．

療養法の実施率：内服（100％）．入院後，内服薬は看護師管理で100％内服している．

嗜好品：喫煙・飲酒ともなし．

そのほかの関連情報：定期外来受診は必ず受け，ホルモン剤もきちんと内服していた．少しでも体調が変わると，すぐに受診するようにしていた．

2. 栄養

身長：156 cm．

体重：55.7 kg．体重の変化なし．

食習慣：3回/日，規則的，小食．

食事の好き嫌い：なし．

食欲：なし（悪心のため）．

入院後の食事摂取量：常食，1/2から全量

検査結果：入院日：総たんぱく7.5 g/dL，アルブミン3.7 g/dL，AST 105 U/L，ALT 450 U/L，総ビリルビン1 mg/dL，血糖値98 mg/dL，ナトリウム144.5 mmol/L，カリウム3.8 mmol/L．3月20日：総たんぱく5.6 g/dL，アルブミン2.5 g/dL，AST 95U/L，ALT 250 U/L，総ビリルビン0.8 mg/dL，血糖値88 mg/dL，ナトリウム143.7 mmol/L，カリウム3.7 mmol/L．

そのほかの関連情報：入院時の腹部エコー検査・CT検査所見では多発性肝転移あり．入院前より，肝転移によるものと思われる悪心があり，食欲が落ちていたが，がんばって食べていた．入院後は悪心に対して適宜プリンペラン®（メトクロプラミド）を使用し，コントロールできている．医師からのインフォームドコンセントの後に悪心が増強する様子もある．

3. 排泄と交換

排便：1回/日，性状ふつう，薬剤使用なし．

腹部症状・便失禁：なし．

薬剤使用：入院後，マグラックス®（酸化マグネシウム）内服で3～4回/日程度の自然排便あり．腹部膨満なし．腹鳴良好に聴取．

排尿：10回/日，残尿感なし，夜間排尿0～1回/日，尿失禁なし．入院後，膀胱留置カテーテルを留置．尿量1800～2300 mL/日．

表1 （つづき）

呼吸異常：体動時息切れあり．
検査結果：入院時：赤血球数 350×10²/μL，ヘモグロビン 13.8 g/dL，BUN 15.7 mg/dL，クレアチニン 0.7 mg/dL，pH 7.387，$PaCO_2$ 50.3 mmHg，PaO_2 95.8 mmHg，SpO_2 99%．3月20日：赤血球数 300×10²/μL，ヘモグロビン 10.2 g/dL，BUN 13.3 mg/dL，クレアチニン 0.4 mg/dL．
そのほかの関連情報：入院時（大気下）SpO_2 93%，入院後に酸素 2L/分を投与し，SpO_2 98〜99%．入院時の胸部CT検査で多発性肺転移，両側胸水がみられる．主治医より「本人の呼吸苦が出現しないかぎり，胸腔穿刺などの積極的治療は行わない」．

4. 活動／休息

睡眠時間：23時〜7時，8時間/日，不眠なし，睡眠薬の使用なし．入院後はリスミー®（リルマザホン塩酸塩水和物）1 mg を内服し，入眠できている．しかし，医師からインフォームドコンセントがあった日は眠剤を飲んでも不眠である．
日々の活動パターン（起床から就寝までのおよそのパターン）

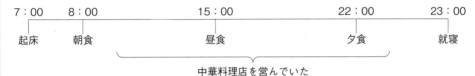

入院後の行動の状況：運動機能障害（ベッド挙上30°で側臥位は看護師介助），食事行動障害（ベッド挙上30°で看護師が食膳のセッティング・下膳），排泄行動障害（床上にて便器を使用．膀胱留置カテーテル留置），移乗行動障害（移動はベッドあるいはストレッチャーで．看護師介助），清潔行動障害（看護師が毎日，清拭・陰部洗浄．介助浴1回/週），衣服着脱行動障害（上半身は介助要），活動による循環呼吸障害（体動時息切れ．入院後は酸素投与にて消失）
そのほかの関連情報：入院時CT検査によりC_4頸椎転移，C_4に椎骨体破壊像および病的圧迫骨折あり．両上肢の脱力感あり，前方挙上100°，側方挙上90°程度．握力もやや落ちている．左右差なし．入院前には行動障害はまったくなかった．

5. 知覚／認知

意識レベル：清明（JCS0）．
見当識障害・言語障害・理解力障害・認知障害・感覚障害なし．
そのほかの関連情報：両上肢にしびれはない．

6. 自己知覚

自分の性格をどう思うか：心配症．神経質．小心者．
家族の思う患者の性格：家のこと，店のことをきちんと切り盛りしてくれている，頼りになる人．

7. 役割関係

現在の職業：自営（中華料理店を夫と2人でやっている）．今は休店中．
家族構成：夫との2人暮らし．長男は他県に，次男は結婚して近所に住んでいる．

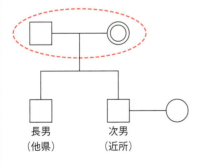

キーパーソン：夫．
患者の世話をする人：夫（現在は中華料理店を休み患者の世話をしている）．
そのほかの関連情報：7月6日の整形外科病棟での患者の発言「主婦だから当たり前だけど，もともと家のことは全部私がやっていた．せめて家には帰りたいけど，夫に3度の食事を任せなくてはいけないし，自分がどうしたらいいか，わからない」．夫は毎日面会にきて，話を聞いたり手や足をさすったりしている．今回の再発に関しては，

表1 (つづき)

夫から「店どころではない．一体どうしてこうなったんだ」との発言がみられ，本人以上に動揺している様子．夫は，ケアや治療への疑問点や不満があれば，すぐに看護師に言い，患者の代弁をして医療者に気持ちを話すこともある．	
8．セクシュアリティ	
婚姻状況：既婚． **子ども**：2人． **月経**：閉経．	
9．コーピング／ストレス耐性	
ストレスだと感じていること：身体は動けるのに，自分でおしっこやうんちができない． **不安や悩み**：これから自分はどうなっていくんだろうという先が見えない不安．自分がどうしたいのかわからない． **家族やほかの人たちからのサポート**：夫の存在が心の支えになっている．	
10．生活原理	
信仰：なし． **人生の目標や生きがい**：もう少ししたら店をやめて，残りの人生を夫と2人，のんびり暮らそうと思っていた矢先の転移，入院だった． **人生において重要と考えていること**：夫との生活．	
11．安全／防御	
感染：なし． **感染リスクファクターの存在**：プレドニン®（注射用プレドニゾロンコハク酸エステルナトリウム）20 mg/日点滴静脈内注射．化学療法施行中． **転倒・転落のリスク**：なし． **身体損傷リスクファクターの存在**：床上安静，低栄養． **体温調整の異常を引き起こすリスクファクターの存在**：なし．入院後体温 36.8～37.3℃． **検査結果**：入院時：白血球数 2800×10²/μL，好中球 45%，CRP 0.23 mg/dL 以下．3月20日：白血球数 2100×10²/μL，好中球 30%，CRP 0.23 mg/dL 以下．	
12．安楽	
身体の苦痛：時々悪心と呼吸苦．悪心はプリンペラン®（メトクロプラミド）静注で消失している． **疼痛・鎮痛薬の使用**：なし． **入院環境**：多床室，窓側のベッド． **面会について希望**：あり（夫，息子，息子の嫁）．	
13．成長発達	
57歳，女性．既婚．息子が2人あり，成人して家を離れ，1人は結婚している． **身体的な成長の問題および先天的・遺伝的な問題**：なし． **現在の発達課題**：生殖性 対 停滞．	

表2 看護記録（SOAP）

日時		SOAP
2月6日 10：00 10：10	O S O	整形外科病棟より，ベッドにて転棟する． また，きちゃいました．よろしくお願いします．先生が，明日から抗がん剤をやるって言っていました．半年に1回検査を受けていたのに，一生懸命生きてきたのに，何も悪いことはしていないのに，どうしてこうなったんだろう．胸より，首が心配． 強い口調で訴える．
2月7日 10：00	O	医師により，タキソール®（パクリタキセル）130 mg を1時間で投与する．施行中，血圧 100～120/70～76 mmHg，脈拍 100回/分で著明な変化なし．点滴穿刺部の腫脹，発赤なし．気分不快なし．
2月19日 14：00	S	やっぱり自分でおしっこやうんちはしたい．情けないよ．4月までは店に出て料理運んでいたのに，3か月もしたら，こんなだよ．毎日天井見ていたら，そこの窓から飛び降りようかと思う．夫とも2人で死のうと真剣に話したけど，息子たちが自殺した両親がいるって一生言われるのが，か

表2（つづき）

日時	SOAP
	わいそうだからやめたの．私がいることで，夫や息子に迷惑をかけたくない．特に息子たちは人生これからでしょ．子どもを生んで育てて，息子たち自身もこれから成長していくのよ．それを助けることは，もうできないかもしれないけど，せめて邪魔はしたくないの．抗がん剤で少しでもよくなったら首の手術も考えているから，くよくよしていられない．家に帰って，孫の顔も見たいし． O 涙ぐみながら話す．
2月24日 10：00	S 昨日，夫から胸に水がたまっていると聞いて落ち込んだ．とたんに吐き気がした．胸水イコール死かなと思う．せめて車椅子に乗れたらいいのに……． O 視線を落として，弱い口調で話す． A・P 胸水貯留については，2月4日のインフォームドコンセントで医師より本人と夫に説明されていた．夫と話していて，改めて直面化したのか．長期臥床にストレスがたまっている．ベッドのままで，院内の散歩など試みていくことにする．
2月25日 18：00	O 医師より，本人と夫にインフォームドコンセント実施．「化学療法で肝機能は改善傾向です．2クール施行して，終了した3月下旬に効果判定を行い，転移が縮小（PR：部分奏功）していたら頸椎固定術を，十分な縮小がみられなければ（SD：安定），手術によるサイトカインの影響で転移巣が急性増悪する危険性があるため，手術をせず化学療法を続行することにしましょう」本人も夫もうなずいて聞いている． S わかりました．よくなっていてよかった．
2月26日 7：00	O ナースコールあり．呼吸苦の訴え．SpO₂ 98％． S 昨日先生と話したから，神経かな．この状態でいられるのも後5週間．その間に抗がん剤を3回やって，状態が落ち着いて整形で手術したとしても1か月だって．（呼吸は）このまま様子みてみるよ．
2月27日 20：00	S 兄が肝不全で予後不良といわれてから10年以上生きているし，女性アナウンサーの闘病生活を聞いて，希望がもてた．じっとしていたら，つらいこと多いけど，望みを失わず，がんばります． O いつもより，明るい声で話す．
3月3日 17：00	S 首の手術はしたくない．リスク（下半身麻痺，がんが広がる，歩けるようにならないかも）を考えると恐い．先生も肝臓よくなっていると言っていたし，呼吸も楽になってきている．何とか手術しないで治りたい．
3月6日 20：00	S もう死にたい．家族が，がんばれ，がんばれと言うけど，その気持ちが重い．安楽死できる国に生まれたら，どれだけ楽だったかしら．せめて家には帰りたいけど，夫に3度の食事を任せなくてはいけないし，自分がどうしたらいいかわからない． O 涙を流し，しゃくりあげながら，話す．
3月13日 10：00 15：00	S 今の治療は効いているのか，心配になるよ．先生に聞きたい． O 医師より，本人にインフォームドコンセント．「治療の効果は出ていますが，首の手術ができるところまではいっていません．首は手術しなければ歩いたり，座ったりできるようにならないです．まだ治療の途中なので，後2回抗がん剤治療をしたところで評価をし，今後を決めていきましょう」
15：15	S 先生の話を聞いて，もう望みがなくなった．生きていたって仕方がない．寝たきりじゃ，家族の重荷になってしまう．困った，どうしよう……． O 医師が退室した後，上記の発言があり，顔を覆って泣きだす． A・P 医師の意図が，まだ治療が途中で最終判断は2か月過ぎてからという点にあったことを説明しようとしたが，医師の説明を悪いように捉えてしまい，看護師の説明にも聞く耳がもてない様子．15分ほど付き添う．悪く捉えている内容については，そのつど修正した説明をし，一方で必要以上に期待させないようにする必要もあると考えられる．
3月14日 9：00	S まだご飯，食べていたのに，朝の看護師さんに途中で食事を片づけられた． O 怒っている．夜勤者に確認すると，食事を半分ほど食べたところで手が止まっていたため声をかけると，本人が「もういらないから下げて」と言ったとのこと．謝罪し，再度食事を出すように手配することを話すが「もういい」という返事．
10：00	S 「今後のことはCT検査の結果を見てから」と言っていたのに，昨日急に話があって驚いた．手術以外にも方法があると思って期待していたところがあったのに，期待が絶たれたと思ったのと，治

表2 （つづき）

日時		SOAP
		療も終わっていないのに，何でそんな話をするんだろうと思って，思わず「なんで治療が終わっていないのに，そんな話をするんですか」と言ったら，先生も「そんなこと言うなら，こっちだって……」なんて言うし，私怖くて．昨日から，ずっと泣いている．夜も眠れない．
	O	泣きながらも，強い口調で訴える．
	A・P	インフォームドコンセントへの時期と内容にショックを受けている．本人希望のインフォームドコンセントであり，医師からの「そんなこと言うなら，こっちだって……」といった挑戦的な言動はなかったが，本人の受けとめが歪曲している印象もあり，それだけナーバスになっていると考えられる．また，医療者側に不信感を抱いているところもある．医師も，看護師も励ますつもりであったこと，薬剤には苦しませるものは入っていないこと，今後のことは化学療法が終わるまで，ゆっくり考えるように話す．一言一言に過敏になっているため，今後のフォローも必要．
3月20日	O	本人と夫の希望により，夫ががんセンターにセカンドオピニオンを受けに行く．
3月21日 10：00	S	がんセンターの先生に，抗がん剤がかなり効いている．このまま（当院で）診てもらったほうがいいのではないかと言われたって．先生の治療がいいんだね．このまま，ここにいさせてほしい．
	O	安心した様子で話す．
3月22日 14：00	S	11月には何ともなくて，2月に後2か月の命と言われたとき混乱して，それが今でも頭の中でくすぶっていて，ただ狭い空間で寝ていることがつらい．家族も何も心配するなって言うけど，いろいろ気になってしまう．夫も仕事を始めると言うから，私は大丈夫よって口では言うけど，私たちは2人で1人の関係だから，夫が働くようになって，病院にくることが少なくなることがつらい．
	O	涙を流しながら話す．
3月23日 10：00	S	こうやって同じ姿勢でいるのは限界になってきたよ．体力も思考能力も低下してきている．私だって元気だったら，看護師さんに負けないくらい，いろいろ話したり，やったりできるのに……．今，自分がどうしたいのか，まったくわからない．家族は手術しろ，手術しろって言うけど……．肺や肝臓がよくなったと言っても，私の頭は首のことで一杯だから，手放しでは喜べない．夫は私を歩かせて帰りたいみたいで弱気なことは言えない．先生には，いろいろ聞きたいけど，結局うやむやにされて聞くだけ無駄だから，何も聞かないの．
	O	以上の訴えが続く．医療者側への不信，不満の訴えも聞かれる．
3月24日 17：00	S	夫と息子は，私にとにかく生きていてほしいと言う．手術も受けたほうがいいって言いきるの．お母さんがんばってって．気持ちはとてもうれしいんだけど……．家族は手術のリスクには目がいかないのよね．私は恐いのに……．
	O	泣いている．

事例のアセスメント

ここでは，G氏の心理的状態を，対象喪失の概念および悲嘆のプロセスモデルに沿って考えていく．

「対象喪失」を知る

対象喪失とは「自分にとって愛情や依存の対象を失う体験」であり（大島，1999），小此木は，それらについて表3および以下に示すような体験であると述べている（小此木，1979，pp.28-34；小此木，1989，p.152；小此木，1997，pp.113-134）．

対象喪失の体験には，第1に近親者の死や失恋をはじめとする愛情・依存の対象の死や別離がある．これには，親離れや子離れによって父母が子どもを，子どもが親を心の中で失う体験を含む．

第2に，住み慣れた社会的人間的環境や

表3 対象喪失の体験

愛情・依存の対象の死や別離	相手との別離，死 失恋 親離れ，子離れ
住み慣れた社会的人間的環境や地位，役割からの別れ	親しい一体感をもった人物の喪失 自己を一体化させていた環境の喪失 環境に適応するための役割や様式の喪失
自分の誇りや理想，所有物の意味をもつような対象の喪失	アイデンティティの喪失 自己を一体化させていた理想，国家，学校，会社，集団の心理的喪失 自己価値（社会的名誉，職業上の誇りと自覚，自己像）の毀損，低下 自己の所有物の喪失 身体的自己の喪失（自己の死，身体機能の障害，身体的自己像の損傷）

小此木啓吾（1979）．対象喪失－悲しむということ（pp.28-34）．中央公論新社；小此木啓吾（1989）．対象喪失と悲哀の仕事・病的うつ反応．小此木啓吾編，新・医療心理学読本－からだの科学増刊10（p.152）．日本評論社．より作成

地位，役割からの別れがある．引越し，昇進，転勤，結婚などの環境の変化は，親密性や一体感を共にする人びとの喪失を伴う．

第3に，自分の誇りや理想，所有物の意味をもつような対象の喪失がある．これには，国民的な理想，国家や民族的な誇りに至るまで，それと一体化することで自分自身の価値や自己像を高め，誇れるような精神的対象の喪失，また，財産，地位，能力，部下などの自己の所有物の喪失を含む．これらは所有物であると同時に自己自身の分身であり，自分自身の力，ひいては自己価値を支える手段であるため，それらを失うことは何らかの形で自己喪失を意味してしまう場合が多い．

たとえば，これまで一流企業の営業部長であることに誇りをもっていた人が突然のリストラで失職した場合，それは地位や収入基盤だけでなく，誇りある自己の喪失をも意味する体験となりかねないのである．さらには，医学的臨床場面で起きる病気・手術・事故などによる身体的喪失，身体機能の障害，身体的自己像の損傷もある．この場合，自己自身およびその身体的な機能や自己像もまた，本人にとって最愛の対象であり，自己価値を支える手段である．また，「命を脅かす病気に直面する患者は，疾患，治療過程，人生の出来事に由来した，無数の形の喪失を経験するかもしれない」ともいう（Kinghorn & Ducan, 2005／眞嶋, 2008, p.380）．患者は，身体機能の障害や身体の一部を失うことにより，仕事などの社会的役割や自立した生活の制限や喪失，人生の様々な目標，生きがいの追求を断念せざるを得ないといった複数の喪失を同時に体験している可能性を示唆している．

事例での「対象喪失」の検討

G氏の場合，これまでは乳がんを患いながらも健康で中華料理店を切り盛りし"家族を支えるだけの体力・知力がある"と自分を捉え，そうした自分に高い価値をおいていた．しかし，現在は頸椎転移の悪化に伴う呼吸抑制を防ぐためにフィラデルフィアカラーを装着のうえ，安静度がベッド挙上30°までとなっており，すべての日常生活動作（ADL）が看護師の全面的介入によ

って支えられている．この状態のなかで「やっぱり自分でおしっこやうんちはしたい．情けないよ」「体力も思考能力も低下してきている．私だって元気だったら，（中略）いろいろ話したり，やったりできるのに」と，自分の能力の低下を感じ，自尊感情が低下している．これらは，対象喪失のうちの身体機能の障害および身体的自己像の毀損，自己価値の低下にあたることであり，G氏はまさに対象喪失を体験しているといえる．さらに「喪失とともに生きることは，診断の時点から始まる道のりであり（中略）疾病のプロセスには一連の喪失がしばしば伴い（中略）これらの喪失の悪影響は，未来の喪失の予期や，最終的には死そのものによって，さらに強められることになる」といわれている（Kinghorn & Ducan, 2005／眞嶋，2008, p.373）．G氏は，予後2か月と告知されており，前述した喪失に加えて，死という未来の喪失の予期も感じていると考えられる．

また，悲嘆とは「喪失で生じる悲しみや絶望といった情動的苦しみ」（余語，1999）であり，対象喪失に伴って起こる否定的情動である．G氏は，現状に「もう死にたい」「望みがなくなった」といった絶望感を表出し，様々なことについて流涙していることから，対象喪失に伴う悲嘆の状態にあるといえる．

「悲嘆のプロセス」を知る

こうした悲嘆を説明する理論的モデルには，段階（位相）モデル，課題モデル，二重過程モデル，意味再構築モデルといった種類がある（坂口，2011）．その中でも，段階（位相）モデルは「患者が対象喪失の悲嘆のどの段階にいるかをアセスメントし，その段階に応じた援助を行う」（田村，2011, p.104）ことができる点において有用であると考える．

段階モデルは，主に重要他者との死別に関する悲嘆について，リンデマン（Lindeman, 1944），ボウルビィ（Bowlby, 1980／黒田・吉田，1981, pp.91-103），パークス（Parks, 1996／桑原・三野，2002, p.13）などによって明らかにされている．

田村（2006）は，このように様々に説明されている悲嘆のプロセスを整理して表4のようにまとめている．

事例での「悲嘆のプロセス」の検討

G氏は「死にたい」「（排泄が自分でできないことが）情けない」と流涙し絶望感を訴え，一見喪失を承認している印象も受ける．しかし一方で「兄が肝不全で予後不良といわれてから10年以上生きているし（中略）望みを失わず，がんばります」と未来を明るく捉えたり，「私だって元気だったら，看護師さんに負けないくらい，いろいろ話したり，やったりできるのに」とこれまでの自分に思いをはせている．また，現在の自己の状態に納得できず，医療者に怒りや敵意を抱いている．これらを考え合わせると，不可逆的な自分の状態の変化を感じつつも，それ以上に身体機能の障害，自己価値の低下，予期される死という対象喪失を認めることができず，これまでの自己像を維持しようとする試みをしているほうが大きいと考えた．そのため「喪失を否認する段階」にいると判断した．

以上を〈領域9：コーピング／ストレス耐性〉のアセスメントとして総括する．

表4 悲嘆のプロセス

段階		看護介入
喪失を予期する段階	喪失が起こることが予期される場合，それを想定して嘆き，悲しむ．これによって，喪失に対する心の準備が行われる．	喪失に対する心の準備を促す． 喪失に対する理解を確認する． 喪失に伴う変化とそれに対する対処を説明する． 希望に応じて，同様の体験をしている人との面会を設定する．
喪失を否認する段階	初期には，ショックにより無感覚，無感動の状態になる．次いで，不安，いらだち，怒り，敵意が現れる．対象を取り戻そうとして喪失を否認し，心の中に対象を保持しようという試みがされる．対象の喪失を認めるにはあまりにも不安が強いので否認することになるのである．	初期のショックのときは，患者の安全を第一に考慮した介入を行う． 否認の時期は，現実に目を向けさせるという積極的な働きかけでなく，状態や反応を見守りながら，「待つ姿勢」で臨む．表出した感情をそのまま受けとめる．通常のケアを丁寧に行う．1人の人として大切にされているという認知は，喪失に対処するうえで大きな支援となる．
喪失を承認する段階	喪失に直面する時期で，喪失を承認せざるを得ない，またはしようとする試みの段階．喪失に伴う変化に関心を示し始め，質問をするようになる．今まで，対象とのかかわりでもたらされていた精神的安定感をくずすことになり絶望や失意，うつ状態になることもある．	質問に応じて情報提供を行う． うつ状態にある場合は，否定的な感情を表出しやすいようにかかわり，安易な慰めはせず，喪失を十分に悲しめるように配慮する．
悲嘆から回復する段階	心からの断念が起こり，対象と決別して喪失を受容する．	将来の見通しなどの情報提供を行い，具体的な相談に応じる．

田村正枝（2011）．がん患者のリハビリテーション．氏家幸子監修，成人看護学 E．がん患者の看護 第3版（pp.102-104）．廣川書店．より作成

　G氏は，これまで乳がんを患いながらも健康で中華料理店を切り盛りし，家族を支えるだけの体力，知力があるという自己像を抱き，そうした自分に価値をおいていた．しかし，現在は治療の効果が不確実で死が迫っていること，床上安静を強いられ排泄さえ1人で行えない状態にあり，死という未来の喪失の予期，以前の自己像の毀損，自己価値の低下という喪失を体験している．これらの喪失体験に対して，絶望感を表出したり，流涙したりと悲嘆の状態が続いており，現在は現状に納得できず，医療者に怒りや敵意を抱いていることから，喪失の否認の段階にあると考えられる．

　前述したとおり，段階（位相）プロセスを適用する利点は，その段階に応じた援助，看護の方向性を定められる点にある．したがって，G氏が「喪失の否認の段階」にあることを踏まえた看護介入を検討していくこととなる．

事例の全体像と看護診断

　事例の関連図を図1に示す．アセスメントをとおして看護診断を導き，看護成果（NOC）と看護介入（NIC）を検討する．

患者プロフィール

　G氏，57歳，女性．夫と2人暮らしで，

領域2：栄養
　肝転移による悪心は制吐薬でコントロールできており，常食を1/2から全量摂取できている．それにかかわらず低栄養状態にあることから，がんの増殖に伴う栄養必要量の増大や肝転移に伴う肝機能の悪化によるたんぱく質代謝の阻害があると推測される．

領域12：安楽
　疼痛はなく，肝転移に伴う悪心は，制吐薬でコントロールできている．しかし，インフォームドコンセントがあった日は，ストレスに対する身体化症状である悪心の増悪や呼吸苦が出現したり，床上安静を強いられていることから，身体的・環境的安楽は阻害されていると考える．

領域11：安全／防御
　熱型およびWBC値，CRP値から，現在感染徴候を示す所見はみとめない．しかし，低栄養状態にあること，プレドニン®投与および抗がん薬の骨髄抑制による白血球減少に伴い，感染リスク状態にある．また，床上安静，低栄養状態にあることから，褥瘡発生のリスクがある．

領域4：活動／休息
　頸椎保護のため，安静度はベッド挙上30°までとなっており，活動全体が制限され，日常生活動作（ADL）も全面的な看護介入に支えられている．リスミー®を内服し入眠できているが，活動制限により活動と休息のバランスは保てていない．

領域3：排泄と交換
　酸素化は保てているが，$PaCO_2$の蓄積がみられ，CO_2の排泄が不十分である．原因としては，肺転移による「細胞−毛細血管間」のガス交換障害，胸水貯留による換気障害が考えられる．床上安静による腸蠕動運動減退があると思われるが，緩下薬の内服により自然排便できていることから，消化器系機能は維持されている．

領域6：自己知覚
　入院前までは，夫とともに中華料理店を切り盛りし，家族を支えてきた自分を本来的自己と認識し自尊感情は高かった．現在は，体力・知力の低下を感じ，これまでのような自分ではいられなくかもしれないと自己概念が揺らぎ，自尊感情が低下している．

図1　事例の関連図

領域5：知覚／認知
注意力，見当識，感覚／知覚，認知機能，コミュニケーション能力は正常である．

領域9：コーピング／ストレス耐性
これまで乳がんを思いながらも健康で中華料理店を切り盛りし，家族を支えるだけの体力・知力があるという自己像を抱き，そうした自分に価値をおいていた．しかし，現在は治療の効果が不確実で死が迫っていること，床上安静を強いられ排泄さえ1人で行えない状態にあり，死という未来の喪失の予期，以前の自己像の毀損，自己価値の低下という喪失を体験している．これらの喪失体験に対して絶望感を表出したり，流涙したりと悲嘆の状態が続いており，現在は現状に納得できず，医療者に怒りや敵意を抱いていることから，喪失の否認の段階にあると考えられる．

領域1：ヘルスプロモーション
これまで乳がんの治療や療養法をきちんと実施し，自ら健康管理を行ってきた．今回の病状悪化については，身体的状態を正確に理解している．一方で情緒的には現状を受け入れがたく「死にたい，どうしていいのかわからない」と涙するときもあれば，「くよくよしていても仕方がない．がんばるよ」と笑顔を見せるときもあり，両価的な受けとめをしていると思われる．そのような中で医療者への不信を表すこともあるが，結局，健康管理は医療者の手に委ねている．手術については，そのリスクを踏まえ，受けたくないと考えている．

領域7：役割関係
元々家族関係は良好であり，特に夫と支えあう関係は深い．入院前は一家の主婦としての役割を十分に果たしてきた．また，自営の中華料理店を夫と切り盛りし，重要な働き手としての役割も果たし，家族の中心だったと考える．今回の再発で，そうした役割を遂行できなくなり，精神的にも，経済的にも家族全体に影響を及ぼしている．患者はADLに全面的な介助が必要であり，整形的手術ができなければ，今後もこの状態が続き悪化する可能性も高く，介護者の負担の増大が予想される．主介護者は夫であり，患者の世話をしたい気持ちが強く，介護者役割の遂行は期待できる．一方で自営業を営んでいるため，今後は外的資源の活用や息子夫婦からのサポートを得るなど家族内調整が必要となるだろう．

領域10：生活原理
夫との生活を最も重要だと考え，妻として夫を支え，2人で穏やかに年を重ねていくことに価値をおいていると推測される．これまでは，そうした価値／信念と行動は一致していたと考えられる．しかし，今回の病状の悪化により，そうした価値観を貫けなくなる可能性が高い．

領域8：セクシュアリティ
入院前から，妻，母の役割を通して，女性性を保持している．

領域13：成長発達
壮年期の発達課題「生殖性対停滞」は達成されている．

すでに成人し独立した2人の息子がいる．長男は他県に，次男は結婚して近所に住んでいる．

統合アセスメント

現在，酸素投与により酸素化は保てているがCO_2の蓄積がみられる．原因としては肺転移により細胞-毛細血管間のガス交換が不十分であること，胸水貯留による換気障害が考えられる．頸椎転移が増悪した場合は，胸郭・横隔膜の運動が低下し換気障害がさらに悪化する危険性がある．そのため頸椎保護が必要であり，入院後は安静度ベッド挙上30°までとなっている．これにより活動全体が制限され，日常生活動作（ADL）も全面的な看護介入に支えられている．床上安静による腸蠕動運動の減退があると思われるが，緩下薬の内服によって自然排便があり，消化器系機能は維持されている．また，常食を1/2から全量摂取しているが，がんの増殖に伴う栄養必要量の増大や肝転移に伴う肝機能の悪化によるたんぱく質代謝の阻害のため，低栄養状態にある．

現在，感染徴候を示す所見はないが，こうした低栄養状態に加え，プレドニン®投与および抗がん薬投与に伴う骨髄抑制による白血球減少もあり，易感染状態にある．さらに褥瘡発生のリスクもある．

現在，疼痛はなく，肝転移に伴う悪心は制吐薬でコントロールできている．しかし，身体化症状だと推測できる悪心の増悪や呼吸苦の出現，床上安静を強いられていることから，身体的・環境的安楽は阻害されていると考えられる．

G氏は，これまでは家事をすべてこなし，息子2人を育て上げ，一家の主婦としての役割を十分に果たしてきた．また，夫と二人三脚で自営の中華料理店を切り盛りし，働き手としての役割も果たし，家族の中心であり家族を支えてきたと考えられる．同時に，そうした自分を本来的自己と認識し，自尊感情は高かったと推測される．しかし，今回の突然の身体的変化および治療の効果が不確実で死が迫っている状態に対して，体力・知力の低下を感じ，これまでのような自分ではいられなくなるかもしれないと自己概念が揺らぎ，自尊感情が低下している．これらは同時に，死という未来の喪失の予期，以前の自己像の毀損，自己価値の低下という喪失を体験しているともいえる．このような喪失体験に対して絶望感を表出したり，流涙したりと悲嘆の状態が続いており，現在は現状に納得できず，医療者に怒りや敵意を抱いていることから，「喪失の否認の段階」にあると考えられる．

今回の病状悪化は，患者のみならず，精神的にも，経済的にも家族全体に影響を及ぼしている．現在，G氏はADLに全面的な介助が必要であり，手術ができなければ，この状態が悪化する可能性が高く，最期に向けて心身ともに介護者の負担が大きくなっていくことが予想される．家族関係は良好であり，特に主介護者である夫と支え合う関係は深い．夫は患者の世話をしたい気持ちが強く，介護者役割の遂行は期待できるが，一方で自営業を営んでいるため，今後は外的資源の活用，息子夫婦からのサポートを得るなど家族内調整が必要となってくると考えられる．

看護診断の選定

看護診断「悲嘆」の選定

アセスメントにより，G氏は喪失体験による悲嘆の状態にあり，そこには〈領域7：役割関係〉の役割遂行，〈領域6：自己知覚〉の自己概念および自尊感情に関する問題が包含されている．ここでは〈領域9：コーピング／ストレス耐性〉に焦点を当てることにより，G氏に全人的な看護介入が行えるのではないかと考えた．

当該領域の看護診断をみると，G氏の現象と定義が一致し，複数の診断指標が該当するものは「死の不安」「不安」「悲嘆」であった．その中で「死の不安」については，G氏自身が今後予測される死よりも現在の状態に焦点をあてて苦悩しているように考えられるため，G氏の患者現象には適切ではないと判断した．次に「不安」は，G氏の看護診断として妥当であると推測されるが，不安という現在の不確かな情動が軽減されれば，それでよいのだろうかと考えた．看護の方向性を考えると，G氏の現在だけを見て介入するのではなく，今後の変化を視野に入れながら介入していくことが重要ではないかと考えた．G氏は今後，現状の治療で延命は期待できるが，現在の病態以上の回復は難しいと予測される．したがって少しずつ現状を受け入れ，残り少ない人生を自分らしく生きられるように支えていくことが必要であると考えた．そのためには，G氏の想いや情動をプロセスで捉えながら段階に応じて介入方法を検討していくことができる「悲嘆」が最も適切であると判断した（表5）．なお，「悲嘆複雑化」「悲嘆複雑化リスク状態」は定義をみると重要他者の死後に起こる病的悲嘆を扱うものであり，適当ではないと考えた．

看護成果と看護介入

看護成果（NOC）の選定

看護成果は〈領域Ⅲ：心理社会的健康〉の〈類N：心理社会的適応〉の「**悲嘆の解決**」を選定した（**表5**）．この定義は「実際に起こった喪失，または差し迫った喪失に対し，思考，感情，行動を適合させる個人の行動」であり，看護診断「悲嘆」と一貫性があると判断した．成果指標は，看護診断「悲嘆」の診断指標と表裏一体の関係が成り立つこと，すべての診断指標が評価できることを念頭におき選択した．

当該成果のみで，すべての診断指標に対応する成果指標が選定できたため，他の成果は選定しないこととした．

看護介入（NIC）の選定

看護介入については「介入は原因となっている要因（関連因子），もしくは診断の原因を変える方向に向けられている．（中略）原因を変えることは常に可能ではなく，そのような場合は，診断指標（徴候と症状）を治療する必要がある」（Butcher, Bulechek, Dochterman, & Wagner, 2018／黒田・聖隷浜松病院看護部, 2018, p.8）とされている．したがって，看護診断「悲嘆」の関連因子としてあげた「以前の自己像に対する思慕」と「悲嘆」の診断指標に向けて働きかけるため，〈領域Ⅲ：行動的〉の〈類R：コーピング援助〉から「**グリーフワーク促進（悲嘆緩和作業促進）**」を選定した（**表5**）．G氏は，現在，喪失を否認する段階にある．その段階に適した支援となるため現実に目を向けさせるという積極的な働きかけではなく，状態や反応を見守りなが

表5 NANDA-I看護診断「悲嘆」に対して看護成果分類（NOC）と看護介入分類（NIC）を適用した結果

NANDA-I看護診断	看護成果（NOC）

NANDA-I看護診断

悲嘆（領域9：コーピング／ストレス耐性，類2：コーピング反応）

定義：情動面・身体面・スピリチュアル面・社会面・知的側面の複雑な反応と行動を含む正常なプロセスであり，実際の喪失，予期される喪失，または知覚した喪失を，個人や家族や地域社会が毎日の生活に組み込む手段となるプロセス

診断指標
- 睡眠パターンの変化（医師よりインフォームドコンセントがあった夜は，不眠である）
- 怒り（医療者に対して，怒りをぶつけている．インフォームドコンセントのタイミング，下膳のこと）
- 非難（医療者の行動を非難する．インフォームドコンセントのタイミング，下膳のこと）
- 落胆（インフォームドコンセント後に「先生の話しを聞いて，もう望みがなくなった．生きていたって仕方ない」と言う）
- 混乱（「自分がどうしたらいいかわからない」としゃくりあげながら流涙する）
- 心理的苦痛（流涙しながら，心情を繰り返し話す）
- 苦悩（「こうやって同じ姿勢でいるのは限界になってきたよ」と言う）

関連因子（未開発のため事例に合わせて作成）
- 以前の自己像に対する思慕
- 整形外科的手術施行に関する意思決定の必要性
- 患者の身体的状態の悪化に対する夫の動揺
- 床上安静による身体的なつらさ

ハイリスク群
- 予測される重要物の喪失
- 重要物の喪失（生命，自力で移動すること，自分らしさ）

看護成果（NOC）

悲嘆の解決（領域Ⅲ：心理社会的健康，類N：心理社会的適応）

定義：実際に起こった喪失，または差し迫った喪失に対し，思考，感情，行動を適合させる個人の行動

測定尺度／成果指標	まったく表明しない 1	まれに表明 2	ときどき表明 3
十分な睡眠がとれていることを報告する（VS 睡眠パターンの変化）	夜，眠れなかったと言う		★3/21
喪失に対する感情を解消する（VS 怒り，非難）	★3/21 周囲に怒りの感情をぶつける		●3/28
喪失の受容を言葉で表す（VS 落胆）	★3/21 もう望みがない，生きていても仕方がないと言う	●3/28	
未解決の葛藤について話し合う（VS 混乱）	★3/21 夫と整形手術について話し合わない		
悲嘆の段階を経て前進する（VS 心理的苦痛）	★3/21 流涙してばかりいる	●3/28	
身体的な苦痛がないことを報告する（VS 苦痛）	★3/21 身体がつらいと言う	●3/28	

★：現時点　●：目標

事例に合わせて下記の文献より許可を得て作成

Herdman, T.H., & Kamitsuru, S. 編（2017）／上鶴重美訳（2018）．NANDA-I看護診断—定義と分類2018-2020　原書第11版（pp.423-424）．医学書院．

Moorhead, S., Swanson, E., Johnson, M., & Maas, M.L. 著（2018）／黒田裕子・総合病院聖隷浜松病院看護部監訳（2018）．看護成果分類（NOC）　原著第6版（pp.629-630）．エルゼビア・ジャパン．

Butcher, H.K., Bulechek, G.M., Dochterman, J.M., & Wagner, C.M. 著（2018）／黒田裕子・総合病院聖隷浜松病院看護部監訳（2018）．看護介入分類（NIC）　原著第7版（p.77, 149, 229）．エルゼビア・ジャパン．

しばしば表明	一貫して表明	看護介入（NIC）
4	5	
		グリーフワーク促進（悲嘆緩和作業促進）（領域Ⅲ：行動的，類R：コーピング援助） **定義**：重大な喪失を解決できるよう支援すること **行動** ■喪失に関する感情を表出するよう，奨励する（感情表出があった場合は，自分の現状に関する，よい感情も悪い感情も，怒りも涙もすべて表に出したほうがよいことを伝える．ただし，積極的に促したりはしない） ■悲嘆の表出を傾聴する（表出された気持ちや感情は，否定せず傾聴する）
●3/28	夕べもよく眠れたと言う	■悲嘆に対して共感的な意見を述べる（感情の表出があった場合は，怒ったり，泣いたりするのは，自然なことであると強調する） ■喪失について話し合うことへの受容を伝える（いつでも，患者・家族の考えや気持ちを聴く用意があることを伝える）
	怒りの感情の表出がない	■そのほか（患者が悲嘆過程のどの段階にいるのかをアセスメントし，段階が進んだと判断した場合は看護介入を再検討する） ■そのほか（夫と話をする時間を設け，よい感情も，怒りなどの否定的な感情も，すべて表出したほうがよいこと，聴く用意があることを伝え，表出を促す）
	残りの時間を夫と一緒に大事に過ごしたいと言う	■そのほか（夫に，患者から感情表出があった場合は，否定せずにただ聴いてほしいことを依頼する） **意思決定支援**（領域Ⅲ：行動的，類R：コーピング援助） **定義**：ヘルスケアに関して意思決定をしようとしている患者へ情報提供と支援を行うこと **行動** ■患者自身が考える健康状態の観点とヘルスケア提供者の観点との間に相違がないかどうか明らかにする
●3/28	夫と話し合い，整形手術施行の有無について決定できる	■それぞれの選択肢について患者が利点と欠点を明確にできるよう支援する（患者から手術についての話題が出た場合は，無理がない範囲で，患者が考える整形外科的手術の利点・欠点を具体的に出してもらい，患者自身が明確にできるように話し合う） ■患者から要請された情報を提供する（患者から質問や疑問があった際は，確実に返答する．医師からの説明が必要な場合はインフォームドコンセントを依頼する） ■患者の意思決定を他者へ説明できるよう助ける（患者の「手術は怖い」「したくない」という気持ちを患者自身が夫に伝えられるようにサポートする）
	心穏やかに過ごす	■患者と家族のリエゾン（連携役）となる（患者と話し合い，必要であれば看護師からも家族に患者の考え・気持ちを伝える） ■患者とほかのヘルスケア提供者のリエゾン（連携役）となる（必要時，患者・家族の考えや気持ちを主治医，整形外科医に伝え，インフォームドコンセント時に円滑な話し合いができるように調整する） **環境管理：安楽**（領域Ⅰ：生理学的：基礎，類E：身体的安楽促進） **定義**：最適な安楽を促進するために，患者の周囲を整えること **行動** ■ナースコールを常に手の届くところに置き，呼び出しがあれば迅速な対応を提供する
	身体はつらくないと言う	■湿った衣類，チューブの位置，締めつける衣類，ベッドリネンのしわ，環境刺激物のような，不快の原因を明らかにする（体位変換時，処置・ケア時に，衣類・リネン類のしわ，湿気に注意し，発見した際はしわを伸ばしたり，交換を行う．毎回，患者自身にも不快なところはないか確認し，対処する） ■不必要な露出，隙間風，過熱，冷却を避ける（処置・ケア時の皮膚の露出は最小限にする） ■患者が快適でいられるように衛生対策を促進する（歯磨き：毎食後，清拭・陰部洗浄：毎日，介助浴：1回/週（木），洗髪：1回/週（月），そのほか，患者の希望に応じる） ■安楽が促進されるように患者をポジショニングする（体位変換：1回/2時間，そのほか，訪室時は必ず体位などに関する患者の希望を確認し，必要時は体位変換を行う）

ら「待つ姿勢」で臨むこと，表出された感情はそのまま受けとめることを反映できる行動を選定した．また，悲嘆のプロセスを常にアセスメントし，承認の段階で進んだと判断した場合は，看護介入を再検討することも含めた．

次に，この段階では大切にケアされているという認知は，喪失に対処するうえで大きな支援となること，および関連因子「床上安静による身体的なつらさ」に介入するために〈領域Ⅰ：生理学的：基礎〉の〈類E：身体的安楽促進〉から「**環境管理：安楽**」を選定した（**表5**）．ベッド上安静に関連した苦痛を可能な限り軽減できるよう配慮し，1つ1つの身体的ケアを丁寧に愛護的に実施することにより，G氏も自分の身体を大事にしようという想いがもてることを期待した．

また，関連因子「整形外科的手術施行に関する意思決定の必要性」に対して〈領域Ⅲ：行動的〉の〈類R：コーピング援助〉より「**意思決定支援**」を選定した（**表5**）．G氏は，そう遠くない時期に，整形外科的手術を受けるかどうかを決定しなければならない．現在は，喪失の否認の段階にあるため積極的な介入はできないが，患者の想いや考えの表出に合わせながら，少しずつ意思決定への支援も行っていく必要があると考え行動を選定した．

最後に関連因子「患者の身体的状態の悪化に対する夫の動揺」に対して，介入「グリーフワーク促進」の行動として夫の感情表出を促すこと，夫に患者から感情表出があった場合は否定せずに聴くように依頼すること，介入「意思決定支援」の行動として，患者が夫に自分の想いや考えを伝えられるように援助することを入れた．これらによってG氏と夫の間で，より率直に想いを共有し理解し合うことが，両者の悲嘆のプロセスを促進する影響要素となるだろうと考えた．

まとめ

乳がんの頸椎転移により突然床上安静となった予後約2か月の57歳のG氏について，「対象喪失」の概念と「悲嘆のプロセス」のモデルを適用し，アセスメントし，看護診断，看護成果，看護介入を考えてきた．

これまで，社会的，家族内役割を立派に遂行し，周囲を支えてきた人にとって，突然の身体機能の低下に伴う自己像の変化は，何より愛着を感じている自分自身の喪失を意味しており，悲嘆を生じることは当然であると思われる．私たち看護師は，病気，手術を含む治療，事故などにより喪失を体験し，悲嘆の状態に陥りやすい人々に常にかかわっているという自覚を強くもち，全人的に患者を理解し支援していくことを忘れてはならないと考える．

文献

Bowlby, J.（1980）／黒田実郎・吉田恒子訳（1981）．母子関係の理論Ⅲ－愛情喪失．岩崎学術出版社．

Butcher, H.K., Bulechek, G.M., Dochterman, J.M., & Wagner, C.M. 著（2018）／黒田裕子・総合病院聖隷浜松病院看護部監訳（2018）．看護介入分類（NIC）原著第7版．エルゼビア・ジャパン．

Herdman, T.H., & Kamitsuru, S. 編（2017）／上鶴重美訳（2018）．NANDA-I 看護診断―定義と分類2018-2020 原書第11版．医学書院．

Kinghorn, S., & Ducan, F.（2005）／眞嶋朋子監訳（2008）．Lugton, J., & McIntyre, R. 編，喪失とともに生きる．実践的緩和ケアー看護は何をすべきか（pp.373-412）．エルゼビア・ジャパン．

Lindemann, E.（1944）. Symptomatology and management of acute grief. *American journal of psychiatry*, 151（6 suppl），155-160.

Moorhead, S., Swanson, E., Johnson, M., & Maas, M. L. 著（2018）／黒田裕子・総合病院聖隷浜松病院看

護部監訳（2018）．看護成果分類（NOC）　原著第6版．エルゼビア・ジャパン．

大島貞夫（1999）．対象喪失．恩田彰・伊藤隆二編，臨床心理学辞典（p.337）．八千代出版．

小此木啓吾（1979）．対象喪失―悲しむということ．中央公論新社．

小此木啓吾（1989）．対象喪失と悲哀の仕事・病的うつ反応．小此木啓吾編，新・医療心理学読本―からだの科学増刊10（pp.152-157）．日本評論社．

小此木啓吾（1997）．対象喪失とモーニング・ワーク．松井豊編，悲嘆の心理（pp.113-134）．サイエンス社．

Parks, C.M.（1996）／桑原治雄・三野善央訳（2002），死別―遺された人たちを支えるために　改訂版．メディカ出版．

坂口幸弘（2011）．悲嘆のプロセスを理解する．EB nursing, 11（4），607-612．

田村正枝（2011）．がん患者のリハビリテーション．氏家幸子監修，成人看護学 E. がん患者の看護　第3版（pp.97-107）．廣川書店．

余語真夫（1999）．喪失と悲嘆．中島義明・安藤清志・子安増生・坂野雄二・繁桝算男他編，心理学辞典（p.532）．有斐閣．

Zisook, S.（2000）／内富庸介監訳（2001）．緩和ケアにおける死別の理解とマネージメント．緩和医療における精神医学ハンドブック（pp.347-362）．星和書店．

8 在宅での看取りを希望する療養者と家族

地域の事例

古川秀敏

事例の視点　役割理論

誤嚥性肺炎を発症し治療目的で入院した後，意識レベルの低下と多臓器の機能障害がみられ，医師から死期が近づいている説明を受けたH氏である．

終末期にある療養者の病前の希望をかなえるため，在宅での看取りを選択したH氏について，特に〈領域7：役割関係〉に焦点を当て，役割理論を用いたアセスメントをし，NANDA-I看護診断，看護成果（NOC），看護介入（NIC）について検討する．

事例の紹介

H氏，85歳，男性．80歳ころから同じことを繰り返し発言することが増え，その後，見当識障害が出現し，認知症の診断を受ける．徐々に活動量が低下し，一日中，自宅でぼんやりとすることが多くなる．5月に誤嚥性肺炎を発症し治療目的で入院，8月には肺炎症状が軽快し自宅での生活となる．退院時より意識レベルの低下と多臓器の機能不全がみられ，医師から死期が近づいていることが説明され，病前の本人の希望，家族の希望もあり，自宅での看取りのため訪問看護の利用となる．

そのほかの情報は，患者のデータベース（表1）を参照．

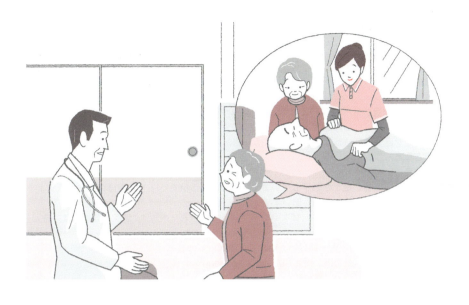

事例のアセスメント

「役割理論」を知る

　人は他者とかかわるときに役割を担う．その役割が遂行されるためには，自己と他者との間に「共通した認識」が必要となる．本事例では妻が病前の夫の望みをかなえるために在宅での療養を選択している．この選択により自宅が療養の場の意味をもつようになる．自宅が療養の場であるという共通した認識の下で，妻は介護者としての役割，夫は介護の受け手としての役割を担うこととなる．

　他者と何かの行為を行うとき，言い換えれば社会的相互作用がなされるとき，行為を行う者は自身と他者の互いの行為を考慮しなくてはならない．これは他者に対してどう行為すべきかを提示し，同時に他者が行った提示を解釈するという二重の過程を通して行われる（Blumer, 1969／後藤, 1991）．夫においては, 介護を受ける身として, 妻からの食事介助や排泄の世話といっ

た必要な介護が提供されることが期待される．これを**役割期待**という．一方，妻は夫の示す役割期待を受け取り，それに対応した介護を遂行することとなる．これを**役割遂行**という．

　役割には，時に矛盾する役割期待が存在する場合がある．これを**役割内葛藤**という．また，人はおかれた状況により，その時々に応じた役割を担う．さらに人は同時に複数の役割を担う場合がある．個人が有する複数の役割の間で役割期待が矛盾することを**役割間葛藤**という．妻が介護役割を担うにあたって，夫が療養生活を維持するための適切な介護の提供が求められている．しかし，妻は持病を抱えており，現状においても介護の負担を感じている．さらに，夫が終焉に向かうにあたって，予測できない夫の身体状態への対応，終焉に向けての準備を行う必要があり，心理的・身体的負担が増すことが推測される．妻が介護を継続することが望まれる一方で，妻自身の身体

表1　患者のデータベース

| プロフィール | 患者：H氏，85歳，男性，診断名：アルツハイマー型認知症 |

1. ヘルスプロモーション

主訴：多臓器障害，意識レベルの低下，食事量の低下．

現病歴：80歳ころから同じことを繰り返し発言することが増える．その後，見当識障害が出現し始め，認知症の診断を受ける．徐々に活動量が低下し，一日中，自宅でぽんやりとすることが多くなる．5月に誤嚥性肺炎を発症し治療目的で入院する．8月には肺炎症状が軽快し自宅での生活となる．意識レベルの低下と多臓器の機能障害がみられ，医師から死期が近づいていることが説明される．病前の本人の希望，家族の希望もあり，自宅で看取るため，訪問看護の利用となる．

既往歴：小学生のころに虫垂炎．

医師からの説明：多くの臓器の働きが低下しています．積極的な治療を行っても回復は難しいでしょう．ご家族と一緒の時間が長く続くように支援したいと思います．

病気についての理解（妻）：元気になることはないのですね．お父さん（夫）は，病院で死ぬのはいやだって．「ここで死ぬんだ」って．この家のことを大事にしていたからね．ここでね……．

訪問看護への希望（妻）：お父さんと一緒にいたいので，手伝ってほしい．

現在の投与薬：フィジオ®35（維持液）輸液500 mL（200 kcal）×1日．

内服：ピコスルファートナトリウム（便秘時）．

そのほかの関連情報：訪問看護3回/週，訪問診療3回/週．訪問時の家族（妻）の会話より「話しかけるとうなずくときがあるの．わかっているのかどうかわからないけど」「心配で夜眠れないの．喉のところがゼコゼコいって，苦しいんじゃないかと思うと……かわいそうで」「痰の器械は怖くて使えない……何かあったらと思うと……．ティッシュで拭いたりはね……」「膝も腰も痛いし……．でも，この人おいて病院もいけないしね」．

2. 栄養

身長：170 cm．

体重：48 kg，標準体重67.4 kg，BMI 16.6，体重の変化なし．

食習慣：3回/日．

食事の好き嫌い：なし．

食欲：意識レベルの低下もあり，食事を欲する発言はない．摂取量も低下している．

水分摂取：500 mL/日程度．

そのほかの関連情報：3週間ほど前から食物が飲み込みにくくなっている．ベッド挙上し妻の介助で摂取している．野菜や好物であった魚を煮たものを，すりつぶし摂取している．調子のよいときは子ども用のお茶碗2/3ほどを摂取するときがある．調子が悪いと数口で食べなくなるときがある．むせのみられるときもあり，そのときは無理をせず，食事を中止している．

3. 排泄と交換

排便：1回/3日，便秘，薬剤は3日排泄がないときにピコスルファートナトリウム水和物．腹部症状なし，便失禁なし．

排尿：3回/日，残尿感なし．夜間排尿・尿失禁あり，おむつ使用．

皮膚の乾燥：なし．

そのほかの関連情報：排便が3日みられない場合，ピコスルファートナトリウム水和物を使用．5日排泄をみない場合，摘便で対応している．自力での排便はほとんどみられない．自尿あるが尿取りパッドを3～4回/日交換する程度．体幹背部に浮腫あり．

4. 活動／休息

睡眠時間：11～7時，約8時間/日，不眠なし，睡眠薬の使用なし．

日々の活動パターン（起床から就寝までのおよそのパターン）

7：00	8：00	12：00	19：00	23：00
起床	朝食	昼食	夕食	就寝

食事行動障害・排泄行動障害・衣服着脱行動障害：妻の介助で行っている．

移乗行動障害：臥床生活．

清潔行動障害：訪問看護師により清拭，陰部洗浄．

余暇あるいは気分転換活動：近隣のH氏の知り合いが訪ね，声かけをしている．

活動による循環呼吸障害：なし．

そのほかの関連情報：1日中，臥床し，閉眼がちに過ごす．自力での寝返りができない．近隣の知り合いの声かけ

表1 （つづき）

に反応することがあり，開眼しうなずきなどみられる．痰の喀出は自力でできず，妻がティッシュで拭って対応している．看護師が訪問時，吸引器を用いて痰を吸引している．血圧 146〜94/84〜56 mmHg，脈拍数 90 回/分，呼吸数 24 回/分，体温 37.2℃，チアノーゼなし．

5. 知覚／認知

意識レベル：傾眠がち．
言語障害：発語が少ない．
見当識障害・理解力障害・認知障害・感覚障害：なし．
コミュニケーション：発語はほとんどない．声かけにうなずいたり，指示に従って手を握るときもある．

6. 自己知覚

自分の性格をどのように思うか：（病前）がんばりや．がんこ．
家族（妻）は患者の性格をどのように思っているか：まじめ．がんばりや．がんこ．
そのほかの関連情報：訪問時の妻の会話より「（夫は）ここでずっと自転車屋をやっていたんだ．だから，ここでずっと過ごしたい．ここが俺の生きた証だから……てね」「夫はここで自転車屋をずっとやってきたことを誇りに思っているんですよ．だから，ここを離れるのが嫌なんです．ここでね，いつまでも一緒にいようと思うの」「ここは商店街だから，近所のお店のご主人と一杯やることを楽しみにしていたの……．病気（アルツハイマー病）になってからも，ご近所さんのことはわかるみたいで，お見舞いにきてくれると，にっこりするときもあるの」．

7. 役割関係

現在の職業：無職．過去には自転車販売・修理（自営）．
家族構成：2 人暮らし．

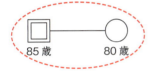

キーパーソン：妻．
患者の世話をする人：妻．
そのほかの関連情報：20 歳ころから自宅で自転車店を開き，自転車の販売・修理で生計を立ててきた．アルツハイマー病の発症により閉店する．「お父さん（夫）と 2 人でここ（自転車店）をやってきた……．ここまでこられたのも，お父さんのおかげよね．だから，少しでも長くね……」家事は妻が行っている．妻は 6 年前に転倒し，膝を強打し，その後，膝の痛みが続いている．1 年前から腰痛も出現している．訪問時の会話より「最近，体がつらくてね．立ったり座ったりするのがちょっと……．膝と腰がね……．でも，この人をおいて病院も行けない」．

8. セクシュアリティ

婚姻状況：既婚．
子ども：なし．
泌尿器系疾患：なし．

9. コーピング／ストレス耐性

不安や悩み：妻は「この状態がいつまで続くのかしら……．かわいそうで……」と言う．
家族やほかの人たちからのサポート：訪問看護 3 回/週，訪問診療 3 回/週使用．
そのほかの関連情報：訪問時の会話より「最近，体がつらくてね．立ったり座ったりするのがちょっと……．膝と腰がね……．でも，この人をおいて病院も行けない」「心配で夜眠れないの．喉のところがゼコゼコいって，苦しいんじゃないかと思うと……かわいそうで」．

10. 生活原理

価値・信念：自転車店を営んでいた自宅で過ごしたい．
信仰：なし．
人生の目標や生きがい：自宅で過ごすこと．
人生において重要と考えていること：自宅で過ごすこと．
そのほかの関連情報：訪問時の妻の会話より「（夫は）ここでずっと自転車屋をやっていたんだ．だから，ここでずっと過ごしたい．ここが俺の生きた証だから……てね」「夫はここで自転車屋をずっとやってきたことを誇りに思っているんですよ．だから，ここを離れるのが嫌なんです．ここでね，いつまでも一緒にいようと思うの」「ここは商店街だから，近所のお店のご主人と一杯やることを楽しみにしていたの……．病気（アルツハイマー病）になってからも，ご近所さんのことはわかるみたいで，お見舞いにきてくれると，にっこりするときもあるの」．

表1 （つづき）

11. 安全／防御
感染：なし．
感染リスクファクターの存在：食事中にむせあり，臥床がちで尿取りパッドに排尿している．
転倒・転落の危険：なし．
体温調整の異常を引き起こすリスクファクターの存在：なし．

12. 安楽
身体の苦痛・疼痛・鎮痛薬の使用：なし．
療養環境：自宅のリビングの隣の部屋で療養している．

13. 成長発達
身体的な成長の問題：なし．
先天的・遺伝的な問題：なし．

的，心理的に健康な状態が求められるが，通院もできず，また1人で介護にあたっていることから，それもままならない状況にある．

特定の義務を果たすことを望むとき，人は様々なタイプの役割の要求と葛藤に直面する可能性があり，それを役割緊張と感じる（Goode, 1960）．つまり，**役割緊張**は何らかの原因で役割遂行が困難になり，行為者の心理と相互作用そのものに緊張が生じることをいう（黒田，2015，p.358）．夫が終焉に向かうにあたって，妻は今後，心理的・身体的負担が増すことが推測される一方で，病前の夫の願いをかなえるには介護の継続が求められている．現状では，不安を感じているが介護役割は遂行できている．今後は身体的，精神的負担により，役割緊張が生じる可能性があると推測される．

事例の検討

ここでは〈領域1：ヘルスプロモーション〉〈領域7：役割関係〉〈領域10：生活原理〉を中心にアセスメントする．〈領域1：ヘルスプロモーション〉は在宅で療養生活を営むうえで，健康状態を認知し健康と安寧を維持するためにどのような行動をとっているのかをアセスメントするうえで重要な領域である．〈領域7：役割関係〉は，在宅で療養する家族を1つの単位としたときに，誰が介護を担うか，家族関係はどうかなど在宅療養を継続するうえで非常に重要な情報を与えてくれる領域である．また，個人の役割がその人や家族の価値観や信念に影響するため，〈領域10：生活原理〉は役割と密接にかかわる領域といえる．

〈領域1：ヘルスプロモーション〉のアセスメント

類1：健康自覚

80歳のころにアルツハイマー病を発症した．5月に誤嚥性肺炎での入院の後に意識レベルの低下と多臓器の機能障害がみられ，医師から死期が近づいていることが説明されている．話しかけるとうなずきがみられるときがあるものの，認知症と意識レベルの低下のために本人が現状をどのように自覚しているかは不明である．

類2：健康管理

意識レベルの低下と多臓器の障害のために，日常の生活全般を妻に委ねている状況である．妻は吸引器の使用を避けており，

ティッシュで拭うことでは取り除けない痰など身体状態を心配し，睡眠を十分にとれずに疲労を感じている．加えて持病の膝や腰の疼痛を訴えており，夫の身体介護に不安を感じている．

〈領域7：役割関係〉のアセスメント
類1：介護役割

多臓器の障害，意識レベルの低下により，妻の介護によって日常生活を営んでいる．妻は吸引器の使用を避けており，ティッシュで拭うことでは取り除けない痰など身体状況を心配し，睡眠も十分にとれず，疲労を感じている．また，持病の膝や腰の疼痛を訴えているものの受診もままならず，特におむつ交換などを負担に感じている状況である．夫の望み通り自宅での最期を迎えようとしているが，介護者の役割を担えるのが妻1人であり，1日のほとんどの時間を介護に費やしている．

急変や身体状況の変化に不安を感じており，今後は終焉に向け妻にとって予測できない状況が生じることが推測される．加えて死亡確認のための医師との連絡方法，死後の処置，死後の服装や遺影の準備なども今後必要と考えられる．介護の遂行が可能かどうかについて迷いが生じてきている現状に，さらなる負担が加わることが予測され，介護役割の遂行が困難となる可能性がある．

類2：家族関係

妻は夫の望む自宅での終焉を選択するとともに，可能な限り夫と一緒いることを望んでおり，家族関係は良好であったものと推測される．

類3：役割遂行

結婚後，妻と2人で生活を営んできており，妻にとって重要他者として存在してきた．妻が最期まで自宅で一緒に生活をすることを希望していることより，夫は自宅で療養することによって愛情の対象としての夫の役割を遂行している．

妻は，自宅で死を迎えたいという病前の夫の願いをかなえるべく，日々の介護を行っており，介護者としての役割を遂行している．しかし，夫の身体状況の変化に加え持病の膝および腰の疼痛により夫の介護への不安が生じている．今後，妻の身体的・心理的負担が増すようであるならば，介護役割の遂行が困難になる可能性がある．

〈領域10：生活原理〉のアセスメント
類1：価値・類2：信念

発病により自転車店をたたむこととなったが，自転車の販売・修理によって生活を営んできた自宅を誇りに感じていた．最期の場も病院ではなく自宅での死を希望していた．妻も夫の願いをかなえるべく，在宅での看取りを選択している．

類3：価値／信念／行動の一致

妻は，病前の夫の願いをかなえるべく，日々の介護を行っている．しかし，夫の身体状況の変化に加え，持病の膝および腰の疼痛により夫の介護への不安が生じている．今後，妻の身体的・心理的負担が増すようであるならば，夫の願いをかなえようとする信念と介護行動の間に乖離(かいり)がみられる可能性がある．

事例の全体像と看護診断

事例の関連図を**図1**に示す．アセスメントをとおして看護診断を導き，看護成果（NOC）と看護介入（NIC）を検討する．

患者プロフィール

H氏，85歳，男性．20歳ころから自宅で自転車店を開き，自転車の販売，修理で生計を立ててきた．妻（80歳，専業主婦）と2人暮らし．子どもはいない．

統合アセスメント

多臓器の機能障害により，1日中ベッド上で閉眼がちに過ごしている．自力での寝返りもできず，日常生活行動を妻に委ねている状況である．咽頭部に分泌物の貯留があり，妻がティッシュで拭くことで対応している．多臓器の障害があるものの，呼吸数24回/日と著しい呼吸数の増加はなく，チアノーゼもなく現状の生活においては身体への酸素の供給は十分なされていると推測される．血圧も146〜94／84〜56 mmHgと変動しているが，末梢循環を維持するには十分の数値となっている．多臓器の機能低下もあり，活動と休息のバランスは睡眠／休息のほうに傾いている．

3週間ほど前から嚥下しにくい状況となっている．ベッド挙上し妻の介助にて野菜や好物であった魚を煮たものをすりつぶしたもの摂取している．調子のよいときは子ども用のお茶碗2／3ほど，調子が悪いと数口で食べなくなるときがあり，むせのみられるときは食事を中止するなど食事量にばらつきがある．

訪問診療にて500 mLの電解質輸液を受けている．体幹背側に浮腫がみられており，水分の負荷はさらに沈下性の浮腫を増強させると考えられる．自尿はあるが尿取りパッドを日に3〜4回交換する程度の排尿の状況である．自力での排便はなく，下剤の服用，摘便など訪問看護師による排便コントロールがされている状況にある．食事摂取量のさらなる減少により尿，便，双方の量の減少が推測される．

妻の声かけにうなずくときもあるが，発語によるコミュニケーションは困難な状況である．せん妄，見当識障害を示すデータはない．

H氏は20歳のころからアルツハイマー病の発病まで営んできた自転車店を誇りに思っており，そこで暮らすことが本来の自分であると思っていた．妻もその思いをかなえるために在宅での療養を選択している．夫は自宅で療養することによって，愛情の対象としての夫の役割を遂行し，妻は自宅で死を迎えたいという病前の夫の願いをかなえるべく，日々の介護を行っている．しかし，妻は吸引器の使用を避けており，ティッシュでは取り除けない痰などによる身体状態を心配し，睡眠を十分にとれず疲労を感じている．持病の膝や腰の疼痛を訴えているものの受診もままならず，特におむつ交換などを負担に感じている．

H氏の介護者の役割を担えるのが妻1人であり，1日のほとんどの時間を介護に費やしている．急変や身体状況の変化に不安を感じており，今後は終焉に向け妻にとっ

て予測できない状況が生じることが推測される．加えて死亡確認のための医師との連絡方法，死後の処置，死後の服装や遺影の準備なども今後必要と考えられる．介護の遂行が可能かどうかについて迷いが生じてきている現状に，さらなる負担が加わることが予測され，介護役割の遂行が困難となる可能性がある．

看護診断の選定

看護診断「介護者役割緊張リスク状態」の選定

H氏のアセスメントから重要視した領域は〈領域7：役割関係〉〈領域10：生活原理〉である．H氏は多臓器の機能障害により，1日中ベッド上で閉眼がちに過ごし，自力での寝返りもできず，日常生活行動を妻に委ねている状況である．したがって在宅での療養の継続は妻の介護の遂行の可否にかかっている．自宅で死を迎えたいという病前の夫の願いをかなえるべく，日々の介護を行っているものの，吸引器の使用を避けており，ティッシュで拭うことでは取り除けない痰などによる身体状態を心配し，睡眠を十分にとれずに疲労を感じている．介護者の役割を担えるのが妻1人であり，1日のほとんどの時間を介護に費やしている．加えて持病の膝や腰の疼痛を訴えているものの受診もままならず，特におむつ交換などを負担に感じている．このように妻は現状，介護を行っているものの，身体的負担に加え，夫の急変や身体状況の変化に不安を感じており，心理的負担も感じている．終焉に向けての準備が加わることで一層，身体的にも心理的にも負担が増加することが考えられる．

個人が義務を果たそうとするときに様々なタイプの役割の要求と葛藤に直面することがあり，人はそれを役割緊張として感じる．介護の義務を果たそうとするときに，妻自身の健康も必要とされるが，それもままならない状況となっている．以上から〈領域7：役割関係〉の「**介護者役割緊張リスク状態**」を選定した（表2）．定義は「家族や重要他者のための，ケアの責任・期待・行動を全うすることが，困難になりやすく，健康を損なうおそれのある状態」であり，合致する．

危険因子の確認

危険因子は，1日中ベッド上で閉眼がちに過ごし，自力での寝返りもできず，日常生活行動を妻に委ねている状況であることから「依存」「24時間にわたるケア責任」が該当した．また，終焉に向けての夫の身体状況の変化による「ケアニーズの増大」「予測できない病気の経過」「予測できないケア状況」「複雑な介護活動」が該当した．さらに，介護者の役割を担えるのが妻1人であり，1日のほとんどの時間を介護に費やし，持病の膝や腰の疼痛を訴えているものの受診もままならず，特におむつ交換などを負担に感じている状況から，「介護に不慣れ」「健康状態」「レクリエーションの不足」「介護者のための息抜きの不足」が該当した．

加えてハイリスク群では介護者が妻であることより「女性の介護者」「パートナーが介護者」が該当し，関連する状態として被介護者の「認知機能の変化」，介護者の「健康障害」が該当した．

領域1：ヘルスプロモーション

80歳のころにアルツハイマー病を発症した．5月に誤嚥性肺炎での入院の後に意識レベルの低下と多臓器の機能障害がみられ，医師から死期が近づいていることが説明されている．話しかけるとうなずきがみられるときがあるものの，認知症と意識レベルの低下のために本人が現状をどのように自覚しているかは不明である．意識レベルの低下と多臓器障害のために，日常の生活全般を妻に委ねている状況である．妻は吸引器の使用を避けており，ティッシュでは取り除けない残留している痰などの身体状態を心配し，睡眠を十分にとれずに疲労を感じている．加えて，持病の膝や腰の疼痛を訴えており，夫の身体介護に不安を感じている．

領域2：栄養

3週間ほど前から嚥下しにくい状況となっている．ベッド挙上し，妻の介助にて野菜や好物であった魚を煮たものをすりつぶし摂取している．調子のよいときは子ども用のお茶碗2/3ほど，調子が悪いと数口で食べなくなるときがあり，むせのみられるときは食事を中止するなど食事量にばらつきがある．今後，意識レベルの低下が進めば，さらに摂取量は少なくなると推測される．訪問診療にて500mLの電解質輸液を受けている．体幹背側に浮腫がみられており，水分の負荷はさらに沈下性の浮腫を増強させるものと推測する．

領域3：排泄と交換

自尿はあるが尿取りパッドを3～4回交換する程度である．また，自力での排便はなく，下剤の服用，摘便など訪問看護師による排便コントロールがなされている状況にある．食事摂取量のさらなる減少により尿，便，双方の量の減少が推測される．

領域11：安全／防御

多臓器の機能障害，栄養摂取不足により防御機能は低下しているものと推測する．加えて水分摂取量は少なく，1日中臥床しており，おむつや尿取りパッドを使用しての排尿のため，残尿が考えられる．長期に至る残尿により尿路感染症を発症する可能性がある．体動はほとんどなく身体を傷つける，あるいは暴力に訴える危険は少ないと判断する．環境の危険を示すデータはない．発熱がみられており，臥床がちの生活による残尿のために生じた尿路感染症による発熱も考えられる．変動があるものの末梢の循環は維持されているものと推測する．

領域4：活動／休息

1日中ベッド上で閉眼がちに過ごしている．自力での寝返りもできず，日常生活行動を妻に委ねている状況である．多臓器の機能低下もあり，睡眠／休息の方に傾いている．多臓器の機能障害があるものの，呼吸数24回/日と著しい呼吸数の増加はなく，チアノーゼもなく現状の生活においては身体への酸素の供給は十分なされていると推測される．血圧も146～94/84～56mmHgと変動しているが，末梢循環を維持するには十分の数値となっている．

領域12：安楽

病前の希望である自宅での療養であり，環境的にも社会的にも安楽は障害されていないと推測する．

領域9：コーピング／ストレス耐性

身体的／心的外傷後反応を示すデータはない．日中を閉眼がちに過ごし，意識レベルの低下に伴いコーピングを示すデータはない．声かけにうなずくときもあるが，低栄養，多臓器の機能低下により意識レベルが低下しているものと推測する．今後，低栄養や臓器の機能障害が進行するとさらに意識レベルは低下するものと推測する．

図1　事例の関連図

領域6：自己知覚
　20歳のころからアルツハイマー病発病まで長年営んできた自転車店を誇りに思っており，そこでいつまでも暮らすことが本来の自分であると思っていた．妻もその思いをかなえるために在宅での療養を選択し，夫の理想とする自己と現実の自己との乖離はみられていないものと推測する．認知症および意識レベルの低下により自己の価値や評価，自身の体への評価に関するデータはない．

領域5：知覚／認知
　妻の声かけにうなずくときもあり，注意を向ける能力，感覚は機能しているものと推測される．発語によるコミュニケーションは困難な状況である．他臓器の機能不全による意識レベルの低下がみられるが，見当識障害，せん妄などを示すデータはない．

領域7：役割関係
　発病により自転車店をたたむこととなったが，これまでの生活を夫婦2人で一緒に営んできた．夫の望む自宅での終焉を選択するとともに，可能な限り夫と一緒いることを望んでおり，家族関係は良好であったものと推測される．結婚後，妻と2人で生活を営んできており，妻にとって重要他者として夫は存在してきた．妻が最期まで自宅で一緒に生活をすることを希望していることより，夫は自宅で療養することによって愛情の対象としての夫の役割を遂行している．一方，妻は自宅で死を迎えたいという病前の夫の願いをかなえるべく，日々の介護を行っており，介護者としての役割を遂行している．多臓器障害，意識レベルの低下により，妻の介護によって日常生活を営んでいる．吸引器の使用を避けており，ティッシュでは取り除けない残留している痰など身体状況を心配し，睡眠も十分にとれず，疲労を感じている．持病の膝や腰の疼痛を訴えているものの受診もままならず，特におむつ交換などを負担に感じている状況である．夫の望み通り自宅での最期を迎えようとしているが，介護者の役割を担えるのが妻1人であり，1日のほとんどの時間を介護に費やしている．急変や身体状況の変化に不安を感じており，今後は終焉に向け妻にとって予測できない状況が生じることが推測される．加えて死亡確認のための医師との連絡方法，死後の処置，死後の服装や遺影の準備なども今後必要と考えられる．介護の遂行が可能かどうかについて迷いが生じてきている現状に，さらなる負担が加わることが予測され，介護役割の遂行が困難となる可能性がある．

領域10：生活原理
　発病により自転車店をたたむこととなったが，自転車の販売・修理によって生活を営んできた自宅を誇りに感じていた．最期の場も病院ではなく自宅での死を希望していた．妻も夫の願いをかなえるべく，在宅での看取りを選択している．夫の身体状況の変化に加え，持病の膝および腰の疼痛により夫の介護への不安が生じている．今後，妻にとって予測できない終焉間近な夫の状態を目の当たりにし，妻の身体的，心理的負担が増すようであるならば，夫の願いをかなえようとする信念と介護行動の間に乖離がみられる可能性がある．

領域8：セクシュアリティ
　子どもはいないものの，妻を養い家庭を支える大黒柱としての男性性を遂行してきたものと推測する．

領域13：成長発達
　正常に成長，発達してきたものと推測する．

表2 NANDA-I看護診断「介護者役割緊張リスク状態」に対して看護成果分類（NOC）と看護介入分類

NANDA-I 看護診断	看護成果（NOC）			
介護者役割緊張リスク状態（領域7：役割関係，類1：介護役割） **定義**：家族や重要他者のための，ケアの責任・期待・行動を全うすることが，困難になりやすく，健康を損なうおそれのある状態 **危険因子** 〈被介護者〉 ■依存（1日中ベッド上で閉眼がちに過ごし，自力での寝返りもできず，日常生活行動を妻に委ねている） ■ケアニーズの増大（終焉に向けての夫の身体状況の変化） ■予測できない病気の経過（終焉に向けての夫の身体状況の変化） 〈介護者〉 ■介護に不慣れ（吸引器の使用をせずティッシュで拭うだけでは痰を除去できない．介護者の役割を担えるのが妻1人であり，1日のほとんどの時間を介護に費やし，持病の膝や腰の疼痛を訴えているものの受診もままならず，特におむつ交換などを負担に感じている） ■健康状態（持病の膝や腰の疼痛を訴えているものの受診もままならい） ■レクリエーションの不足（介護者の役割を担えるのが妻1人であり，1日のほとんどの時間を介護に費やしている） 〈介護活動〉 ■24時間にわたるケア責任（1日中ベッド上で閉眼がちに過ごし，自力での寝返りもできず，日常生活行動を妻に委ねている） ■複雑な介護活動（終焉に向けての夫の身体状況の変化） ■介護者のための息抜きの不足（介護者の役割を担えるのが妻1人であり，1日のほとんどの時間を介護に費やしている） ■予測できないケア状況（終焉に向けての夫の身体状況の変化）	**介護者の心の健康**（領域Ⅵ：家族の健康，類Z：家族の健康状態） **定義**：家族を介護するときの家族介護者の心のウェルビーイング			
		測定尺度	激しい	
	成果指標		1	
	負担感（VS 依存，ケアニーズの増大，予測できない病気の経過，介護に不慣れ，24時間にわたるケア責任，複雑な介護活動，予測できないケア状況，レクリエーションの不足，介護者のための息抜きの不足，予測できないケア状況）	介護負担感を常に訴える		
	介護者の身体的健康（領域Ⅵ：家族の健康，類Z：家族の健康状態） **定義**：家族介護者の身体的ウェルビーイング			
		測定尺度	激しい障害	
	成果指標		1	
	身体的安楽（VS ケアニーズの増大，介護に不慣れ，健康状態，複雑な介護活動，レクリエーションの不足，介護者のための息抜きの不足）	睡眠不足，腰痛，膝痛などの強い訴えがあり，常に身体的な安寧が得られないと言う		
	介護者の介護能力：直接的ケア（領域Ⅵ：家族の健康，類W：家族介護者（養育者）による介護） **定義**：援助を必要とする個人のために，個人ケアサービスやヘルスケアサービスを提供する介護者の行動			
		測定尺度	まったく表明しない	
	成果指標		1	
	ケアの受け手の健康状態を観察する（VS 予測できない病気の経過）	夫の状態についての発言がまったくない		
	必要なとき，医療専門職と連絡をとる（VS 予測できない病気の経過）	必要時に専門職へ連絡がない		

★：現時点　●：目標

事例に合わせて下記の文献より許可を得て作成

Herdman, T.H., & Kamitsuru, S. 編（2017）／上鶴重美訳（2018）．NANDA-I 看護診断―定義と分類 2018-2020 原書第11版（pp.351-353）．医学書院．

Moorhead, S., Swanson, E., Johnson, M., & Maas, M.L. 著（2018）／黒田裕子・総合病院聖隷浜松病院看護部監訳（2018）．看護成果分類（NOC） 原著第6版（pp.143-146,）．エルゼビア・ジャパン．

Butcher, H.K., Bulechek, G.M., Dochterman, J.M., & Wagner, C.M. 著（2018）／黒田裕子・総合病院聖隷浜松病院看護部監訳（2018）．看護介入分類（NIC） 原著第7版（pp.116-117, 136-137）．エルゼビア・ジャパン．

（NIC）を適用した結果

					看護介入（NIC）
かなり	中程度	軽度	なし		**介護者支援**（領域Ⅴ：家族，類Ｘ：生涯ケア） 定義：医療従事者以外の人が患者のケアを行うために必要な情報・擁護・支援を提供すること ■介護者の知識の程度を確認する（今後起こり得る夫の身体変化について説明し理解を確認する） ■介護をすることの困難さを認める（おむつ交換や痰の除去，今後起こり得る夫の身体変化への対応についての困難さを傾聴する） ■介護者自身の身体および精神的健康を維持できる方法について指導する（腰痛や膝痛に対するストレッチ法，筋力トレーニング法を指導する） ■ヘルスケア資源と地域資源の情報を介護者に提供する（介護保険，福祉サービスなど使用可能なサービスの情報を提供する）
2	3	4	5		
	★8/30	●9/6	介護負担感の訴えがない		
かなり障害	中程度に障害	軽度に障害	障害なし		**家族支援**（領域Ⅴ：家族，類Ｚ：生涯ケア） 定義：家族の価値観，興味，目標を促進すること ■患者の状態に対する家族の情動的な反応を評価する（夫の死を間近に控えた妻の情緒的な状態を観察する） ■家族がケア提供できない場合，患者へのケアを行う（負担を感じているおむつ交換に対して，訪問時に排便があるように排泄のコントロールを行う．訪問時，妻が1人で過ごせる時間をもてるように配慮する） ■看護師への連絡のとり方を家族員に指導する（急変に備え，夜間，早朝の訪問看護師への連絡先を伝える）
2	3	4	5		
		★8/30 ●9/6	身体的な安寧が得られているという発言がある		
まれに表明	ときどき表明	しばしば表明	一貫して表明		
2	3	4	5		
		★8/30 ●9/6	日々の夫の状態についての発言がある		
		★8/30 ●9/6	必要時に専門職へ連絡がある		

看護成果と看護介入

看護成果（NOC）の選定

リスク型看護診断は「個人・家族・集団・地域社会（コミュニティ）の，健康状態／生命過程に対する好ましくない人間の反応の発症につながる，脆弱性についての臨床判断」と定義されている（Herdman & Kamitsuru, 2017／上鶴，2018, p.149）．したがって脆弱性を高める危険因子への対応が求められる．

H氏の看護診断として「介護役割緊張リスク状態」を選定した．その危険因子として「依存」「ケアニーズの増大」「予測できない病気の経過」「介護に不慣れ」「健康状態」「レクリエーションの不足」「24時間にわたるケア責任」「複雑な介護活動」「介護者のための息抜きの不足」「予測できないケア状況」を選択した．

成果は〈領域Ⅵ：家族の健康〉に注目し〈類Z：家族の健康状態〉および〈類W：家族介護者（養育者）〉から選定した．危険因子「依存」「ケアニーズの増大」「予測できない病気の経過」「介護に不慣れ」「24時間にわたるケア責任」「複雑な介護活動」「予測できないケア状況」「レクリエーションの不足」「介護者のための息抜きの不足」「予測できないケア状況」に対して成果「**介護者の心の健康**」の「負担感」を選択した．また，危険因子「ケアニーズの増大」「介護に不慣れ」「健康状態」「複雑な介護活動」「レクリエーションの不足」「介護者のための息抜きの不足」に対して，成果「**介護者の身体的健康**」の「身体的安楽」を選択した．さらに危険因子「予測できない病気の経過」に対しては成果「**介護者の介護能力：直接的なケア**」の「ケアの受け手の健康状態を観察する」「必要なとき，医療専門職と連絡をとる」を選択した（表2）．

看護介入（NIC）の選定

成果を達成するための介入は〈領域5：家族〉に注目し〈類X：生涯ケア〉から「**介護者支援**」「**家族支援**」を選定した（表2）．成果の「負担感」に対して「介護をすることの困難さを認める」「患者の状態に対する家族の情動的な反応を評価する」「ヘルスケア資源と地域資源の情報を介護者に提供する」を選定した．

成果の「身体的安楽」に対しては「介護者自身の身体および精神的健康を維持できる方法について指導する」「ヘルスケア資源と地域資源の情報を介護者に提供する」「家族がケア提供できない場合，患者へのケアを行う」を選定した．

成果の「ケアの受け手の健康状態を観察する」に対しては「介護者の知識の程度を確認する」を，成果の「必要なとき，医療専門職と連絡をとる」に対しては「看護師への連絡のとり方を家族員に指導する」を選定した．

まとめ

在宅のH氏の看護について看護過程を展開した．在宅看護の場では，療養者本人だけでなく，家族を含めて1つの単位として考える必要がある．在宅看護では次の訪問までの療養者および家族の状態を予測し，対応策を講じなくてはならない．次の看護師の訪問までに療養が継続されるには妻の介護が必要不可欠であるため，今回は介護者である妻に焦点を当て，NANDA-I看護診断，看護成果（NOC），看護介入（NIC）の適用を試みた．

「介護役割緊張」「介護者役割緊張リスク状態」は比較的あげやすい看護診断かもしれない．それゆえに理論をふまえたアセスメントを行うことによって，看護診断の適切さを担保できるものと考える．今後の夫の身体状況の悪化によって，妻に対しては不安や悲嘆などコーピングに関する看護診断が可能になるかもしれない．いずれにせよ，在宅の事例ではその時々において中範囲理論を適用しながらアセスメントし，療養者とその家族を支援することが求められる．

文献

Blumer, H.G.（1969）／後藤将之訳（1991）．シンボリック相互作用論―パースペクティブと方法（p.12）．勁草書房．

Butcher, H.K., Bulechek, G.M., Dochterman, J.M., & Wagner, C.M. 著（2018）／黒田裕子・総合病院聖隷浜松病院看護部監訳（2018）．看護介入分類（NIC）原著第7版（p.116, pp.136-137）．エルゼビア・ジャパン．

Goode, J.W.（1960）. A theory of role strain. *American Sociological Review*, 25（4），483-496.

Herdman, T.H., & Kamitsuru, S. 編（2017）／上鶴重美訳（2018）．NANDA-I 看護診断―定義と分類2018-2020　原書第11版．医学書院．

黒田由彦（2015）．役割理論．黒田裕子監修，看護診断のためのよくわかる中範囲理論（p.352-361）．学研メディカル秀潤社．

Moorhead, S., Swanson, E., Johnson, M., & Maas, M.L. 著（2018）／黒田裕子・総合病院聖隷浜松病院看護部監訳（2018）．看護成果分類（NOC）　原著第6版（p.143, 144, 145）．エルゼビア・ジャパン．

第3章

看護記録の監査

　本章では看護記録の監査について解説する．主には，NANDA-I看護診断，看護介入分類（NIC），看護成果分類（NOC）のいわゆるNNNの看護記録を看護診断研究会（Nursing Diagnosis Conference；NDC，黒田裕子代表）で作成された「NNN監査用紙」の項目を使って監査する方法を解説する．ここに示すNNNによる看護計画の監査の具体的な方法は，裏返せばその適切な立案のしかたを解説したものにほかならないことに気づかれることだろう．

　まずは監査の目的や種類，看護記録と監査の基本的な内容について述べた後，NNNを使った看護記録を監査する方法について具体的に手順を追って解説する．

1 看護記録監査の重要性

中野由美子

監査とは

一般的な監査

　監査とは，監督し検査することであり，一般には，企業の会計記録，会計処理，計算書類または財務諸表が適正であるかどうかを，公認会計士・監査法人・監査人などが一定の監査手続きを経て意見を表明することである（松村，2012）．

医療機関の監査

　医療機関で行われる監査には，①適時調査といわれる施設基準の監査，②保険診療における監査，③保健所による立入り検査，④設置主体や病院施設内で行われる自主監査（内部監査）などがある．

　医療機関における監査でも，その方法は上記にあげた一般的な監査と同様に第三者的で公平な立場で実施され，正確性，適切性，妥当性などが判断される．

　記録の監査では，その対象は「**診療録**」と呼ばれる医師および歯科医師が書いたカルテの記録や，「**診療記録**」と呼ばれる診療録以外の記録（たとえば処方箋，手術記録，看護記録，検査所見記録など）がある．

　「診療録」は医師法（昭和23年7月30日法律第201号）第24条に「医師は，診療をしたときは，遅滞なく診療に関する事項を診療録に記載しなければならない」と規定され，5年間の保存義務が課せられている．また，「診療記録」は診療情報の記録指針（日本診療情報管理学会，2017）に，診療録のありかたを踏まえつつ，チーム医療の実践のための情報共有推進や，医療施設と地域との連携強化を可能とする取り扱いについて明記されている．

　ちなみに保健師助産師看護師法（昭和23年7月30日法律第203号）第42条では「助産師が分べんの介助をしたときには，助産に関する事項を遅滞なく助産録に記載しなければならない」と助産師の記録について規定されているが，そのほかの看護記録については法的にうたわれていない．したがって看護記録は，看護業務基準（日本看護協会，2016）や看護記録に関する指針（日本看護協会，2018）に示される看護記録の原則を参考に取り扱うことが適切である．

　最近では，日本医療機能評価機構などの病院機能の評価項目にも診療録や看護記録は，定期的な記載状況の評価・監査など，

その完成度を高める努力が推奨され，量的監査（形式監査）だけでなく，記録の内容を確認する質的監査（記録内容の監査）が求められている．電子カルテシステムでも紙カルテ運用であっても，診療記録の適切性および質保証や向上のためには監査が必要となっている．

看護記録監査とは

看護記録の目的

看護記録とは，あらゆる場で看護実践を行うすべての看護職の看護実践の一連の過程を記録したものであり，その目的は，①看護実践を証明する，②看護実践の継続性と一貫性を担保する，③看護実践の評価および質の向上を図ることである（日本看護協会，2018，p.2）．

看護記録の原則

日本看護協会は「看護業務基準」（日本看護協会，2016）に，看護の提供者が主体で「何を」「どのように」すべきか提示することを「**看護業務**」といい，看護職が対象に働きかける行為を「**看護実践**」と表現している．また，「看護記録に関する指針」（日本看護協会，2018，pp.3-4）に看護記録記載の基本や記載時の注意点を示している．ここでは，その概要をまとめた．

- **看護実践の一連の過程を記録する**：看護職が観察と査定，支援内容の明確化，計画立案，実行，評価を記録することをいう．
- **適時に記録する**：看護実践の一連の過程を時間の経過とともに記載する．看護記録は遅滞なく，できるだけ速やかに記載する．
- **保健医療福祉サービスの提供にかかわる専門職・非専門職や看護を必要とする人と内容を共有できるよう記録する**：実践の場や職種が異なる者でも理解できるような用語・表現を選んで記載し，看護記録の内容は具体的に，かつ，その場の状況が誰にでも理解できるように記載する．
- **正確性の確保**：看護記録の正確性を確保するためには，①事実を記載する，②記載した日時と個人の名前を記載する，③訂正した者，内容，日時がわかるように記載する，④いつの記録への追記かわかるように記載する．「記録の改ざん」とは，記録の全部または一部を意図的に，事実を異なる内容に書き換えることをいう．
- **責任の明確化**：看護職は自身の記載についての責任を負い，自身の看護実践を記載することが基本である．
- **看護記録記載の代行**：看護補助者や事務職員が看護記録の記載の一部を代行する場合も，記録の主体は看護職にある．
- **看護記録に使用する用語や略語**：用語は施設内で，できるだけ同じものを使うことが望ましい．また，略語はガイドラインなどを参考にして施設内で統一する．

上記の内容は看護記録のガイドラインとしての意味をもち，①看護実践したことはすべて記録に残す必要がある，②その記録を情報として利用することで看護の質向上に役立つ貴重な資料になる，と提言しているのである．

看護記録監査の種類と目的

監査の種類：量的監査（形式的監査）は，看護記録方法の適正性について各施設で決められた形式に則って書かれているか点検することである．また，質的監査（内容監査）は，対象（患者）の状態や状況から看護実践の適切性や妥当性について記録された内容を点検することである．量的・質的監査それぞれに，施設内で設定した監査項目および評価基準や点検のためのチェックリストが必要である．

監査の目的：量的監査は自施設で設定した看護記録記載基準に則った記録が書けることを目的としている．また質的監査では対象（患者）の状態・状況にあった看護実践ができることを目的としている．

看護記録の監査は「看護記録と看護の質向上を目的に，施設内で設定した記録の記載基準に則って看護実践の一連の過程が記録されているか，その記録は質・量ともに十分であるかを監査することである」と「看護記録に関する指針」に明記されている（日本看護協会，2018，p.4）．

看護記録の質向上と監査

看護記録においては，事実に基づいて客観的に書く能力が求められる．医療提供の結果，患者が期待していなかった結果を迎えてしまうことが，まれに発生するが，医療者が適切な医療を提供していた証拠として診療記録が用いられる．

実践の証拠として診療記録が用いられる際には，看護記録と他の医療者の記録内容との整合性がとれていることが望ましい．しかし，複数の医療者がかかわる臨床現場では，同じ出来事を医師や看護師などが違う立場から記録するため，時間的なズレが生じたり，表現方法が違ったり，記載するべき内容が不足することで，事実が違って読みとれてしまうことも少なくない．

看護記録の監査を実施して導き出された「記録するうえでの問題点」を改善することにより，記録の正確性や看護記録の質を向上させることができる．

法的証拠としての看護記録

「看護記録に関する指針」に「看護記録は診療録と同様に法的証拠となり得る．看護記録に記載がない看護実践については，実際にはそのような看護実践が行われていたとしても，裁判所において，そのような看護実践の事実があったと認定されないことがある」と明記されている（日本看護協会，2018，p.7）．

医療者自身の医療行為を証明するためにも記録は重要である．国内で大きな医療事故が複数発生した1999年以降，診療情報開示の考えかたが国民に浸透し，患者や家族から看護記録の開示を求められることが多くなっている．また，診療報酬算定の根拠などにおいて看護記録が重要視されていることからも，看護実践を正確に記録することが求められている．

したがって国家資格をもつ専門職者とし

て，看護職には必要な記録を正しく書く能力が求められており，監査による看護記録の質向上は，その期待に応えるためにも有用である．

■記録開示を踏まえた倫理的配慮

　診療記録は，患者の個人的な情報を記したものであることはいうまでもない．診療記録はあくまでも患者のものであると「カルテ開示」を意識して記載する医療者の姿勢が必要である．医師および医療施設の管理者は「患者が自己の診療録，その他の診療記録等の閲覧，謄写(とうしゃ)を求めた場合には，原則としてこれに応ずるものとする」と「診療情報の提供に関する指針」（日本医師会，2002，p.3）に示されている．

　診療情報の開示を意識した看護記録の倫理性を保つためには，患者の人権や人格を侵害するような表現，医療者が優位な表現，看護師が医師の診療にかかわる誤解を生じる表現などは是正することが望ましい．

　また，診療情報の開示請求をした患者もしくは家族が，できる限り正しく読みとれるためにも使用可能な略語を，あらかじめ院内で定めておくことや，できるだけわかりやすい言葉で記載することが求められる．閲覧した際に不快な気持ちを抱かせないようにしておくことが，倫理的に配慮された開示に耐え得る診療記録といえるだろう．

■看護記録の完成度を高めるための努力

　看護記録は，診療・看護に関する必要な情報が，適切に記録されていることが重要であり，その完成度を高めるための努力として，定期的な記録状況の監査などが必要である．そのため記載のルールを施設ごとに定めておくことが望ましい．

　たとえば入院患者の診療記録には，入院の目的や入院時所見（既往歴，家族歴，現病歴，身体的・精神的・社会的所見），入院時診療計画，診療の経過，医師の指示内容，検査結果，手術・麻酔記録，他科受診の際に書く対診記録，退院計画などを求めている施設が多いのではないだろうか．看護記録についても，患者のアセスメントに基づいて，行われた一連の看護過程の展開や看護行為の状況が，第三者にも容易に判読できるように記録されることが望ましい．記載するべき項目や内容について，院内および看護部門で基準や指針に定めておく必要がある．

2 NNN（NANDA-I 看護診断-NIC-NOC）の監査方法

中野由美子

NNN 監査の目的

　NANDA-I 看護診断，看護介入分類（NIC），看護成果分類（NOC）をつなげて「ナンダアイ・ニック・ノック」と呼んだり，頭文字をつなげて NNN（エヌエヌエヌ，またはスリーエヌ）と呼んだりするが，ここでは"NNN"と表記する．

　"NANDA-I 看護診断"は患者の健康問題に対する人間の反応を表わす．"NIC"は看護介入，"NOC"は期待される成果である．これら NANDA-I 看護診断，NOC，NIC は看護計画を構成する要素である．したがって NANDA-I 看護診断を適用するための情報収集やアセスメントの質向上が，NNN（看護計画）の質にも影響する．患者情報を各施設により定められた枠組みをもとに収集し，アセスメントし，患者の全体像をとらえる過程が重要である．

　NNN の監査により，患者情報を適切に分析・理解することで結論を導き出せているかが明らかにできる．

　監査の目的は，次の 5 つである．
①質の高い看護記録にする
②実践予定の看護を正しく表現する
③他の医療者とのケアの連続性を保つために情報を共有する
④ケアの評価やケアの向上・開発の貴重な資料とする
⑤必要な看護情報を効率よく，利用しやすい形で記録する

　ある施設で実施した勉強会では，NANDA-I 看護診断の診断指標の選択不足・不備が多くみられたが，看護職が実践したいと考えた行動については，NIC でよく書き表されていた．つまり，実施したい看護介入に偏った看護問題を導きだそうとする思考が先行する傾向がみられた．

　NANDA-I 看護診断に示されている診断指標や危険因子を選択したときに，患者のどのような情報や状況と一致するのかを明確化しておくと，看護職の思考のプロセスがわかりやすくなり，チーム内や他施設の看護職と情報共有しやすい看護計画になる．

　この目的を達成するにあたっては，監査基準の作成，監査者の育成，監査の継続や定着が必要条件となる．

NNN監査の準備

①監査するNNNを選択する

監査の対象とするNNNは，病棟の看護チーム内で無差別に選択するか，被監査者が選定にかかわったNNNを選択するとよいだろう．さらに，年間を通してチーム全員が監査を受けられるよう計画的に実施するとよいだろう．

ただし患者全員にNNNを立案する施設は少ないと思われる．たとえば，クリティカルパスが適用された患者の場合は，それに示されたアウトカムが看護目標となり，NNNとしての看護計画は存在しない．いい換えれば，クリティカルパスの適用患者にはNNNを立案しなくても，するべき看護介入と看護目標が示されている．

一方で，リスク型の看護目標が必要と看護職が判断した場合や，臨床判断が必要と看護職が判断した場合には，クリティカルパスに示されたもの以外にNNNを立案することになるだろう．

②監査の対象とする記録を閲覧できるように準備する

看護過程に沿って監査の対象とする記録を閲覧しておくと，効率よく監査を進めることができる．電子カルテシステムの場合は閲覧用の端末と監査結果入力用の端末を準備することを勧める．紙カルテの場合は，必要な部分に付箋などで目印をしておくとよい．

③被監査者の参加

NNNを立案した者がその過程や判断を把握しているため，監査の場に参加することが望ましい．立案されているNNNを監査した結果，看護記録の不備や看護師のアセスメント記録の不足があった場合，NNNを立案した際の生データに関する記憶や思考を頼りに，必要であれば看護記録内容を補うことが可能となるためである．また，被監査者に直接的なフィードバックを可能とするという意味合いもある．

④NNN監査用紙の準備

監査者，被監査者など，監査の場に参加するメンバーが監査項目を共有できるように，人数分のNNN監査用紙を準備する．

NNN監査用紙の使いかた

本項では「NNN監査用紙」の使いかたについて説明する．表1は看護診断研究会（NDC）が作成したものである．

記載方法：①監査日（監査実施日），②監査者（監査者または監査の場に参加した者の名前），③監査対象（患者名，ID番号・登録番号などのカルテを特定できる内容），④看護診断名（監査するNNNの看護診断名），を記載する．

評価基準：4段階に設定した．A：よくできている，B：一部できている，C：努力が必要（指摘された内容を課題として記

表1 NNN（NANDA-I 看護診断-NIC-NOC）監査用紙

監査日： 年 月 日	監査対象：患者名（　　　　　　　）
監査者：	看護診断名（　　　　　　　）

評価基準　A：よくできている　B：一部できている　C：努力が必要　NA：該当しない

項目	評価の視点（＊評価の視点の説明）	評価	課題（評価Cの場合）
基礎情報	1. 13領域別入院時初期情報が入力（記載）されている　入院後も，随時必要な情報が追加されている		
	2. 治療方針について医師から情報を得て入力（記載）している		
看護アセスメント	1. 領域・類の定義に基づいて13領域すべてをアセスメントしている		
	2. 看護アセスメントの解釈・判断は妥当である		
	3. 全体像（関連図）は，この患者にとって重要な領域が明確となっている		
	4. 全体像（文章描写）は，アセスメント時点の患者状況が分かるように表現されている（＊その時点で看護師の援助が必要とされる患者現象が明確に含まれている）		
看護診断	1. 看護診断は，関連図の中心になっている領域から選ばれている		
	2. 看護診断の定義は，患者の状況にあっている（＊全体像と見比べて定義が適切である）		
	3. 診断指標を選択した理由が明らかになっている（＊選択したそれぞれの診断指標に患者状況が入力（記載）されている）		
	4. 関連因子／危険因子を選択した理由が明らかになっている（＊選択したそれぞれの関連因子／危険因子に患者状況が入力（記載）されている）		
	5. 看護診断が複数ある場合，優先順位が考えられている（**参考資料①を参照**）		
看護成果	1. 類似する内容の成果（成果名・成果指標）が選択されていない		
	2. 患者の病状経過や治療計画に適応した成果になっている（＊制限や限界がある時期にもかかわらず，それを超えた目標値を設定していない）		
	3. すべての診断指標に対する成果が選択されている（＊複数の診断指標があった場合，それに対する成果がすべて選択されている）		
	4. NOCの測定尺度の1と5が設定されている（＊測定尺度の1と5は，どのような状況・状態を指すのか具体的に記述しておくとよい）		
	5. 設定された尺度は，NOCが示す測定尺度に準じている		
	6. 立案日の成果指標の測定尺度（評点）が入力（記載）されている		
	7. 目標とする測定尺度が入力（記載）されている		
看護介入	1. NICは関連因子／危険因子を改善に向かう看護介入行動を選択している		
	2. NICは具体的な表現が入力（記載）されている（＊必要時，選択した看護介入行動が患者の個別性にあった表現で入力（記載）されている）		
	3. NICは，患者・家族の要望を取り入れている		
NNNの整合性	1. 診断指標とNOCの内容，関連因子とNICの内容，危険因子とNOC，NICの内容の関連性がある（**参考資料②を参照**）		
	2. NICは採用したNOCを達成するものになっている（＊NICを実践するとNOCの測定尺度が改善に向う）		
	3. NOCは，採用したNICの成果となっている（＊NICを実践するとNOCの測定尺度が改善に向かう）		
評価	1. NNNの評価は，評価日（定期評価）または患者状況変化時（臨時評価）に実施されている		
	2. NNNの評価は，日々の記録を元に評価している（＊立案した看護診断について，日々の記録がある）		
	3. NNNは患者の状態の変化に応じて計画を追加あるいは修正している		
	4. NNNの評価内容は看護記録に入力（記載）されている		

表1 (つづき)

監査結果：A+B（　　　）／　　　項目
評価の視点
A：よくできている（必要な記録が記載されていると判断できる）
B：一部できている（一部が記録されており，口頭で確認できる）
C：努力が必要（患者に必要な記録が不足している．口頭でも答えられない）
NA：該当しない

参考資料①：看護診断が複数ある場合，マズローの自己実現理論（欲求階層論）の基本的欲求（生理的欲求，安全の欲求，所属と愛の欲求，承認の欲求）が優先される．図の階層において，下にある欲求ほど強く，優先される低次の欲求であることを示している．

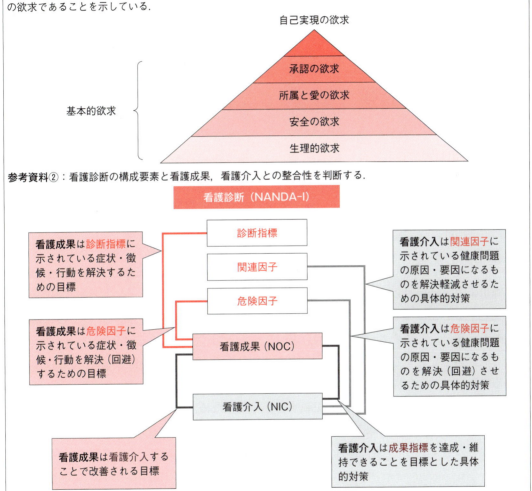

参考資料②：看護診断の構成要素と看護成果，看護介入との整合性を判断する．

（看護診断研究会；NDC作成）

入），NA（not applicable）：該当しない，である．「NA」は監査項目として該当しない場合に使う．ただし記載されるべき内容の記録が逸脱している場合には「NA」とせず「C」とする．

評価の視点：評価の視点に沿って監査する．電子カルテシステムの場合を「入力」，紙の記録の場合を「記載」としている．評価の視点は各々の項目特有の内容を評価するため，別の項目に適用はできない．

評価の視点の説明：解釈が困難と思われる評価の視点については「＊」を付けて説明を加えている．

評価：評価の欄には，評価基準の「A」

「B」「C」「NA」を記載する．

課題：評価が「C」の場合は，努力するべきと判断した内容を記載する．それに限らず必要なコメントを記載する．

監査結果：すべての監査が終了したところで，分母の項目には全項目数から「NA」を除いた数を，分子には「A」「B」と評価した数を記載する．

監査用紙の保管：監査用紙の保管に関する公式な規程はないが，監査を実施した証拠として保管することが望ましい．また，監査結果を個人や病棟の看護チームにフィードバックしたり，改善につなげるためにも保管が必要である．保管については，施設ごとに基準を決めておくとよいだろう．

監査手順と方法

NNN監査用紙の内容と照合しながら，監査の手順と方法を説明する．ここで説明する順番で監査することを勧める．

基礎情報の記載

監査用紙の評価項目以外の部分に次の内容を記載する．

①監査実施日，②監査者（監査の場に参加した職員名を記載するが，主たる監査者がいる場合には，その名前でよい），③監査対象（患者名または登録番号，IDを記載する．被監査者名を「監査対象」の欄外に記載しておくのもよい），④看護診断名．

「基礎情報」の監査

① 13領域別入院時初期情報が入力（記載）されている

NANDA-I看護診断を使っている場合は13領域の初期情報枠組みを活用している施設が多いだろう．そのほかの看護初期情報（看護基礎情報，データベースなどと呼称されるもの）であったとしても，施設で取り決められている情報用紙枠組みに漏れなく記載されていることが必要である．

また，短期間入院やクリティカルパス適用の場合などは，最低限記載するべき項目を明らかにしておくとよいだろう．施設の基準に則って記載できているか否かを評価する．

②治療方針について医師から情報を得て入力（記載）している

看護診断は，看護師が責任をもって結果を出すための看護援助の選択根拠になる．そのため，看護診断を立案する際には，患者の健康状態に直接的アプローチを行う医学的な治療方針は重要な情報の1つである．入院している場合には，入院前，入院時および入院以降に医師から病気および診療計画などについて，どのようにインフォームドコンセントされているのかについても記載しておく必要がある．

NANDA-I看護診断の13領域の初期情報枠組みでは〈領域1：ヘルスプロモーション〉に「医師から患者への説明内容」などとして情報を記載する項目がある．どの枠組みに，どの情報を，どのように書き加

えるかは，施設の基準があるとよいだろう．

■「看護アセスメント」の監査

①領域・類の定義に基づいて13領域すべてをアセスメントしている

対象患者の13領域のアセスメントを記載した用紙（アセスメントシート）または，アセスメントが記録されている電子カルテシステムを見て確認する．13領域すべてにアセスメントされていることが望ましい．

②看護アセスメントの解釈・判断は妥当である

この監査項目は監査者の力量が発揮される部分となるだろう．つまりアセスメント能力が必要な部分である．看護アセスメントに使う患者情報には，看護初期情報のみならず，日々の経過記録，検温表，検査データなどがあげられる．それらのデータをもとにアセスメントされた解釈や判断が妥当かを評価するのである．

評価するポイントとしては，各領域と類の定義に基づいたアセスメントになっているかを点検することである．たとえば禁煙行動をとった患者を〈領域1：ヘルスプロモーション〉の〈類2：健康管理〉でアセスメントした場合，この定義は「健康と安寧を維持する活動を明らかにし，コントロールし，実行し，統合すること」である（Herdman & Kamitsuru, 2017／上鶴, 2018, p.95）ため，「喫煙が及ぼす健康被害を減らすために禁煙している」というアセスメントになっていれば妥当でありA（よくできている）と評価できる．しかし「喫煙が及ぼす健康被害を減らすために禁煙しているがストレスが大きい」とアセスメントされていた場合には〈領域9：コーピング／ストレス耐性〉でアセスメントすべき内容であり評価は「C（努力が必要）」となる．

各領域・類のアセスメントは，1人の患者（人間）を13の窓（領域）から，各々の類に示された内容について，ポイントを絞って観察するようなイメージをもつとわかりやすい．個々のアセスメントを丁寧に実施した後に，それらを統合するのが，次に述べる全体像の関連図・文章描写である．

■「全体像」の監査

①全体像（関連図）は，この患者にとって重要な領域が明確となっている

各領域のアセスメントが完成した状態で1枚の用紙にこれらの関連性を位置関係や結ぶ線の太さなどにより表す．看護介入をさほど要さない領域は関連図の端のほうへ，看護介入が必要で看護問題が抽出されそうな領域は中心に近くに位置づけられる．

患者にとって重要な領域は太枠で囲まれていたり，関連性を示す太線が集中していたり，または関連図の中心に位置していたりという形式で示されることになる．監査者は，重要であるとして示された領域が，この患者にとって本当に重要といえるかどうかを可能な限り判断する必要がある．

施設によっては，NNN適用事例のすべてに関連図を描いていない場合があるかもしれない．そのような場合には「NA（該当なし）」と評価する．

②全体像（文章描写）は，アセスメント時点の患者状況がわかるように表現されている

全体像（文章描写）の書きかたのポイントは表2の4つの構成要素を整理して書くことである．

表2　全体像（文章描写）の書きかたのポイント

構成要素	内容
①患者のプロフィール	患者の年齢，性別，職業，家族関係（両親，祖父母，兄弟姉妹，子どもなど），同居している家族，同居していない家族の住所，家族が亡くなっている場合は死去の原因と時期
②発症時から入院するまでの現病歴	仮に発症時から入院するまでが長期の場合，あるいは入院回数が多く，長期にわたっている場合は，ここ1か月くらいの主要な疾患経過および治療経過に焦点化する
③入院時から全体像の描写時点までの疾患経過および治療経過と予後	仮に全体像の描写時点までが長期な場合は，ここ1か月くらいの主要な疾患経過および治療経過と予後に焦点化する
④NANDA-I看護診断の13領域間の関係性の統合	13領域間の関係を統合して記述する．約1000字の目安で記述する

　必要な看護ケアの裏づけとなる患者の状態がわかりやすく表現されていることが重要である．つまり，その時点で看護師の援助が必要とされる患者現象が明確に含まれているということである．アセスメントした日時を明確にしておくことは，変化する患者状況のどの時点でのものかを知るためにも必要である．

　すべての領域を網羅した緻密な文章を仕上げなくても，看護援助を要する領域を核として看護の方向性や方針が伝われば「B（一部できている）」として妥当であると，筆者は考えている．それは，臨床現場ではNNN立案が必要な事例すべてに，時間をかけてアセスメントできない現実があるからである．しかし，時には机上の学習として丁寧にアセスメントし，全体像を描くなどの思考過程のトレーニングを行うことや，監査の視点をもってNNNを点検することで直観的な看護実践に科学的根拠を裏づける努力もケアの質向上のために必要なことと考える．

NNNの監査

　NNNを立案する際には，情報収集とそのアセスメントが重要であることから「看護アセスメント」の監査をするまでに時間を要したかもしれない．NANDA-I看護診断の構成要素の意味を理解さえすれば，NNNの整合性の点検方法はわかりやすい．第2章であげられているNNNによる看護計画を参照しながら確認してほしい．

「看護診断」の監査

①看護診断は関連図の中心になっている領域から選ばれている

　関連図は患者に対して援助を要すると考えられる領域を中心に描かれる．したがって重要と示された領域から看護問題が抽出されると考えることができる．

②看護診断の定義は患者の状況に適合している

　看護診断の構成要素としての「定義」は「明瞭で正確な説明であり，その意味を的確に抽出し，類似の診断との区別に役立つ」（Herdman & Kamitsuru, 2017／上鶴, 2018, p.153）とされている．適用した看護診断の定義と患者の状況が適合しているかは，全体像の描写と比較することで判断できる．もし，全体像の文章による描写がない場合には，被監査者に患者の看護方針をたずねてもよいだろう．NNN立案時の看護記録に，その内容が書かれているかもしれない．

③診断指標を選択した理由が明らかになっている

看護診断の構成要素である「診断指標」は「問題焦点型看護診断，ヘルスプロモーション型看護診断，またはシンドロームの所見としてまとまった観察可能な手がかり／推論．看護師が目で見ることのできるものだけを意味するのではなく，見る，聞く（例：患者／家族からの話），触る，嗅ぐことのできるものも含まれる」(Herdman & Kamitsuru, 2017／上鶴, 2018, p.153) である．診断指標は看護診断を適用した理由ともいえるため，患者の状況から診断指標を選択した手がかり，もしくは理由が看護介入の結果としてなくなることで，その看護問題は解決に向かったことになる．そのため診断指標の選択した理由を明確にしておく必要がある．

NNNの看護計画では選択したNANDA-I看護診断の診断指標に続いて，その手がかり，もしくは理由が書かれている．その診断指標に理由が書かれていないものがある場合は「B（一部できている）」となるだろう．課題の欄には「診断指標を患者のどのような状態や状況から選択したのかの理由が書かれるとよい」などとコメントできるだろう．

④関連因子／危険因子を選択した理由が明らかになっている

看護診断の構成要素である「関連因子」は「看護診断との間に一種のパターン的な関係が認められる因子である．関連因子は『……に先行する』『……に関連した』『……の一因となる』『……を助長する』と記述することができる．問題焦点型看護診断と問題焦点型シンドロームのみ関連因子が必要となる．ヘルスプロモーション型看護診断では，診断をより明確にする場合にのみ用いる」(Herdman & Kamitsuru, 2017／上鶴, 2018, p.153) である．つまり，関連因子として選択されたものが，この看護診断が存在する原因らしいものである．したがって看護問題ともいえる看護診断を解決するためには，この原因らしい要因に看護介入する必要があるため，NICを選択する手がかりにもなる．

たとえばNANDA-I看護診断の関連因子が選択されていても，その理由がまったく記載されていない場合は「C（努力が必要）」となるだろう．そして課題の欄には「関連因子を選択した理由が書かれていない」などとコメントすることになるだろう．

また，看護診断の構成要素である「危険因子」は「個人・家族・集団・地域社会（コミュニティ）の，健康に良くない出来事に対する脆弱性を増大させる，環境的因子および生理的・心理的・遺伝的・化学的因子である．リスク型看護診断にのみ危険因子がある」(Herdman & Kamitsuru, 2017／上鶴, 2018, p.153)) とされている．つまり，危険因子として選択されたものが，この先に健康によくない影響を及ぼす可能性があるということであり，そのリスクを回避する，もしくは最少にするような看護介入を実践することとなる．

⑤看護診断が複数ある場合，優先順位が考えられている

1つのNNNを監査する場合がほとんどだろうが，ある特定の患者に立案されているいくつかのNNNを監査する場合もあるだろう．身体的側面のNNNと心理的・社会的側面のNNNの並立は望ましいと考えるが，似たような看護介入のNNNを複数適用させるのは現実的ではない．

3つ以上のNNNが立案されている場合には，優先順位を検討したほうがよい．

「看護成果」の監査

看護成果（NOC）の監査では看護診断との整合性を点検するため，特に「③すべての診断指標に対する成果が選択されている」が重要となる．

①類似する内容の成果（成果名・成果指標）が選択されていない

NOCには似たような内容の成果が存在しているため，類似したものが選択されている場合には取捨選択したほうがよい．監査では第三者的な視点で類似する成果がないか点検する．

②患者の病状経過や治療計画に適応した成果になっている

NNNを適用させる時点の患者状況を踏まえて，治療のために制限されている活動範囲や食事，または患者の身体的能力の限界を超えるような目標が設定されていないかを点検する．NOCの成果が制限や限界を超えたものではないものが選択されている場合は「A（よくできている）」と評価できる．

③すべての診断指標に対する成果が選択されている

先にも述べたように，診断指標はその看護診断が存在する理由としての位置づけのため，その存在の理由が，すべて目標としてあげられているべきである．言い換えれば問題の存在理由である診断指標と成果は表裏の関係ともいえる．看護成果で選択された成果指標に対応している診断指標がある．つまり成果が選択されていない診断指標がないことを点検する．

④NOCの測定尺度の1と5が設定されている

1から5の各々に具体的な測定尺度を表現しておくことが望ましいが，病棟の看護チーム内で共有するについては，最低限でも1と5についての測定尺度を設定しておかなければならない．患者の状況に合わせた形で，わかりやすい内容を測定尺度としたい．選択した成果指標すべての1と5に設定があれば「A（よくできている）」と評価する．

⑤設定された尺度はNOCの示す測定尺度に準じている

測定尺度は成果によって違っており，1つの成果であっても2種類の測定尺度が含まれているものもある．NOCに用いられている単独の測定尺度は19種類存在している（Moorhead, Swanson, Johnson, & Maas, 2018／黒田・聖隷浜松病院看護部，2018, pp.20-21）．選択した成果に示された測定尺度に準じて，患者の個別性を反映した具体的尺度を記載する．その具体的尺度がNOCの示すものに準じていれば「A（よくできている）」と評価できる．

⑥立案日の成果指標の測定尺度（評点）が入力（記載）されている

第2章では★のマークと日付で示されている．

⑦目標とする測定尺度が入力（記載）されている

第2章では●のマークと日付で示されている．

「看護介入」の監査

看護介入（NIC）の監査では看護診断との整合性を点検するため，特に「①NICは関連因子／危険因子が改善に向かう看護介入の行動を選択している」が重要となる．

①NICは関連因子／危険因子が改善に向かう看護介入の行動を選択している

先にも述べたように関連因子／危険因子

はその看護診断が存在する原因や要因としての位置づけである．したがって，その原因・要因らしい内容が改善に向かう看護介入を選択する必要がある．選択した関連因子を軽減するためにNICの介入を選択していると妥当性があると評価できる．

② NIC は具体的な表現が入力（記載）されている

NICに示されている介入行動は抽象度が高いため，患者の個別性にあった表現を追加し，立案にかかわっていない看護師でも理解できるようにしておく必要がある．

③ NIC は患者・家族の要望を取り入れている

看護師がアセスメントして計画立案しているが，専門職である医療者側の独りよがりな介入ではなく，患者・家族中心のケアを提供するため，患者・家族も参画できていることを点検する必要があると考え，この項目を追加した．

「NNN の整合性」の監査

① 診断指標とNOCの内容，関連因子とNICの内容，危険因子とNOC・NICの内容の関連性がある（表1）

看護成果（NOC）を選定する場合は，NANDA-I 看護診断の診断指標，もしくは危険因子との照合が重要である．それは診断指標または危険因子に示されている症状・徴候・行動を解決するための目標が成果だからである．

看護介入（NIC）を選定する場合には，NANDA-I 看護診断の関連因子，もしくは危険因子との照合が重要である．それは関連因子または危険因子に示されている健康問題の原因らしい因子を解決・軽減させるための具体的な対策が介入だからである．

上記を踏まえて，診断指標とNOC，関連因子とNIC，危険因子とNOC・NICの関連性を点検していくのである．

② NIC は採用したNOCを達成するものになっている

成果を期待できるNICかどうかを点検する．

③ NOC は採用したNICの成果となっている

成果はNICの介入結果を表すものになっているか点検する．

②と③は同じ内容を示しているように捉えられるかもしれないが，視座を変えて点検することに意味があると考える．

「評価」の監査

① NNN の評価は，評価日（定期評価）または患者状況変化時（臨時評価）に実施されている

立案した際に設定した評価日に実施されているか点検する．患者の状態が変化したときには，看護診断の妥当性を見なおす必要がある．施設で取り決めた臨時評価に実施されているかもみていく．

② NNN の評価は日々の記録をもとに行っている

NNNに連動した看護記録がされているかを点検しつつ，設定した日に評価されているかをみる．

③ NNN は患者の状態の変化に応じて計画を追加あるいは修正している

NNNは患者の状態変化に応じて変更しているかを点検する必要がある．状態変化のタイミングとしては，治療方針が変更になったときも含むと考えられる．

④ NNN の評価内容は看護記録に入力（記載）されている

評価内容が看護記録に残されているかを点検する．

3 NNNを監査する視点

中野由美子

看護診断が複数選択されている場合

看護診断が複数選択され優先順位をつける必要がある場合は，マズローの自己実現理論（欲求階層論）の基本的欲求を参考にすることを勧める（前項の表1参照）．

基本的欲求には「生理的欲求」「安全の欲求」「所属と愛の欲求」「承認の欲求」「自己実現の欲求」があるため，複数の看護診断でどちらを適用するか迷った場合，もしくは複数のNNNが立案されている場合には，下層にある欲求ほど優先されるということを拠り所として優先順位が判断できる．

看護診断と看護成果・看護介入の整合性

看護診断の構成要素と看護成果（NOC）・看護介入（NIC）との整合性を判断する．看護診断の構成要素は「看護診断名」「定義」「診断指標」「危険因子」「関連因子」であるが，その構成要素とNOCまたはNICとの関連性を用いて，NNNの整合性の有無を点検することができる（前項の表1参照）．

「『NNNの整合性』の監査」の項で述べたが，診断指標または危険因子に示されている症状・徴候・行動を解決するための目標が成果（NOC）であり，関連因子または危険因子に示されている健康問題の原因らしい因子になるものを解決／軽減させるための具体的な対策が介入（NIC）であるという関連性を用いるのである．それぞれを，さらに解説する．

診断指標：「診断指標」は看護診断を選定する根拠である．その診断指標が示す患者の症状・徴候・行動が観察されなくなったときに，その看護診断（看護問題）が解決したといえる．その診断指標が変化したり存在しなくなったりすることを経時的に確認するために，NOCで評価する．したがって診断指標がなくなるようなNOCを選ぶ必要がある．診断指標を「表」とすればNOCを「裏」となるような表裏の関連性である．

関連因子：関連因子は看護診断（看護問

題）が存在する原因らしい因子である．その原因らしい要因を解決／軽減させるのがNICであるという関連性がある．

危険因子：リスク型看護診断にのみ存在する「危険因子」については，看護診断を選定する根拠であり，その原因らしい要因でもある．したがって危険因子に示されている症状・徴候・行動を解決（回避）するための目標をNOCから選定し，危険因子に示されている健康問題の原因・要因になるものを解決（回避）させるための具体的対策をNICから選定する．

第3章の文献

Butcher, H.K., Bulechek, G.M., Dochterman, J.M., & Wagner, C.M. 著（2018）／黒田裕子・総合病院聖隷浜松病院看護部監訳（2018）．看護介入分類（NIC）原著第7版．エルゼビア・ジャパン．

Herdman, T.H., & Kamitsuru, S. 編（2017）／上鶴重美訳（2018）．NANDA-I 看護診断―定義と分類2018-2020 原書第11版（p.50）．医学書院．

Koharchik, L., Caputi, L., Robb, M., & Culleiton, A.L. (2015). Fostering clinical reasoning in nursing students. *American Journal of Nursing*, 115 (1): 58-61.

厚生労働省（2003）．診療情報の提供等に関する指針．

松村明監修（2012）．大辞泉，小学館．

Moorhead, S., Swanson, E., Johnson, M., & Maas, M.L. 著（2018）／黒田裕子・総合病院聖隷浜松病院看護部監訳（2018）．看護成果分類（NOC）原著第6版．エルゼビア・ジャパン．

日本医師会（2002）．診療情報の提供に関する指針 第2版．

日本看護協会（2016）．看護業務基準 2016年改訂版．

日本看護協会（2018）．看護記録に関する指針．

日本診療情報管理学会（2017）．診療情報の記録指針．

索 引

和文

あ

アイオワ大学　28, 29
愛着　81
愛着障害リスク状態（看護診断）　86, 90
愛着促進（看護介入）　87, 91
愛着理論　74, 80, 81
アギュララ（ドナ）　57, 64, 73
アセスメント　20, 22, 26
　──の枠組み　20
アタッチメント　81
アタッチメント軽視型（アタッチメントスタイル）　82
アタッチメント行動　81
アタッチメント行動制御説　81
アタッチメントスタイル　82
アタッチメントパターン　81
アタッチメント理論　74, 80, 81
アプガースコア　75
アブラハム・マズロー　92, 100
安全　5
　──の欲求　100, 185
安全／防御（NANDA-I看護診断の領域）　5
安全性（NICの領域）　33
安定型（アタッチメントパターン）　81
安定－自立型（アタッチメントスタイル）　82
安楽（NANDA-I看護診断の領域）　6

い

意思決定（看護成果）　67, 70
意思決定支援（看護介入）　72, 71, 159, 160
一次評価（認知的評価）　46, 116, 117
医療情報システム　8

う

ウイリアム・ジェームス　98
ウエルネス型看護診断　8, 15, 16
ウォルター・キャノン　41

え

栄養（NANDA-I看護診断の領域）　4
栄養状態（看護成果）　35
エネルギー平衡　4
エビデンス　16
エビデンスレベル　16, 17, 18, 19

お

親－乳児の愛着行動（看護成果）　86, 90

か

介護者　88, 91, 172, 173, 174
　──の介護能力：直接的ケア（看護成果）　172, 174
　──の心の健康（看護成果）　88, 91, 172, 174
　──の身体的健康（看護成果）　172, 174
介護者支援（看護介入）　173, 174
介護役割　5
介護役割緊張リスク状態（看護診断）　169, 172
外的統制　134
介入　30
外皮系機能　4
解放的意思決定障害（看護診断）　67, 70
家族（NICの領域）　32
家族関係　5
家族支援（看護介入）　173, 174
家族統合性促進：子育て家族（看護介入）　89, 91
家族の健康（NOCの領域）　36
価値観　5
価値観／信念／行動の一致　5
活動　4
活動／運動　4
活動／休息（NANDA-I看護診断の領域）　4
カルテ開示　181
感覚　4
感覚／知覚　4
感覚的剥奪　81
環境管理：安楽（看護介入）　159, 160
環境管理：家庭準備（看護介入）　107, 108
環境危険　5
環境的安楽　6
環境の要因（ストレッサー）　116
看護アセスメント　187
看護介入　28, 29
　──の監査　190
　──の分類構造　31, 32
看護介入分類　8, 28, 29
看護過程　20
看護感受性患者成果　33
看護業務　179
看護業務基準　179
看護記録　178, 179
　──に関する指針　179
看護記録監査　178, 179

看護計画 26
看護行動 30
看護支援システム 8
看護実践 179
看護実践用語 8
看護上の問題 2
看護診断 2
　　――の監査 188
　　――の関連因子 13
　　――の危険因子 13
　　――の構造 13
　　――の診断指標 13
　　――の定義 13
　　身体的側面の―― 9
　　心理・社会・行動・統合的な側面の――
　　　　　　　　　　　　　　　　　9, 11
看護診断研究会 183
看護診断名 12
看護成果 28
　　――の監査 190
看護成果分類 8, 28, 33
看護成果分類構造 36, 37
監査 178
　　――結果 186
　　――する視点 192
　　――手順 186
　　――方法 186
　　――用紙の保管 186
感染 5
関連因子（看護診断） 12, 14, 189, 192
関連図 187
関連する状態（看護診断） 12, 13
緩和治療 126

き

危険因子（看護診断） 12, 189, 193
基礎情報 186
機能的健康（NOCの領域） 36
機能的健康パターン 21
希望（看護成果） 140, 142
基本的欲求 100, 185
キャノン（ウォルター） 41
吸収 4
休息 4
教育：処方された食事（看護介入） 123, 124
記録開示 181
筋萎縮性側索硬化症 92

く

クライン（メラニー） 81
クラウス（マーシャル） 82
グリーフワーク促進（看護介入） 157, 159

け

警告反応期 46
経済的自我 98
経済的自己 98
形式監査 179, 180
血液透析 109
ケネル（ジョン） 82
健康管理 4
健康自覚 4
健康信念：脅威の認知（看護成果） 51, 54
健康知識と行動（NOCの領域） 36
健康認知（NOCの領域） 36
見当識 4
原発不明がん 126

こ

交換 4
構造（看護診断の） 15
行動 30
　　看護の―― 30
行動的（NICの領域） 32
行動変容（看護介入） 51, 55
コーエン（ジュディス） 46
ゴードン，M. 2
コーピング 5, 46, 47, 116
コーピング（看護成果） 35, 51, 54, 122, 124
コーピング／ストレス耐性（NANDA-I看護診断の領域） 5
コーピング強化（看護介入）
　　　　　　　　 31, 51, 55, 107, 108, 123, 124
コーピング反応 5
呼吸器系機能 4
個人のもつ要因（ストレッサー） 116
コミュニケーション 4

さ

再評価（認知的評価） 47, 116

し

ジェームス（ウイリアム） 98
時間（多軸構造） 19, 20
自己概念 5, 93, 98, 99
自己概念促進準備状態（看護診断） 103, 106
自己実現の欲求 100, 185
自己実現理論 92, 93, 100, 185
自己尊重強化（看護介入） 107, 108, 141, 142
自己知覚（NANDA-I看護診断の領域） 5
自己評価 93, 99
自尊感情 5, 93, 99
自尊感情（看護成果） 106, 108
質的監査 179, 180
死の不安 13, 14

社会学習理論 134
社会的安楽 6
社会的自己 99
社会的剥奪 81
ジャニス・メズィック 57, 64
終末期 126, 144
ジュディス・コーエン 46
受容：健康状態（看護成果） 106, 108, 122, 124
ジュリアン・ロッター 134
消化 4
消化器系機能 4
症状の自己コントロール（看護成果） 51, 54
情緒的剥奪 81
情動中心型コーピング 47, 117
承認の欲求 100, 185
情報収集 21, 26
所属と愛の欲求 100, 185
ジョン・ケネル 82
ジョン・ボウルビィ 80
知られる者 98
知る者 98
神経行動ストレス 5
心血管／肺反応 4
身体損傷 5
身体的安楽 6
身体的側面の看護診断 9
診断 19, 20
　　――の状態 19, 20
　　――の焦点 19, 20
　　――の対象 19, 20
診断指標（看護診断） 12, 189, 192
シンドローム 9, 15, 16
信念 5
心理的・社会的・行動的・統合的な側面の看護
　　診断 9, 11
心理社会的健康（NOCの領域） 36
心理的ストレス・コーピング理論 40, 109
診療記録 178
診療録 178

す

水化 4
睡眠 4
睡眠／休息 4
スーザン・フォルクマン 46
ストレス 5
　　神経行動―― 5
　　心理的―― 40, 41, 116
ストレス耐性 5
ストレスフル（一次評価） 46, 47, 116, 117
ストレッサー 46, 116
ストレンジ・シチュエーション法 81

せ

成果指標 33, 34, 190
生活原理（NANDA-I看護診断の領域） 5
整合性の監査 191, 192
生殖 5
成人アタッチメント面接 82
精神的自己 99
成長 6
成長発達（NANDA-I看護診断の領域） 6
性的機能 5
性同一性 5
生理学的：基礎（NICの領域） 32
生理学的：複雑（NICの領域） 32
生理学的健康（NOCの領域） 36
生理的欲求 100, 185
セクシュアリティ（NANDA-I看護診断の領域） 5
摂取 4
セリエ（ハンス） 46
セルフ・エスティーム 93, 99
セルフケア 4
全体像 23, 187, 188
　　――の描写 23, 27
全米看護診断研究会 3
全米看護診断分類会議 2

そ

測定尺度 35

た

体温調節 5
代謝 4
対象喪失 144, 150, 151
タキソノミー 19
多軸構造 19, 20
段階モデル 152

ち

地域社会（NICの領域） 32
地域社会の健康（NOCの領域） 36
知覚 4
知覚／認知（NANDA-I看護診断の領域） 4
注意 4
超急性期 64
超低体重児 74, 75
治療（看護における） 29
鎮静法（看護介入） 141, 142

て

定義（看護診断の） 12
定期評価 191
抵抗期 46
デイリーハッスルズ 46

適応症候群 … 46
適時調査 … 178
電子カルテシステム … 8

と

トーマス・ホームズ … 46
ドナ・アギララ … 57, 64, 73
ドライウエイト … 110, 111
トラウマ後反応 … 5
とらわれ型(アタッチメントスタイル) … 82

な

内的統制 … 134
内部監査 … 178
中木高夫 … 9
中西睦子 … 9

に

二次的動因説 … 81
二次評価(認知的評価) … 47, 116, 117
日本看護診断学会 … 9
日本看護診断研究会 … 9
認知 … 4
認知的評価 … 46, 116

ね

年齢(多軸構造の) … 19, 20

は

排泄 … 4
排泄と交換(NANDA-I看護診断の領域) … 4
排尿(看護成果) … 36
排尿管理(看護介入) … 31
ハイリスク群(看護診断の) … 12, 13
剥奪 … 81
　感覚的── … 81
　社会的── … 81
　情緒的── … 81
　母性的養育の── … 81
発達 … 6
バランス保持要因 … 64, 65
ハンス・セリエ … 46
判断(多軸構造) … 19, 20

ひ

非効果的健康管理(看護診断) … 50
非効果的コーピング … 19
非効果的否認(看護診断) … 50, 54
悲嘆 … 144, 152, 153
悲嘆(看護診断) … 157, 158
悲嘆緩和作業促進(看護介入) … 157
悲嘆の解決(看護成果) … 157, 158
泌尿器系機能 … 4

疲弊期 … 46

ふ

不安軽減(看護介入) … 51, 55
不安定−回避型(アタッチメントパターン) … 81
不安定−混乱型(アタッチメントパターン) … 81
不安定−抵抗／両価型(アタッチメントパターン) … 81
部位(多軸構造) … 19, 20
フォルクマン(スーザン) … 46
物理的自己 … 99
分類会議(看護診断) … 2
分類構造(NIC) … 31

へ

ヘルスシステム(NICの領域) … 32
ヘルスプロモーション(NANDA-I看護診断の領域) … 4
ヘルスプロモーション型看護診断 … 9, 15, 16

ほ

防御 … 5
防御機能 … 5
防御的コーピング(看護診断) … 119, 122
暴力 … 5
ボウルビィ(ジョン) … 80
ホーソン効果 … 82
ホームズ(トーマス) … 46
北米看護診断協会 … 3
母子相互作用 … 82
母性的養育の剥奪 … 80
ボディイメージ … 5
ホメオスタシス … 41

ま

マーシャル・クラウス … 82
マジョリー・ゴードン … 2
マズロー(アブラハム) … 92, 100
松木光子 … 9
慢性腎不全 … 109

み

未解決−混乱型(アタッチメントスタイル) … 82

む

無害−肯定的(一次評価) … 47, 117
無関係(一次評価) … 47, 117
無力感(看護診断) … 137, 140

め

メアリー・エインスワース … 81
メアリー・メイン … 81
メイン(メアリー) … 81

メズィック(ジャニス) ················· 57, 64
メラニー・クライン ······················· 81

も

問題(看護上の) ····························· 2
問題解決型危機理論 ················ 57, 64
問題焦点型看護診断 ············ 9, 15, 16
問題中心型コーピング ············· 47, 117

や

役割間葛藤 ······························· 163
役割関係(NANDA-I看護診断の領域) ······· 5
役割期待 ··································· 163
役割強化(看護介入) ····· 87, 91, 123, 124
役割緊張 ··································· 166
役割遂行 ······························· 5, 163
役割遂行(看護成果) ················· 86, 91
役割内葛藤 ······························· 163
役割理論 ··································· 162

よ

養育行動 ····································· 81
抑うつ状態のレベル(看護成果) ···· 140, 142
欲求階層論 ································· 185

ら

ライフイベント ······························· 46
ラザルス(リチャード) ················ 46, 109

り

リスク型看護診断 ················· 9, 15, 16
リチャード・ラザルス ················ 46, 109
リチャード・レイ ···························· 46
領域(NANDA-I看護診断) ··················· 3
領域(NIC) ·································· 32
領域(NOC) ································· 36
量的監査 ······························ 179, 180
臨界期 ······································· 80
臨時評価 ··································· 191
類(NANDA-I看護診断) ····················· 3
類(NIC) ····································· 32
類(NOC) ···································· 36

れ

レイ(リチャード) ···························· 46

ろ

ローカス・オブ・コントロール ········ 126, 134
ロッター(ジュリアン) ······················ 134

欧文

A

Abraham H. Maslow ··············· 92, 100
Aguilera, D.C. ················· 57, 64, 73
Ainsworth, M.D. ·························· 81
ALS ·· 92
Aタイプ(アタッチメントパターン) ············ 81

B

Bowlby, J. ································· 80
Bタイプ(アタッチメントパターン) ············ 81

C

Cannon, W.B. ····························· 41
Cohen, J.B. ································ 47
Cタイプ(アタッチメントパターン) ············ 81

D

Donna C. Aguilera ··········· 57, 64, 73
DW ··································· 110, 111
Dタイプ(アタッチメントパターン) ············ 81

F

Folkman, S. ································ 46

G

Gordon, M. ·································· 2

H

Hans Selye ································· 46
health-promotion nursing diagnosis ····· 15
Holmes, T.H. ······························ 46

I

International Nursing Knowledge Association ··· 3

J

James, W. ································· 98
Janice M. Messick ················ 57, 64
John Bowlby ······························· 80
John H. Kennell ·························· 82
Judith B. Cohen ·························· 46
Julian B.Rotter ························· 134

K

Kennell, J.H. ······························ 82
Klaus, M.H. ······························· 82
Klein, M. ··································· 81

L

Lazarus, R.S. 46, 109
locus of control 126, 134

M

Main, M. 81
Marjory Gordon 2
Marshall H. Klaus 82
Mary D. Ainsworth 81
Mary Main 81
Maslow, A.H. 92, 100
maternal deprivation 80
Melanie Klein 81
Messick, J.M. 57, 64

N

NA 34
NANDA International 3
NANDA-I 3
　──看護診断 8
National Conference Group 3
NDC 183
NIC 8, 28, 29
　──の分類構造 31
NNN監査 182
NNN監査用紙 183, 184
no applicable 34
NOC 8, 28, 33
　──の分類構造 36, 37
North American Nursing Diagnosis Association
.... 3
　──International 3
Nursing Interventions Classification 8, 28
Nursing Outcomes Classification 8, 28
nursing sensitive patient outcome 33

P

problem-focuced nursing diagnosis 15

R

Rahe, R.H. 46
related factors 14
Richard H. Rahe 46
Richard S.Lazarus 46, 109
risk nursing diagnosis 15
Rotter, J.B. 134

S

Selye, H. 46
SSP 81
strange situation procedure 81
Susan Folkman 46
syndrome 15

T

the empirical ego or self 98
the knower 98
the known 98
the pure ego 98
Thomas H. Holmes 46

W

Walter B. Cannon 41
William James 98

数字

11の機能的健康パターン 21
13領域 3

編者略歴

黒田　裕子（くろだ　ゆうこ）

1977年徳島大学教育学部看護教員養成課程卒業，北里大学病院脳神経外科病棟勤務，聖カタリナ女子高等学校衛生看護科・専攻科，日本赤十字社医療センター脳神経外科病棟勤務を経て，聖路加看護大学修士課程修了（看護学修士号取得）．卒業後，日本赤十字中央女子短期大学講師を務め，1988年聖路加看護大学大学院看護学研究科博士後期課程に入学，1991年同大学大学院修了（看護学学術博士号取得）．同年5月より，東京医科歯科大学医学部保健衛生学科看護学専攻・助手（学内講師）として2年勤務．1993年より日本赤十字看護大学助教授，1995年同大学教授として10年勤務．2003年4月より北里大学看護学部教授および大学院修士課程・博士後期課程に2004年4月より新設したクリティカルケア看護学教授として11年勤務．2015年4月より徳島文理大学大学院看護学研究科教授・研究科長として2016年12月まで勤務．以後は1993年から継続的に活動している看護診断研究会（NDC）の代表としてNDC公開セミナーなどを通し広く看護診断などの啓発活動にかかわる．

著書：「わかりやすい看護過程（1994年）」（著　照林社刊）．「理論を生かした看護ケア（1995年）」（編著　照林社刊）．「看護診断を実践に活かす（1997年）」（著　看護の科学社刊）．「看護過程の教え方（2000年）」（著　医学書院刊）．「看護診断の使い方—事例でわかる看護診断・看護アウトカム・看護介入分類法（2002年）」（著　看護の科学社刊）．「川島みどりと黒田裕子の考える看護のエビデンス（2005年）」（共著　中山書店刊）．「NANDA-I看護診断の基本的理解　第2版（2008年）」（著　医学書院刊）．「NANDA-NOC-NICを事例に適用する　第2版（2008年）」（著　医学書院刊）．「成人看護学　第2版（2013年）」（著　医学書院刊）．「クリティカルケア看護 完全ガイド（2013年）」（共編　医歯薬出版刊）．「看護診断のためのよくわかる中範囲理論　第2版（2015年）」（監修　学研メディカル秀潤社刊）．「バーンズ＆グローブ看護研究入門—評価・統合・エビデンスの生成　原著第7版（2015年）」（共訳　エルゼビア・ジャパン刊）．「NANDA-I-NIC-NOCの理解を理解する—最新の動向と看護計画への活用の仕方（2016年）」（著　医学書院刊）．「黒田裕子の看護研究 step by step　第5版（2017年）」（著　医学書院刊）．「ケースを通してやさしく学ぶ看護理論　改訂4版（2017年）」（監修　日総研出版刊）．「しっかり身につく看護過程　改訂第2版（2018年）」（著　照林社）．「黒田裕子の入門・看護診断　改訂第3版（2018年）」（著　照林社）．「看護介入分類（NIC）　原著第7版（2018年）」（共訳　エルゼビア・ジャパン刊）．「看護成果分類（NOC）　原著第6版（2018年）」（共訳　エルゼビア・ジャパン刊）ほか．

| アセスメントに強くなる看護診断 | ISBN978-4-263-23716-8 |

2018年10月10日 第1版第1刷発行
2022年 3 月20日 第1版第2刷発行

編著者 黒 田 裕 子
発行者 白 石 泰 夫

発行所 医歯薬出版株式会社

〒113-8612 東京都文京区本駒込1-7-10
TEL. (03)5395-7618(編集)・7616(販売)
FAX. (03)5395-7609(編集)・8563(販売)
https://www.ishiyaku.co.jp/
郵便振替番号 00190-5-13816

乱丁,落丁の際はお取り替えいたします　　印刷・教文堂／製本・皆川製本所
© Ishiyaku Publishers, Inc., 2018. Printed in Japan

本書の複製権・翻訳権・翻案権・上映権・譲渡権・貸与権・公衆送信権(送信可能化権を含む)・口述権は,医歯薬出版(株)が保有します.
本書を無断で複製する行為(コピー,スキャン,デジタルデータ化など)は,「私的使用のための複製」などの著作権法上の限られた例外を除き禁じられています.また私的使用に該当する場合であっても,請負業者等の第三者に依頼し上記の行為を行うことは違法となります.

JCOPY ＜出版者著作権管理機構 委託出版物＞
本書をコピーやスキャン等により複製される場合は,そのつど事前に出版者著作権管理機構(電話 03-5244-5088, FAX 03-5244-5089, e-mail : info@jcopy.or.jp)の許諾を得てください.